Helmut Deinzer (Hrsg.)

Notfälle und Sofortmaßnahmen für Heilpraktiker

Wichtiger Hinweis: Die Autoren haben große Sorgfalt auf die (therapeutischen) Angaben, insbesondere Konzentrationen, Dosierungen, Indikationen und Warnhinweise, verwendet. Dennoch entbindet dies den Anwender dieses Werkes nicht von der eigenen Verantwortung. Weder die Autoren noch der Verlag können für eventuelle Nachteile und Schäden eine Haftung übernehmen, die aus den im Buch gemachten Hinweisen resultieren.

2. Auflage 2014

© 2014 ML Verlag in der Mediengruppe Oberfranken - Fachverlage GmbH & Co. KG, Kulmbach

Druck: creo Druck & Medienservice GmbH & Co. KG, Bamberg

Das Werk einschließlich aller seiner Teile ist urheberrechtlich geschützt.
Vervielfältigung, Übersetzung, Mikroverfilmung und Einspeicherung und Verarbeitung in elektronische Systeme ist unzulässig und strafbar.

Titelbild: © tlovely - Fotolia.com

www.ml-buchverlag.de

Printed in Germany

ISBN: 978-3-944002-48-4

Helmut Deinzer (Hrsg.)

Notfälle und Sofortmaßnahmen für Heilpraktiker

Notfälle erkennen und richtig handeln

Mit 50 farbigen Abbildungen und 30 Tabellen

Herausgegeben von HP Helmut Deinzer, Nürnberg

Unter Mitarbeit von
Dr. Robert Schmid, Facharzt für Pädiatrie, Berlin
Rechtsanwalt Armin Sieler-Schulz MA, Würzburg

Inhalt

1 Notfälle in der Heilpraxis
1.1 Was kann dem Heilpraktiker passieren? 9
1.2 Notfallausrüstung 10
1.3 Komplementärmedizinische Behandlung 11

2 Rechtliche Aspekte bei Notfällen in Heilpraktikerpraxen
2.1 Arten der Verantwortlichkeit 15
2.2 Strafrecht 16
2.3 Dokumentation 20
2.4 Notfallmedikamente 21
2.5 Absicherung 22

3 Rettungskette und Sofortmaßnahmen
3.1 Was ist ein Notfall? 25
3.2 Die Rettungskette 25
3.3 Sofortmaßnahmen 26

4 Bewusstseinsstörungen
4.1 Basisdiagnostik und Maßnahmen 43
4.2 Krampfanfall 45
4.3 Schlaganfall 48
4.4 Akute Hypoglykämie 49
4.5 Diabetisches Koma 50
4.6 Hepatisches, urämisches, thyreotoxisches Koma, Addison-Krise 51

5 Akute Atemnot
5.1 Basisdiagnostik und Maßnahmen 53
5.2 Asthmaanfall 58
5.3 Insektenstich im Mund- und Rachenraum 60
5.4 Hyperventilationssyndrom 61
5.5 Pneumothorax 62
5.6 Lungenödem 63
5.7 Ertrinkungsunfall 64

6 Akute Brustschmerzen
6.1 Basisdiagnostik und Maßnahmen 67
6.2 Akutes Koronarsyndrom 67
6.3 Lungenembolie 69
6.4 Aortenaneurysmaruptur und -dissektion 70

7 Herz-Kreislauf-Beschwerden

- 7.1 Basisdiagnostik und Maßnahmen 71
- 7.2 Ohnmachtsanfall 73
- 7.3 Anaphylaktische Reaktion 74
- 7.4 Schock 75
- 7.5 Hypertensive Krise 78
- 7.6 Herzrasen 78
- 7.7 Akuter peripherer Gefäßverschluss 79

8 Akute neurologische Störungen

- 8.1 Basisdiagnostik und Maßnahmen 81
- 8.2 Migräneanfall 83
- 8.3 Meningitis und Enzephalitis 84
- 8.4 Subarachnoidalblutung 85
- 8.5 Sinusvenenthrombose 85
- 8.6 Morbus Menière 86

9 Akute Rückenschmerzen

- 9.1 Basisdiagnostik und -maßnahmen 87
- 9.2 HWS-Syndrom 87
- 9.3 Hexenschuss und Ischiassyndrom 89

10 Akute Bauchbeschwerden

- 10.1 Basisdiagnostik und -maßnahmen 91
- 10.2 Akute Magen-Darm-Blutung 92
- 10.3 Akutes Abdomen 94
- 10.4 Akuter Harnverhalt 95

11 Strom-, Hitze- und Kälteschäden

- 11.1 Allgemeine Maßnahmen 97
- 11.2 Verbrennung und Verbrühung 97
- 11.3 Stromunfall 99
- 11.4 Blitzunfall 101
- 11.5 Hitzschlag und Sonnenstich 102
- 11.6 Hitzeerschöpfung 102
- 11.7 Unterkühlung 103
- 11.8 Erfrierung 104

12 Vergiftungen

- 12.1 Basismaßnahmen 105
- 12.2 Alkoholvergiftung 107
- 12.3 Medikamentenvergiftung 108
- 12.4 Vergiftung durch Heroin und andere Opioide 109
- 12.5 Vergiftung durch Aufputschmittel 109

12.6 Vergiftung durch Reinigungsmittel 110
12.7 Nikotinvergiftung 111
12.8 Vergiftung durch Pflanzen 111
12.9 Pilzvergiftung 114
12.10 Vergiftung durch Pflanzenschutzmittel 114
12.11 Gasvergiftung 115

13 Notfälle an Augen, Nase und Ohren
13.1 Augennotfälle 117
13.2 Notfälle an Nase und Ohren 121

14 Psychiatrische Notfälle
14.1 Basismaßnahmen 125
14.2 Akute Erregungs- und Angstzustände 125
14.3 Angedrohter Suizid und Suizidversuch 126

15 Gynäkologische Notfälle
15.1 Basisdiagnostik und -maßnahmen 127
15.2 Vaginale Blutung 127
15.3 Vena-Cava-Kompressionssyndrom 127
15.4 Schwangerschaftsinduzierte Hypertonie und Eklampsie 129
15.5 Plötzliche Geburt 129
15.6 Extrauterine Schwangerschaft 130

16 Verletzungen
16.1 Kopf-bis-Fuß-Untersuchung bei Traumapatienten 133
16.2 Wunden und Blutungen 134
16.3 Kopfverletzung, Schädel-Hirn-Trauma 140
16.4 Verletzungen von Wirbelsäule und Becken 142
16.5 Brustkorbverletzung 143
16.6 Bauchverletzung 144
16.7 Extremitätenverletzungen 145

17 Notfälle im Kindesalter
17.1 Besonderheiten 149
17.2 Spezielle Notfälle im Kindesalter 151
17.3 Fremdkörper in Ohr und Nase 151
17.4 Zahnunfall 152
17.5 Kopfverletzungen 152
17.6 Akute Atemwegsinfektionen 153
17.7 Krampfanfall 156
17.8 Exsikkose 158
17.9 Waterhouse-Friderichsen-Syndrom 159
17.10 Plötzlicher Kindstod 159

18 Notfallmedikamente

    18.1 Allgemeines 161
    18.2 Applikation von Medikamenten 161
    18.3 Verschiedene Notfallmedikamente 166
    18.4 Acetylsalicylsäure (ASS) 166
    18.5 Aktivkohlepulver 167
    18.6 Clemastin 168
    18.7 Dexamethason 168
    18.8 Epinephrin 168
    18.9 Fenoterol 169
    18.10 Glucagon 170
    18.11 Glucose 170
    18.12 Nitroglyzerin 170
    18.13 Paracetamol 171
    18.14 Prednison 172
    18.15 Scopolamin 172
    18.16 Simeticon 173

19 Fallbeispiele

    19.1 Anaphylaktischer Schock nach Eigenblutbehandlung 175
    19.2 Krupphusten bei einem Kleinkind 176
    19.3 Wirbelsäulen- und Schädelverletzung nach Leitersturz 177
    19.4 Exsikkose beim Kind 179
    19.5 Plötzliche Atemnot nach Spontanpneumothorax 179
    19.6 Herzinfarkt 180
    19.7 Vergiftung mit Schaumbildner beim Kleinkind 181
    19.8 Verbrühung 182

20 Anhang

    Liste der homöopathischen Mittel 185
    Literaturverzeichnis 188
    Register 189
    Bildnachweis 199

Vorwort

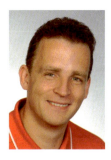

Als ich mit der Arbeit an diesem Werk begann, schwebte mir ein Buch vor, dass in gebotener Ausführlichkeit auf die wesentlichen, für den Heilpraktiker relevanten Notfallsituationen eingeht, dabei aber übersichtlich bleibt und sich nicht in Details verliert. Die vielen positiven Rückmeldungen, die ich auf die erste Auflage erhielt, haben mich darin bestätigt, diesen Weg weiter zu verfolgen.

Dass statt eines Nachdruckes eine überarbeitete Neuauflage notwendig wurde, ergibt sich schon allein aus der Tatsache, dass die Medizin allgemein und die Notfallmedizin im Besonderen einem andauerndem Wandel unterworfen sind. Erfahrung und Forschung erfordern es immer wieder, das Bekannte kritisch zu hinterfragen, und nicht selten gilt heute Anerkanntes morgen schon als überholt.

In diesem Zusammenhang sind die in jeweils fünfjährigen Abständen veröffentlichten Leitlinien zur cardiopulmonalen Reanimation besonders zu erwähnen. Als Ergebnis langjähriger Beobachtung und Studienergebnisse stellen sie jeweils den aktuellen, international anerkannten Standard dar, der bei Befolgung die bestmöglichen Überlebenschancen für den Patienten bietet. Die aktuell gültigen Leitlinien des European Resuscitation Council aus dem Jahr 2010 wurden in dieser Ausgabe berücksichtigt.

Von größter Bedeutung für die Tätigkeit des Heilpraktikers war auch die Änderung der Arzneimittelverschreibungsverordnung im März 2011, nach der die Gabe bestimmter Medikamente beim anaphylaktischen Schock nun offiziell zulässig ist. Dadurch war es auch notwendig, den Medikamententeil (Kapitel 18) grundlegend zu überarbeiten, neue Arzneimittel aufzunehmen und nicht mehr gebräuchliche zu streichen.

Auch die komplementärmedizinischen Ergänzungen bei verschiedenen Notfallbildern, die von vielen Lesern als besonders hilfreich eingeschätzt wurden, haben eine Überarbeitung erfahren. An manchen Stellen wurden sie ergänzt; an anderen, wo Art und Dringlichkeit des Geschehens ein schnelles Handeln erfordern, kürzer gefasst. Auf vielfachen Wunsch habe ich außerdem die oft bewährte Biochemie nach Schüssler neu aufgenommen. Ich denke, dass die in sehr vielen Fällen hilfreiche Ergänzung durch naturheilkundliche Mittel es nach wie vor rechtfertigt, in einem solchen Werk erwähnt zu werden, sofern der Vorrang der schulmedizinischen Behandlung dadurch nicht in Frage gestellt wird. Falls dem interessierten Leser weitere Einsatzmöglichkeiten in Notfallsituationen einfallen, bin ich für entsprechende Rückmeldungen sehr dankbar.

Ich danke dem Foitzick-Verlag und der Mediengruppe Oberfranken für die Unterstützung, die ich bei der Arbeit an diesem Buch erfahren habe. Großer Dank gebührt auch den Lesern, die mir durch lobende Bestätigung und konstruktive Kritik weiter geholfen haben, sowie meiner Familie, die mir stets neuen Auftrieb und Inspiration für meine Arbeit gibt.

Pommelsbrunn, im Herbst 2013

Helmut Deinzer, Heilpraktiker

1 Notfälle in der Heilpraxis

1.1 Was kann dem Heilpraktiker passieren?

Therapiezwischenfall

Während der Behandlung durch einen Heilpraktiker sind Notfälle nicht die Regel. Eine Notfallsituation ist beispielsweise die anaphylaktische Reaktion, z. B. als Folge einer Neuraltherapie oder der Injektion eines Phytotherapeutikums. Doch auch bei anderen Behandlungsmethoden lassen sich Komplikationen nicht ausschließen, z. B.:
- verschiedene Reiztherapien können Ohnmachtsanfälle auslösen
- chiropraktische Griffe können Wirbelkörper verletzen und sogar Schlaganfälle verursachen
- Akupunktur kann – solche Fälle sind wiederholt beschrieben worden – einen Pneumothorax verursachen.

Diese und andere Notfallsituationen sind auch durch größtmögliche Sorgfalt nicht zu vermeiden. Alle Therapiezwischenfälle haben gemeinsam, dass sie den Heilpraktiker gleich doppelt in Stress versetzen. Er muss sich nicht nur mit dem akut gefährdeten Patienten befassen, sondern auch mit der Frage, ob dieser Zwischenfall vermeidbar gewesen wäre. Anstatt sich aber im Ernstfall mit der Schuldfrage zu belasten, ist es für den Therapeuten unablässig, den Patienten qualifiziert zu behandeln. Eine adäquate Notfallversorgung bringt allen Beteiligten mehr, als nach dem Warum zu grübeln.

Wer als Heilpraktiker eine Therapie anbietet, bei der mit bestimmten Komplikationen zu rechnen ist, der sollte eine entsprechende Notfallausrüstung bereithalten. Sinnvoll ist es auch, Notfallpläne zu erstellen, die gut sichtbar in der Praxis aushängen. Diese sollten alle relevanten Daten enthalten, z. B. die Notrufnummer und die Dosierungen therapeutischer Medikamente. Notfälle sollten regelmäßig gedanklich durchgespielt oder – falls möglich – auch praktisch durchexerziert werden. So wird daraus im Fall des Falles keine nervenaufreibende Extremsituation, sondern geübte Routine.

Notfall als Behandlungsanlass

So dramatisch ein Therapiezwischenfall auch sein mag: Er ist nicht der häufigste – und nicht einmal der wahrscheinlichste – Notfall für den Heilpraktiker. Denn auch wer mit einer verträglichen und nebenwirkungsarmen Therapie wie Homöopathie oder Reiki arbeitet, ist keinesfalls sicher vor Notfallsituationen, denn oft ist der Behandlungsanlass Ursache des Notfalls, z. B. kann ein Patient, der seit längerem wegen Bluthochdrucks behandelt wird, im Wartezimmer einen Schlaganfall erleiden. Oder ein akut aufgetretener Schmerz in der Wade, mit dem sich ein neuer Patient vorstellt, entpuppt sich als tiefe Venenthrombose, die in jeder Minute zu einer Lungenembolie führen kann.

Wie wahrscheinlich eine solche Situation ist, hängt von den Patienten des Heilpraktikers ab. Wer beispielsweise viele Patienten mit kardialen Erkrankungen behandelt, wird möglicherweise irgendwann einem Menschen mit klassischer Herzinfarkt-Symptomatik gegenüberstehen. Wer sich auf Beschwerden des Bewegungsapparates spezialisiert, könnte mit einem Bandscheibenvorfall oder auch einer frischen Wirbelkörperfraktur konfrontiert werden.

Besonders häufig werden auch im Akutfall Heilpraktiker zu Rate gezogen, die mit Kindern arbeiten. Lebensbedrohliche Situationen werden von Eltern sehr oft unterschätzt. Deshalb ist der Heilpraktiker – der etwa bei der Behandlung einer Neurodermitis oder einer chronischen Erkältungsneigung erfolgreich war – auch dann der erste Ansprechpartner, wenn das Kind einen Fieberkrampf, eine Vergiftung oder einen starken Brechdurchfall mit Schocksymptomatik hat. Hier ist es erforderlich, bereits am Telefon die Symptome zu erkennen, die für einen Notfall sprechen und daraufhin schnellstmöglich einen Notruf zu veranlassen.

Heilpraktiker als medizinische Anlaufstelle

Unterlassene Hilfeleistung → 2.2.3

Unter Umständen wird der Heilpraktiker im Notfall auch von Leuten gerufen, die nicht zu seinem Patientenstamm gehören, z. B. wenn sich ein Notfall auf der Straße ereignet und Passanten das Praxisschild sehen und keine andere Anlaufstellestelle finden oder wenn er aus der Nachbarwohnung um Hilfe gerufen wird. Die *gesetzliche* Verpflichtung zur Hilfeleistung ist in diesen Fällen für einen Heilpraktiker nicht höherwertig als die anderer Menschen. Dennoch sollte er sich seiner *moralischen* Verantwortung bewusst sein. Wer als Heilkundiger im Notfall nicht hilft, der darf sich nicht wundern, wenn sich auch niemand sonst dazu berufen fühlt.

1.2 Notfallausrüstung

Um für Notfallsituationen gerüstet zu sein und alle erforderlichen Materialien griffbereit zu haben, sollte sich jeder Heilpraktiker eine Notfallausrüstung zusammenstellen. Diese kann in der Praxis beispielsweise in einem Notfallschränkchen auf Rollen aufbewahrt werden. Noch besser geeignet sind im Fachhandel erhältliche Notfalltaschen, die ausreichend Platz und schnellen Zugriff bieten. Diese Taschen lassen sich nicht nur auf kleinem Raum aufbewahren; sie eignen sich außerdem zur Mitnahme im Auto. Auf diese Weise ist man auch bei Hausbesuchen oder bei Verkehrsunfällen in der Lage, kompetent zu helfen. Allerdings entbinden sie nicht von der Verpflichtung, einen KFZ-Verbandkasten nach DIN 13 164 (→ 16.2.2) mitzuführen.

Die folgende Auflistung enthält die wichtigsten Hilfsmittel, um bei den in diesem Buch beschriebenen Fällen qualifiziert Hilfe leisten zu können. Der Inhalt kann beliebig erweitert und an den jeweiligen Praxisbedarf angepasst werden.

Diagnostik

- Blutdruckmessgerät
- Stethoskop
- Pupillenleuchte
- Otoskop
- Reflexhammer
- Thermometer mit Schutzhüllen
- Blutzuckerteststreifen und Lanzetten für Blutzuckerkontrolle
- evtl. elektronisches Blutzucker-Messgerät

Beatmung

- Beatmungsbeutel mit Masken in den Größen 3, 4, 5
- Guedeltuben in 3 Größen 3, 4 und 5
- Hyperventilationsmaske

Venenpunktion

- Staubinde
- Infusionssystem
- Desinfektionsmittel
- Tupfer
- Venenverweilkanülen G 18 und G 20
- steriles Pflaster
- Befestigungspflaster
- mehrere Spritzen 2, 5 und 10 ml
- Kanülen in den Größen 1, 2 und 12

Verbandmaterial

- Wundschnellverbände und Pflasterstripes
- 6 Kompressen 10 x 10 cm
- Je 3 Verbandpäckchen in 2 Größen (mittel, groß)
- 4 Mullbinden 4 m x 8 cm
- 2 Verbandstücher 40 x 80 cm
- 2 Dreieckstücher
- Verbandschere DIN 58279 A 145
- Rettungsdecke
- 1 Paar Schutzhandschuhe

Medikamente

- 2 NaCl 0,9 %-Infusionen (→ 18.2.2)
- 1 Vollelektrolytinfusion (Ringer) (→ 18.2.2)
- 2 Ampullen eines Antihistaminikums (→ 18.6)
- 50 g Aktivkohle (→ 18.5)
- Traubenzucker zur oralen Einnahme
- 3 Ampullen Dexamethason 40 mg
- 1 Epinephrin-Autoinjektor
- 2 Ampullen Glucose 40 %
- 2-3 Paracetamol-Zäpfchen, ggf. auch Tabletten (→ 18.12)
- ASS-Tabletten (→ 18.4)
- 50 ml Simeticon (→ 18.15)
- Korodin® Kreislauftropfen

Zusätzlich empfiehlt sich eine Sauerstoffinhalationseinheit mit entsprechenden Sauerstoffmasken oder

-brillen. Für die Praxis sollten Sauerstoffflaschen mit einer Füllmenge von 2 Litern angeschafft werden. Für die Mitnahme eignen sich kleinere Flaschen mit 0,8 Litern Füllmenge.

📖 *Umgang mit Sauerstoffgeräten* → 5.1

1.3 Komplementärmedizinische Behandlung

In vielen Notfallsituationen können komplementärmedizinische Maßnahmen die Erstversorgung sinnvoll ergänzen. Dies darf aber keinesfalls dazu führen, dass andere Maßnahmen vernachlässigt werden. So haben z. B. bei einem Bewusstlosen oder einem Menschen im Schock die richtige Lagerung und andere Basismaßnahmen absoluten Vorrang.

> 📖 *Vielen Menschen fällt es schwer zu glauben, dass auch komplementärmedizinische Ansätze den Zustand eines Notfallpatienten verbessern können. Dass es dennoch möglich ist, zeigt eine Geschichte, die sich vor einigen Jahren in Taiwan ereignet hat:*

Eine 77-jährige Frau erlitt in Folge einer Lebensmittelvergiftung einen schweren Kreislaufschock. Das Bewusstsein war stark getrübt, der Blutdruck betrug nur noch 80/50 mmHg, periphere Pulse waren nicht mehr tastbar. Auf Grund einer Unwetterkatastrophe war ihr Dorf von der Zivilisation abgeschnitten. Deshalb war es nicht möglich, sie schnell in ein Krankenhaus zu bringen. Auch Infusionen und Medikamente standen nicht zur Verfügung. In Ermangelung anderer Hilfsmittel setzten die Helfer einige Akupunkturnadeln. Bereits nach wenigen Minuten war der periphere Puls wieder tastbar, die Atmung normalisierte sich und die Patientin kam zu sich. Nach einem anschließenden sechstägigen Krankenhausaufenthalt konnte die Patientin ohne bleibende Schäden wieder entlassen werden (Quelle: Deutsche Akademie für Akupunktur und Aurikulomedizin e. V.).

Der Heilpraktiker bevorzugt natürlich die Methode, die er auch sonst in seiner Praxis anwendet und die er deshalb gut beherrscht. Einem erfahrenen Homöopathen steht durch geschickte Mittelwahl ein ganzes Arsenal von Arzneien zur Verfügung, während ein guter TCM-Therapeut schnell die richtigen Meridianpunkte finden und akupunktieren kann. Auf diese zwar wirksamen, aber auch sehr umfassenden Therapien genau einzugehen, würde den Rahmen dieses Werks sprengen. Deshalb hier nur eine knappe Einführung und die praktische Durchführung.

1.3.1 Akupressur

Die Akupressur ist ein Teilbereich der traditionellen chinesischen Medizin (TCM). Nach Vorstellung der TCM verlaufen auf der Körperoberfläche verschiedene Meridiane, die mit inneren Organen in Verbindung stehen. Indem man Punkte auf diesen Meridianen gezielt stimuliert, können die entsprechenden Organe beeinflusst werden.

Akupunktur und Akupressur

Normalerweise werden die Meridianpunkte mit Akupunkturnadeln behandelt. Im Vergleich zur Akupressur, bei der die entsprechenden Punkte nur mit der Fingerkuppe gedrückt werden, ist die Akupunktur gezielter und wirksamer. Sie sollte jedoch nur von Therapeuten durchgeführt werden, die in der Handhabung der Nadeln geübt sind.

🌿 Die beschriebenen Akupressurpunkte können auf die gleiche Weise auch mit Akupunkturnadeln behandelt werden. Voraussetzung dafür ist allerdings, dass der Anwender die Handhabung der Nadeln beherrscht.

Praktische Anwendung

Zur Durchführung der Notfallakupressur legt der Helfer die Fingerkuppe des Zeige- oder Mittelfingers auf die angegebene Stelle und massiert diese mit leichtem Druck 1–2 Minuten lang mit kreisenden Bewegungen.

Sind mehrere Punkte angegeben, werden diese nacheinander behandelt. Punkte, die situationsbedingt nicht gut zu erreichen sind, können weggelassen werden.

1.3.2 Homöopathie

Die Homöopathie geht davon aus, dass Krankheitssymptome von einer inneren, geistartigen Lebenskraft erzeugt werden, die durch äußere Einflüsse gestört ist. Um diese Störung zu beseitigen, wird ein Arzneimittel gegeben, das bei gesunden Personen

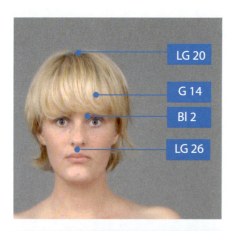

ähnliche Symptome hervorruft. Dadurch wird die Krankheit gewissermaßen überdeckt und die Störung der Lebenskraft beseitigt.

Beispiel: Schneidet man eine Küchenzwiebel, führt dies unter anderem dazu, dass die Augen tränen, die Nase läuft und man einen trockenen Mund bekommt. Diese Beschwerden bessern sich in aller Regel an der frischen Luft. Hat nun ein Patient einen Schnupfen mit genau diesen charakteristischen Symptomen, so wird ihm das aus der Küchenzwiebel gewonnene Arzneimittel Allium cepa gegeben.

Homöopathische Mittel werden zwar vorwiegend bei chronischen Erkrankungen eingesetzt. Wegen ihrer oft schnellen und nachhaltigen Wirkung haben sie sich jedoch auch bei akuten Beschwerden bewährt.

Eine Auflistung aller in diesem Buch empfohlenen Mittel ist im Anhang zu finden.

Wahl der Mittel

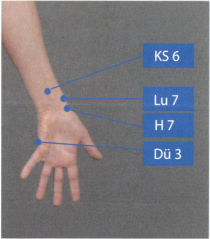

Normalerweise wird das passende Mittel nach einer ausführlichen Anamnese und einer sorgfältigen Fallanalyse ausgewählt. Im Notfall fehlt dafür die Zeit. Deshalb muss auf Mittel zurückgegriffen werden, die den typischen Symptomen der jeweiligen Erkrankung entsprechen. Manchmal kommen dabei mehrere Mittel in Frage, aus denen das am besten passende auszuwählen ist. Daher sind bei einigen Notfallbildern mehrere Mittel mit einer Beschreibung der wichtigsten Symptome angegeben. Auszuwählen ist jeweils das Mittel, das am besten auf den aktuellen Fall passt.

Potenzen

Bis auf wenige Ausnahmen wird in diesem Buch die Potenz C 30 empfohlen. Mittel in dieser Potenz wirken schnell und lassen sich auch von Anfängern gut handhaben. D-Potenzen unterscheiden sich in ihrer Wirkung nicht merklich von C-Potenzen der gleichen Potenzzahl. Niedrigere Potenzen, z. B. C12 oder D 6, können auf die gleiche Weise eingesetzt werden. Sie müssen jedoch meist öfter wiederholt werden.

Dosierung und Wiederholung

Sofern nicht anders angegeben, bekommt der Patient 2–3 Globuli auf die Zunge. Es ist unerheblich, ob sie im Mund zergehen oder geschluckt werden. Bewusstlosen Patienten können die Globuli auf die

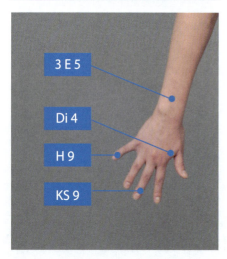

Abb. 1.1 Akupressurpunkte [SKO]

Meridian	Punkte
Leitergefäß	• LG 15: mittig 2 Finger breit unter dem Hinterhauptsbein • LG 20: mittig auf dem höchsten Punkt des Scheitels • LG 26: mittig am oberen Lippenrand
Konzeptionsgefäß	• KG 17: Mittellinie des Sternum, in Höhe des 4. ICR; beim Mann zwischen den Brustwarzen
Dickdarm	• Di 4: am Handrücken, auf dem höchsten Punkt der Muskelwölbung zwischen Daumen und Zeigefinger
Dünndarm	• Dü 3: Handkante, ein Finger breit unter dem Ansatz des kleinen Fingers
Niere	• Ni 1: mittig auf der Fußsohle, am Schnittpunkt der beiden Fußballen
Blase	• Bl 2: inneres Ende der Augenbrauen
Lunge	• Lu 5: in der Ellenbeuge, radial der Bizepssehne • Lu 7: Unterarminnenseite, mittig ca. 3 Finger breit über dem Daumengelenk
Magen	• M 36: Außenseite des Schienbeins, knapp unterhalb der Kniescheibe
Gallenblase	• G 14: ein Fingerbreit über der Mitte der Augenbraue
Herz	• H 7: ulnare Handgelenksfalte, oberhalb des Erbsenbeins • H 9: Endglied des kleinen Fingers in Höhe des Nagelfalzes
Kreislauf-Sexualität	• KS 6: Innenseite des Unterarms, mittig zwischen Elle und Speiche, 3 Finger breit oberhalb der Handgelenksfalte • KS 9: am unteren Nagelrand des Mittelfingers
Dreifacher Erwärmer	• 3E 5: 2 Finger oberhalb der ulnaren Handgelenksfalte • 3E 18: auf dem Warzenfortsatz

Verzeichnis der im Buch beschriebenen Akupressurpunkte

Wangenschleimhaut oder unter die Zunge gelegt werden. Da sie sich schnell auflösen, ist eine Aspiration nicht zu befürchten.

Die im Buch angegebenen Abstände bis zur Wiederholung des Mittels sind nur als grobe Richtlinie zu verstehen. Normalerweise sollte ein Mittel erst dann wiederholt werden, wenn die Wirkung nachlässt oder einzelne Symptome sich wieder verschlimmern.

Erstverschlimmerung

Die in der Homöopathie häufig beschriebene Erstverschlimmerung tritt in Notfallsituationen eher selten auf. Wenn sich dennoch direkt nach der Gabe des Mittels die Symptome kurzfristig verschlimmern, so spricht dies für eine gute Mittelwahl und eine günstige Prognose. In diesem Fall sollte das Mittel nicht wiederholt werden.

1.3.3 Biochemie nach Schüßler

Bei der Biochemie nach Schüßler werden bestimmte, in den Körperzellen vorkommende Mineralstoffe in potenzierter Form zugeführt, um eine bessere Aufnahme dieser Stoffe in die Zellen zu ermöglichen. Die Therapie wird meist in chronischen Fällen angewandt; richtig eingesetzt können die Arzneimittel aber auch bei verschiedenen Notfallsituationen schnelle Wirkung zeigen.

Praktische Anwendung

Die Mineralstoffe werden normalerweise in Tablettenform in den Potenzen D 6 bzw. bei schlecht löslichen Substanzen D 12 verabreicht. Sofern nichts anderes angegeben wird, nimmt der Patient die angegebene Menge in den Mund und lässt sie dort langsam zergehen. Alternativ können die Tabletten auch in heißem Wasser aufgelöst getrunken werden.

Wenn mehrere Mittel angegeben sind, werden diese nacheinander im Wechsel gegeben. Eine Wiederholung erfolgt so lange, bis sich der Zustand deutlich verbessert. Bei Patienten, die nicht klar ansprechbar sind, hat eine orale Mittelgabe wegen der Aspirationsgefahr zu unterbleiben.

1.3.4 Phytotherapie

Pflanzliche Arzneimittel wirken in aller Regel nicht so stark wie chemische Substanzen. Da sie Nebenwirkungen haben und die Wirkung anderer Medikamente verstärken können, beschränken sich die Empfehlungen auf wenige Notfallbilder.

1.3.5 Hydrotherapie

Die Hydrotherapie ist eine Reiztherapie, deren Wirkung medizinisch anerkannt ist. Sie arbeitet unter anderem mit kalten und warmen Wassergüssen. Im Notfall wird sie vor allem bei Kreislaufstörungen angewendet.

2 Rechtliche Aspekte bei Notfällen in Heilpraktikerpraxen

Der Beruf des Heilpraktikers hat sich erst in den letzten 10-20 Jahren in dem Bewusstsein der Bevölkerung festgesetzt. Dort stößt er auf eine immer größer werdende Akzeptanz, immer mehr Menschen suchen einen Heilpraktiker auf. Deshalb werden die Fragen des Berufsrechts, der straf- und zivilrechtlichen Haftung einen immer stärkeren Stellenwert bekommen, da es mit höheren Patientenzahlen auch vermehrt zu Verfahren in diesem Bereich kommen wird.

Im Gegensatz zum Berufsstand der Ärzte haben bis jetzt jedoch vergleichsweise wenige Prozesse gegen Heilpraktiker stattgefunden. Es gibt deshalb in diesem Bereich weit weniger Präzedenzfälle. Wesentliche, von den Gerichten für Ärzte entwickelte Rechtsfiguren und Anwendungen des Rechts werden jedoch beim Heilpraktiker analog zu übertragen sein.

Im Rahmen der vorliegenden Abhandlung liegt das Hauptaugenmerk auf die strafrechtliche Verantwortlichkeit und einige einschlägige öffentlich-rechtliche Normen.

2.1 Arten der Verantwortlichkeit

Falls ein Heilpraktiker wegen eines Fehlers zur Verantwortung gezogen wird, ist im Wesentlichen zwischen drei verschiedenen Arten der Verantwortung zu unterscheiden:

- berufsrechtliches und berufsständisches Recht
- zvilrechtliche Haftung
- strafrechtliche Haftung.

2.1.1 Berufsrecht und berufsständisches Recht

Konsequenzen aus dem Handeln eines Heilpraktikers können sich sowohl im Bereich der berufsrechtlichen als auch der berufsständischen Normen ergeben. In beiden Bereichen kann ein Fehlverhalten des Heilpraktikers, unabhängig von zivil- oder strafrechtlichen Folgen, Konsequenzen für die weitere Berufsausübung haben.

Der **berufsrechtliche Aspekt** bezieht sich auf die Frage, ob und – wenn ja, wie – in Zukunft noch eine Heilpraktikerpraxis betrieben werden darf, oder ob die Erlaubnis zur Tätigkeit als Heilpraktiker ganz oder teilweise entzogen wird. Letzten Endes ergeben sich hier Konsequenzen für **das rechtliche „Dürfen"**.

Im Bereich des **berufsständischen Rechts** werden dem Heilpraktiker Handlungsanweisungen und gewisse Anforderungen vorgegeben, z. B. durch Berufsorganisationen. Viele Satzungen von Berufsverbänden sehen Sanktionen für Verstöße vor, z. B. Geldbußen oder den Ausschluss aus dem Berufsverband. Letzten Endes ergeben sich aus dem berufsständischen Recht also Konsequenzen für die **„Art und Weise" der Berufsausübung**.

2.1.2 Zivilrechtliche Haftung

Die zivilrechtliche Haftung bezieht sich v. a. auf die Verpflichtung zur **Leistung von Schadenersatz und Schmerzensgeld**.

Zwischen Heilpraktiker und Patient wird ein zivilrechtlicher Behandlungsvertrag geschlossen. Dies kann ausdrücklich oder konkludent erfolgen:
- **ausdrücklich:** durch Unterzeichnung eines entsprechenden Schriftstückes
- **konkludent:** durch schlüssiges Handeln, z. B. der Patient begibt sich in Behandlung.

Die rechtliche Einordnung des heilpraktischen Behandlungsvertrages wird analog zum ärztlichen Behandlungsvertrag vorzunehmen sein. Für diesen ist die Rechtsprechung einhellig der Auffassung, dass es sich um ein Dienstvertragsverhältnis handelt (vgl. Palandt/Sprau Einf v § 631 BGB Rn. 18). Dies hat zur Konsequenz, dass der Heilpraktiker lediglich die ordnungsgemäße Dienstleistung, nicht jedoch den Erfolg schuldet.

Aus dem Behandlungsvertrag ergibt sich jedoch eine, insbesondere strafrechtlich relevante, Garantenstellung.

2.1.3 Strafrechtliche Haftung

Die strafrechtliche Haftung des Heilpraktikers ist im Einzelfall weiter gehender als die eines Laien. Dies ist durch den Behandlungsvertrag (→ 2.1.2) bedingt: Durch den Behandlungsvertrag tritt der Heilpraktiker in eine Garantenstellung zu Gunsten seines Patienten ein. Dies hat zur Konsequenz, dass er im Einzelfall auch Delikte, die an sich ein konkretes Tun voraussetzen, durch Unterlassen verwirklichen kann. Die strafrechtliche Konsequenz resultiert also im Einzelfall daraus, dass nichts unternommen wird, obwohl dieses notwendig gewesen wäre.

🌱 **Beispiel.** A findet einen blassen und zitternden Menschen im Park und geht einfach weiter. Dieser verstirbt, da keine weitere Hilfe herbeigeholt wurde.

In diesem Fall kann A wegen unterlassener Hilfeleistung nach § 323c StGB mit einem Strafrahmen von bis zu einem Jahr Freiheitsstrafe bestraft werden.

Spielt sich die gleiche Situation in einer Heilpraxis ab und der Heilpraktiker unterlässt es, den Rettungsdienst zu alarmieren, so kann dies als Totschlag durch Unterlassen nach § 212, 13 StGB eingeordnet werden, mit der Konsequenz, dass der Strafrahmen zwischen fünf und fünfzehn Jahren Freiheitsstrafe beträgt.

Die strafrechtliche Haftung gilt z. B. für
- Tötungsdelikte
- Körperverletzungsdelikte.

Hierunter fallen beispielsweise die Körperverletzung mit Todesfolge, der Totschlag oder aber die einfache, schwere oder gefährliche Körperverletzung.

⚠️ Die erweiterte strafrechtliche Haftung tritt nur dann ein, wenn tatsächlich ein Behandlungsvertrag zwischen Heilpraktiker und Patient besteht und damit eine Garantenstellung anzunehmen ist. Sollte der Heilpraktiker als Ersthelfer, z. B. im Straßenverkehr, handeln, erwächst ihm grundsätzlich keine gesteigerte strafrechtliche Eintrittspflicht, es sei denn, er hat im Einzelfall zum Ausdruck gebracht, eine solche übernehmen zu wollen. So kann aus seinem Verhalten hervorgehen, dass er als Garant für den Verletzten auftreten will, z. B. durch sein entsprechendes Auftreten gegenüber anderen Passanten.

2.2 Strafrecht

Nach der herrschenden Auffassung in der Rechtsprechung und in der juristischen Literatur ist jeder ärztliche – und damit auch heilpraktische – Heileingriff als Körperverletzung im Sinne des § 223 StGB zu werten (vgl. Tröndle/Fischer § 223 StGB Rn. 9). Die Tatsache, dass hier Leiden geheilt werden sollen, ist für die Einordnung ohne Belang. Durch die Einwilligung des Patienten liegt jedoch ein Rechtfertigungsgrund vor.

2.2.1 Körperverletzung § 223 StGB

Die Verwirklichung des Tatbestandes der Körperverletzung nach § 223 StGB setzt voraus:
- eine nicht nur punktuelle Beeinträchtigung des körperlichen Wohlbefindens (vgl. Tröndle/Fischer § 223 StGB Rn. 3a), **oder aber**
- das Herbeiführen oder Steigern eines pathologischen Zustandes (vgl. Tröndle/Fischer § 223 StGB Rn. 6).

Die Beeinträchtigung der körperlichen Unversehrtheit kann z. B. bereits durch das Stechen mit einer Lanzette verwirklicht werden.

Auch muss man davon ausgehen, dass die Abgabe von Arzneizubereitungen bereits eine Körperverletzung ist, da hierdurch aktiv in die bestehenden und ablaufenden physiologischen Prozesse des Körpers eingegriffen wird und diese gezielt verändert werden. Dies wird im Einzelfall das Hervorrufen oder Steigern eines pathologischen Zustandes sein.

Wie bereits ausgeführt, kann hier ein aktives Tun, z. B. die Gabe von Arzneizubereitungen, Schröpfen oder Eigenbluttherapie, im Einzelfall jedoch auch das Unterlassen derselben, dazu führen, dass der Tatbestand der Körperverletzung erfüllt wird.

🌱 **Beispiel.** Im Rahmen einer heilpraktischen Behandlung kommt es zu einer massiven Verschlechterung des Gesundheitszustandes des Patienten. Der behandelnde Heilpraktiker unterlässt es jedoch, den Patienten an einen Arzt zu verweisen.

Hier kann im Einzelfall davon ausgegangen werden, dass der Heilpraktiker einen bereits vorliegenden pathologischen Zustand des Patienten verschlimmert hat, indem er es unterlassen hat, den Patienten darauf hinzuweisen, dass er dringend ärztlich behandelt werden sollte.

Einwilligung

Durch seine Einwilligung zur Behandlung stimmt der Patient quasi der tatbestandlichen Körperverletzung zu, so dass diese gerechtfertigt ist.

Der Patient muss jedoch gut aufgeklärt werden, da er das Risiko einer Behandlung gegen den zu erwartenden Nutzen abwägen können muss. Er muss in die Lage versetzt werden, seine Entscheidung eigenverantwortlich und frei treffen zu können.

Auch dem Heilpraktiker ist es zuzumuten, den Patienten über die möglichen Risiken einer Behandlung aufzuklären und ihm beratend zur Seite zu stehen. Wesentlich ist, dass der Patient frei über seine Behandlung entscheidet und ihm keine Methoden oder Eingriffe aufgedrängt werden dürfen. Die Überzeugung und persönliche Meinung des Heilpraktikers ist hierbei völlig ohne Belang und darf auch keine Rolle spielen.

Insbesondere ist der Heilpraktiker verpflichtet, auf Alternativen zur angestrebten Behandlung zu verweisen. Dies bedeutet, dass er auch darauf hinweist, wenn Behandlungsmethoden von der Schulmedizin als nicht wirksam oder nicht empfehlenswert abgelehnt werden (Frass/Bündner Homöopathie in der Intensiv- und Notfallmedizin S. 37 f.).

Die Rechtsprechung geht hierbei davon aus, dass der Patient nur im Falle einer solch umfassenden Aufklärung objektiv über seine Behandlung entscheiden kann. Dies bedeutet insbesondere, dass er sich bewusst für oder gegen eine schulmedizinische Behandlung entscheiden kann (vgl. a. a. O.).

Nur wenn dies gewährleistet ist, kann angenommen werden, dass eine den Eingriff rechtfertigende Einwilligung vorliegt.

Soweit jedoch keine rechtfertigende Einwilligung vorliegt, bleibt das Handeln strafrechtlich relevant und zieht eine entsprechende Ahndung nach sich. Umgekehrt sind Ärzte nicht verpflichtet, auf wissenschaftlich nicht anerkannte Heilverfahren hinzuweisen.

Mutmaßliche Einwilligung

Im Rahmen von Notfällen spielt die **mutmaßliche Einwilligung** eine gewichtige Rolle, nämlich immer dann, wenn der Patient zu einer Einwilligung nicht in der Lage ist.

Eine solche Situation ist dann anzutreffen, wenn der Patient in Folge seiner Erkrankung oder eines Unfalls nicht in der Lage ist, sich zu äußern und seinen Willen kund zu tun. Dann ist der mutmaßliche Wille des Betroffenen Grundlage der Behandlung. Natürlich stellt sich die Frage, wie dieser zu ermitteln ist.

Vorab ist zu betonen, dass in keinem Falle die eigene Überzeugung und die eigenen Vorstellungen an die Stelle des Betroffenen treten dürfen.

⚠ Es ist stets davon auszugehen, dass der Betroffene medizinischer Hilfe teilhaftig werden möchte. Aus diesem Grund ist in allen Fällen, in denen der Betroffene nicht mehr für sich selbst sorgen kann, zwingend ein Notruf zu tätigen und ärztliche Hilfe herbeizuholen. Soweit dies nicht geschieht, wird seitens der Rechtssprechung immer die Körperverletzung durch unterlassene Hilfeleistung diskutiert werden und ein entsprechendes Strafmaß bejaht werden.

Hierbei ist nochmals darauf hinzuweisen, dass der Betroffene zwar jederzeit seine Behandlung ablehnen und auf die Inanspruchnahme ärztlicher Hilfe verzichten kann. Dies kann jedoch von einem Dritten nicht sicher beurteilt werden, so dass im Zweifel immer davon auszugehen ist, dass der Betroffenen die maximal mögliche Versorgung in Anspruch nehmen möchte.

Wesentlich schwieriger ist die Situation bei Patienten, die bereits im Vornherein immer wieder kundgetan haben, sie möchten keine ärztliche Behandlung in Anspruch nehmen. Dies ist letzten Endes deren gutes Recht. Es kann jedoch im Einzelfall nicht entschieden werden, ob sie an dieser Auffassung auch im Falle einer lebensbedrohlichen Situation wirklich festhalten wollen. Insofern sollte auch hier durchaus ärztliche Hilfe angefordert werden. Der weiterbehandelnde Arzt sollte jedoch ausdrücklich darauf verwiesen werden, welche Ansichten der Patient im Vorfeld geäußert hat, um dem weiter behandelnden

Arzt die Möglichkeit einzuräumen, dem Patientenwillen soweit wie möglich gerecht werden zu können.

Patienten, die tatsächlich eine schulmedizinische Behandlung vollständig, auch in Fällen von Lebens- und Gesundheitsgefahr ablehnen, sollte nahe gelegt werden, von der Möglichkeit einer **Patientenverfügung** Gebrauch zu machen und so zu regeln. Für die Frage, wie eine solche Patientenverfügung aussehen muss und was sie beinhalten sollte, damit sie im Notfall auch befolgt wird, gibt es inzwischen verschiedenste Beratungsangebote unterschiedlicher Träger und Beratungsstellen, an die der Patient verwiesen werden kann. So kann gewährleistet werden, dass sein Wille im Falle eines Falles auch tatsächlich befolgt wird.

Ohne das Vorliegen einer Patientenverfügung ist das Unterlassen des Herbeiholens ärztlicher Hilfe zumindest angreifbar. Es wird im Einzelfall schwer nachweisbar sein, dass der Patient tatsächlich keine weitere medizinische Hilfe in Anspruch nehmen wollte, so dass im Falle weiterer Schäden oder sogar des Todes des Patienten der Heilpraktiker sich zumindest dem Verdacht einer Straftat durch Unterlassen ausgesetzt sehen wird.

Daher ist es zu empfehlen, in entsprechenden Fällen den Patienten auf eine Patientenverfügung hinzuweisen und dies auch entsprechend zu dokumentieren.

Behandlungsverweigerung

Die Behandlungsverweigerung spielt auf den ersten Blick bei Heilpraktikern keine allzu große Rolle, da hierbei Heilmethoden angewandt werden, die von den Patienten bewusst ausgewählt werden. Diese werden gezielt und vollständig freiwillig in Anspruch genommen. Soweit ein Patient also keine weitere Behandlung wünscht, steht es ihm jederzeit frei, die Behandlung abzubrechen oder gar nicht erst in Anspruch zu nehmen.

Auf den zweiten Blick kann jedoch auch aus diesem Teilaspekt eine juristische Konsequenz erwachsen. Hierbei handelt es sich um die Fälle, in denen der Heilpraktiker feststellt, dass er eine sinnvolle Behandlung des Patienten nicht gewährleisten kann und diesem daher empfiehlt, ärztliche Hilfe in Anspruch zu nehmen, dies vom Patienten jedoch kategorisch abgelehnt wird (vgl. Richter Lehrbuch für Heilpraktiker S. 47).

Beispiel. Heilpraktiker H. stellt fest, dass die Beschwerden des Patienten P. auf einen akuten Glaukomanfall zurück zu führen sind. Er rät ihm daher dringend, sich sofort an eine Augenklinik zu wenden und bietet ihm an, den Rettungsdienst zu verständigen. P. hält jedoch nichts von der Schulmedizin und besteht darauf, sich nur von H. weiter behandeln zu lassen, obwohl dieser betont, ihm nicht helfen zu können.

Hier liegt ebenfalls eine Behandlungsverweigerung vor, da P. sich weigert, die notwendige ärztliche Behandlung anzunehmen.

In Fällen, wie in dem Beispiel dargestellt, ist daher immer anzuraten, den Vorgang **schriftlich zu dokumentieren** und sich vom **Patienten gegenzeichnen** zu lassen. Nur so wird es in der Folge gelingen, nachzuweisen, dass der Patient auf seine Erkrankung hingewiesen wurde und ihm dringend angeraten wurde, sich deshalb in ärztliche Behandlung zu begeben. Sollte der Patient dieser Aufforderung dann nicht nachkommen, verwirklicht er lediglich seine Patientenautonomie. Der Heilpraktiker ist jedoch im Falle späterer negativer Konsequenzen und eventueller Vorwürfe, z. B. von Angehörigen, vor einer strafrechtlichen Verantwortung geschützt.

2.2.2 Körperverletzungsdelikte § 224 ff StGB

Das Handeln des Heilpraktikers kann im Einzelfall eine qualifizierte Körperverletzung im Sinne der § 224 ff StGB darstellen.

Insbesondere die Verwendung eines gefährlichen Werkzeuges oder die Beibringung von Gift könnten als qualifiziertes Körperverletzungsdelikt angesehen werden.

Ein gefährliches Werkzeug liegt immer dann vor, wenn ein Gegenstand auf Grund seiner Beschaffenheit und Art der konkreten Verwendung geeignet ist, besonders schwere Schäden am Körper des Verletzten hervorzurufen (Tröndle/Fischer § 224 StGB Rn. 9).

Gefährliche Werkzeuge können auf Grund dieser Definition z. B. Nadeln oder Lanzetten sein. Soweit diese jedoch sach- und fachgerecht eingesetzt werden, mangelt es wohl bereits an dem Merkmal „Art der konkreten Verwendung", da diese dann ja gerade nicht auf das Hervorrufen gesundheitlicher Schäden gerichtet ist.

Gift liegt immer dann vor, wenn ein Stoff verabreicht wird, der auf Grund seiner chemischen und/oder physikalischen Eigenschaften auf die Stoffwechselvorgänge im Körper wirkt und diese verändert und geeignet ist, gesundheitliche Schäden zu verursachen (Tröndle/Fischer § 224 StGB Rn. 3). Daher stellt jegliche Gabe von Arzneien im Zweifel auch die Beibringung von Gift dar.

Soweit die Behandlung jedoch im Einklang mit dem ordnungsgemäß aufgeklärten Patienten geschieht, ist eine strafrechtliche Verantwortung wegen der vorher erfolgten Einwilligung nicht zu befürchten.

2.2.3 Tötungsdelikte § 211 ff. StGB

Ein Heilpraktiker kann strafrechtlich bereits zur Verantwortung gezogen werden, wenn der Zustand des Patienten sich verschlechtert, weil bestimmte Maßnahmen unterlassen wurden (→ 2.2.1).

Gerade aus diesem Grund ist es wichtig, dass im Notfall rechtzeitig ein Notruf getätigt wird und dem Patienten im Falle von potenziell tödlichen Erkrankungen immer auch verdeutlicht wird, dass er ärztliche Hilfe suchen und erlangen sollte und dies auch geboten ist

Unterlässt der Heilpraktiker es, einen Patienten darauf hinzuweisen, wie schwerwiegend sein Zustand ist, obwohl er absehen kann, dass hier eine potenzielle Lebensgefahr vorliegt, so wird im Falle des Todes des Patienten anzunehmen sein, dass der Heilpraktiker diesen zumindest billigend in Kauf genommen hat. Dann liegt nicht nur eine Strafbarkeit wegen fahrlässiger Tötung, sondern wegen Totschlages durch Unterlassen vor.

Dies bedeutet, dass eine Strafdrohung von bis zu 15 Jahren Freiheitsstrafe möglich ist. Selbst wenn man „nur" eine fahrlässige Tötung annimmt, läge immer noch eine Strafdrohung von bis zu 5 Jahren Freiheitsstrafe vor.

Wie sich aus diesem Sachverhalt wiederum zeigt, ist eine ordentliche Dokumentation, gerade von Hinweisen auf eine notwendige ärztliche Behandlung, absolut notwendig, um sich selbst gegen eine eventuelle strafrechtliche Verfolgung abzusichern.

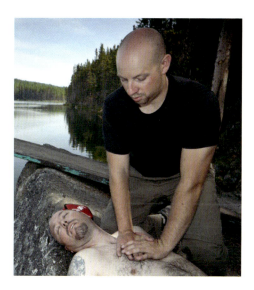

Abb. 2.1 Im Notfall ist der Patient oft nicht in der Lage, in die Behandlung einzuwilligen

Soweit der Tod des Patienten fahrlässig verursacht wurde, kommt auch eine Strafbarkeit wegen fahrlässiger Tötung nach § 222 StGB in Betracht. Die Voraussetzungen sind die gleichen, wie bei der fahrlässigen Körperverletzung (→ 2.2.5).

2.2.4 Unterlassene Hilfeleistung § 323c StGB

Neben der (besonderen) Gefahr der Strafbarkeit steht jeder Heilpraktiker, genauso wie jeder andere Bürger, in der Pflicht, bei Not- oder Unglücksfällen Hilfe zu leisten.

Soweit er dieser Pflicht nicht nachkommt, macht er sich, ebenso wie jeder Andere, strafbar.

Der Begriff des Not- oder Unglücksfalles ist hierbei jedoch weit auszulegen. Letzten Endes stellt jegliche Form der akuten Erkrankung oder eines Unfalles eine Notsituation dar, in der der Einzelne verpflichtet ist, die ihm zumutbare Hilfe zu leisten.

Die Frage der Zumutbarkeit der Hilfeleistung muss jeweils vom vorliegenden Einzelfall abhängig gemacht werden. Als allgemeine Grundregel kann jedoch festgehalten werden, dass es keine Verpflichtung gibt, sich selbst in Gefahr zu bringen und anderweitige, vergleichbar hohe Rechtspflichten zu vernachlässigen. Diese vergleichbaren Hilfspflichten können beispielsweise Aufsichts- oder Schutzpflichten sein.

🌿 **Beispiel.** A kollabiert an einer viel befahrenen Straße. Der vorbeikommenden B ist es in einem solchen Fall nicht zuzumuten, die Aufsichtspflicht für ihre beiden kleinen Kinder, die sie an der Hand hat, zu vernachlässigen, nur um A zu helfen. Weitere Hilfe heranzuholen, z.B. ein Notarztruf, ist ihr aber zuzumuten.

Welche Hilfeleistung konkret von dem Helfer zu erwarten ist, bestimmt sich nach seiner Person, seinen Kenntnissen und seinen Möglichkeiten. Auch ein Facharzt für Unfallchirurgie kann ohne weitere Ausrüstung bei einem Unfall wenig mehr als Erste Hilfe leisten. Diese Maßnahmen sind ihm dann aber auch zuzumuten. Gleiches gilt für den Heilpraktiker, der zu einem solchen Unfall hinzukommt.

Alleine der Umstand, dass medizinisch geschultes Personal als Ersthelfer vor Ort ist, reicht noch nicht aus, um einen Behandlungsvertrag mit den oben genannten Konsequenzen zu begründen. Auch medizinisches Fachpersonal ist und bleibt in einem solchen Fall zunächst einmal Ersthelfer, wie jeder andere Bürger.

Wesentlich, um einer strafrechtlichen Verantwortlichkeit zu entgehen, ist, dass im Rahmen der Zumutbarkeit geholfen wird.

2.2.5 Fahrlässige Körperverletzung § 229 StGB

Nach § 229 StGB ist auch die fahrlässige Körperverletzung strafbar. Dies bedeutet, dass nicht erst der Vorsatz, auch nicht das billigende In-Kauf-nehmen Voraussetzung für die Strafbarkeit ist, sondern bereits eine durch eine Fahrlässigkeit verursachte Körperverletzung (→ 2.2.2) strafbar sein kann.

Fahrlässigkeit bedeutet das außer Acht lassen der im Verkehr erforderlichen Sorgfalt. Dies bedeutet, dass das Handeln des Täters „den normativen Anforderungen an die zur Vermeidung erforderliche Sorgfalt nicht genügt" (vgl. Tröndle/Fischer § 222 StGB Rn. 4).

Das heißt, dass fahrlässige Köperverletzung verursacht wird, indem der Täter in der konkreten Situation nicht wie ein besonnener Dritter in der gleichen Situation und mit den gleichen Kenntnissen gehandelt hat.

🌿 **Beispiel.** Im Rahmen einer Behandlung werden verschiedene Stoffe und Arzneizubereitungen verabreicht. Der behandelnde Heilpraktiker hat es jedoch unterlassen, den Patienten vorher nach eventuellen Unverträglichkeiten oder Allergien zu befragen.

Eine Körperverletzung durch Unterlassen wird hier normalerweise bereits am Vorsatz scheitern. Nichts desto trotz hat der behandelnde Heilpraktiker nicht so gehandelt, wie dies ein besonnener Heilpraktiker in seiner Situation getan hätte. Dieser hätte nach Unverträglichkeiten und Allergien im Rahmen des Anamnesegesprächs gefragt. Verschweigt der Patient aus Unkenntnis oder anderen Gründen entsprechende Umstände, kann dem Heilpraktiker kein Vorwurf gemacht werden, es sei denn, ein besonnener Heilpraktiker hätte hier weitere Untersuchungen angestellt. Eine Behandlung lege artis ist daher nie als fahrlässig zu qualifizieren.

2.3 Dokumentation

Ebenso wie in der „klassischen" präklinischen und klinischen Notfallmedizin müssen auch vom Heilpraktiker die Ereignisse und die Behandlung des Patienten dokumentiert werden. Nur durch eine saubere Dokumentation lässt sich im Einzelfall nachweisen, dass eine korrekte und den Standards entsprechende Behandlung des Patienten erfolgt ist.

Im Rahmen der Behandlung sollten folgende Punkte in jedem Fall dokumentiert werden:
- die auf Grund der aufgelisteten Symptome vermutete Diagnose. Im Notfall kann in vielen Fällen lediglich eine Verdachtsdiagnose gestellt werden, da für ausführliche Tests meist die Zeit fehlt
- die Anamnese, insbesondere Allergien und bekannte Vorerkrankungen
- das ausgewählte Behandlungsverfahren
- der Behandlungsverlauf
- Besonderheiten im Behandlungsverlauf
- Empfehlungen, ärztliche Hilfe in Anspruch zu nehmen.

Bei der Aufzählung handelt es sich lediglich um die wichtigsten Punkte. Die Aufzählung ist weder abschließend noch erhebt sie Anspruch auf Vollständigkeit.

Die Punkte sollten jedoch vorsorglich für den Fall, dass es während der Behandlung des Patienten zu einer Notfallsituation kommt, stets dokumentiert werden. An Hand dieser Punkte lässt sich im Zweifelsfall nachweisen, dass durch den Heilpraktiker alle notwendigen Maßnahmen ergriffen wurden.

Der strafrechtliche Vorwurf einer Tatbegehung durch Unterlassen, lässt sich durch eine saubere Dokumentation in der Regel ausschließen, da der Nachweis gelingt, dass alles Erforderliche im konkreten Fall eingeleitet wurde.

2.4 Notfallmedikamente

Zu unterscheiden ist hier zwischen verschreibungspflichtigen und nicht verschreibungspflichtigen Medikamenten.

Verschreibungspflichtige Medikamente

Soweit ein Medikament im Sinne des § 48 AMG verschreibungspflichtig ist, darf es nur bei Vorliegen einer ärztlichen oder zahnärztlichen Verordnung (eines „Rezeptes") abgegeben werden.

Dies bedeutet, dass ein Heilpraktiker bereits gar nicht in den Besitz solcher Medikamente gelangen kann, wenn nicht ein Arzt oder Zahnarzt diese vorher verschrieben hat.

⚠ Insofern ist auch die Anwendung derselben für den Heilpraktiker unzulässig, es sei denn, der Patient bringt diese mit einer konkreten Verordnung mit.

Voraussetzung für eine Verschreibung

Die Verschreibung auf „Vorrat" ist aus juristischer Sicht nicht problemlos.

Nach § 2 I AMVV hat die entsprechende Verschreibung eines Arztes die Person zu enthalten, für die das Arzneimittel bestimmt ist. Die Vorschrift des § 2 II AMVV lässt Ausnahmen für den Praxisbedarf der **verschreibenden** Person, Krankenhäuser, Rettungsdienste und einige wenige andere Ausnahmen zu. Aus der Formulierung der Verordnung wird ersichtlich, dass die Verordnung eines Medikamentes daher immer patientenbezogen erfolgen muss. Würden Medikamente auf Vorrat verschrieben, dann würde jedoch genau die patientenbezogene Verordnung, und damit der Schutzzweck der Norm, unterlaufen.

Verschreibungspflichtig sind solche Arzneimittel, die auch beim bestimmungsgemäßen Gebrauch die Gesundheit von Menschen gefährden können (vgl. Lemmer/Brune Lehrbuch der klinischen Pharmakologie S. 37). Hieraus bestimmt sich auch der Schutzzweck der Verschreibungspflicht. Daher sind verschreibungspflichtige Arzneimittel auch Apothekenpflichtig, dürfen also nur von Apotheken an Patienten und entsprechende Einrichtungen abgegeben werden.

Eine Verschreibung auf Vorrat für einen noch unbestimmten Patienten würde jedoch gerade den Schutz des Patienten vor nicht sachgerechter Abgabe einer ihn im Einzelfall möglicherweise schädigenden Substanz unterlaufen und käme einer eigenmächtigen Verordnung durch den Heilpraktiker gleich, welche gerade nicht in seiner Kompetenz liegt. Ansonsten müsste er das Medikament ja nicht von einem Arzt verschreiben lassen (vgl. BSG vom 11.12.1985, Az. 6 RKa 28/84).

⚠ Eine generelle Verschreibung auf Vorrat ist daher aus juristischer Sicht abzulehnen.

Von der Verschreibung auf Vorrat ist zu unterscheiden, wenn Medikamente einem bestimmten Patienten verschrieben werden, z. B. gegen eine anaphylaktische Reaktion, und diese dann für den Notfall in der Praxis des Heilpraktikers gelagert werden, um eine entsprechende Therapie abzusichern.

Vorhandene verschreibungspflichtige Medikamente

Soweit ein entsprechendes Medikament im Notfall tatsächlich verfügbar sein sollte, stellt sich die Frage, ob hier eine Art „Notkompetenz", analog zu der gleichen Rechtsfigur im Bereich des Rettungsdienstpersonals, angenommen werden kann. Diese Frage ist von der Rechtsprechung bisher nicht abschließend beantwortet worden.

Sollte man eine solche Rechtsfigur tatsächlich annehmen, so wird hier der gleiche Maßstab anzuwenden sein, nämlich dass:

- ärztliche Hilfe nicht rechtzeitig zu erlangen ist
- die konkrete Maßnahme, also hier das abgegebene und angewandte Medikament, sicher beherrscht wird. Dies bedeutet sichere Kenntnis von Wirkung, Nebenwirkung und Kontraindikationen
- dies dem Heilpraktiker zuzumuten ist.

Die Rechtfertigung ergibt sich dann aus dem **rechtfertigenden Notstand nach § 34 StGB** und wäre juristisch vertretbar.

Die Frage, ob ein Medikament im Einzelfall ausreichend beherrscht wird, lässt sich nur für den Einzelfall klären. Es wird jedoch davon ausgegangen, dass zum sicheren Beherrschen auch die durch Übung erworbene Sicherheit im Umgang mit dem Medikament gehört. Eine allgemein gültige Aussage ist daher nicht zu treffen, sie muss von Fall zu Fall und vom Anwender abhängig gemacht werden. Bei der Selbsteinschätzung ist insofern Vorsicht geboten, als dass für den Fall einer fehlerhaften Behandlung oder weiterer Gesundheitsschäden immer ein Fahrlässigkeitsvorwurf im Raum stehen wird.

Beispiel. Alleine das Wissen, dass das Berotec-Spray bei Asthmaanfällen helfen kann, reicht nicht aus. Es kann auch bei Asthmatikern Tachyarrhythmien auslösen und somit den Gesundheitszustand des Patienten verschlechtern.

Selbst an sich seltene Nebenwirkungen und Kontraindikationen sowie nicht kompatible Begleitmedikationen müssen in die Überlegungen miteinbezogen werden. Eine eigenverantwortliche Gabe von verschreibungspflichtigen Medikamenten ist durch nichtapprobiertes Personal, egal ob in Pflege, Rettungsdienst oder Heilpraxis, daher juristisch wenig empfehlenswert.

Hiervon ist strikt die Gabe entsprechend einer ärztlichen Verordnung zu unterscheiden, da für die Richtigkeit der Verordnung dann der Arzt verantwortlich ist, wenn seine Maßgaben eingehalten wurden.

Da der Heilpraktiker nicht über die Kompetenz zur Verordnung und Abgabe verschreibungspflichtiger Medikamente verfügt, kann ihm im Umkehrschluss auch kein strafrechtlicher Vorwurf gemacht werden, wenn er keine entsprechenden Medikamente anordnet oder anwendet.

Wesentlich ist jedoch, dass er den Patienten einer schnellst möglichen ärztlichen Behandlung zuführt.

Nicht verschreibungspflichtige Medikamente

Nicht verschreibungspflichtige Medikamente dürfen vom Heilpraktiker angewandt und normalerweise auch verordnet werden. Hierbei spielt es juristisch keine Rolle, ob es sich um einen Notfall oder eine Wahlbehandlung handelt.

Es ist jedoch auch hier zu beachten, dass der Patient im Zweifel schnellstens einer ärztlichen Behandlung zuzuführen ist.

2.5 Absicherung

Inwieweit ist ein Heilpraktiker abgesichert, der im Notfall Hilfe leistet und dabei selbst zu Schaden kommt?

- Kommt der Notfall während des normalen Praxisalltages vor, ist der behandelnde Heilpraktiker abgesichert wie immer.
- Soweit der Heilpraktiker als „normaler" Ersthelfer agiert, z. B. bei einem Verkehrs- oder Badeunfall, genießt er auch den gleichen Schutz wie dieser. Dies bedeutet, dass er nach § 2 I Nr. 13 SGB VII über die gesetzliche Unfallversicherung abgesichert ist. Diese übernimmt dann im Schadensfalle eventuell notwendige Heilbehandlungs- und Rehabilitationsmaßnahmen.
- Soweit es im Rahmen einer solchen Hilfeleistung zu Sachschäden oder Aufwendungen kommt, können diese gegenüber der gesetzlichen Unfallversicherung geltend gemacht werden, soweit kein anderweitiger Ersatz möglich ist, und die Aufwendungen, beziehungsweise der Einsatz der Sachen, für angemessen und notwendig erachtet werden durfte.

Es liegt also eine ausreichende Absicherung vor.

Soweit der Notfall im Rahmen eines Behandlungsverhältnisses passiert, entstehen die Ansprüche auf Schadenersatz im Zweifel aus dem zu Grunde liegenden Behandlungsvertrag gegenüber dem Patienten.

Fazit. Wie in fast allen medizinischen Berufen steht auch für Heilpraktiker immer die Gefahr einer Strafbarkeit im Hintergrund. Dies gilt gerade auch im Bereich der Notfallversorgung.

Soweit jedoch die im Kapitel genannten Handlungsanweisungen befolgt werden, kann im Einzelfall die Gefahr einer Verfolgung minimiert werden. Insbesondere die rechtzeitige Überweisung an einen Arzt und die Dokumentation der Überweisung und der getroffenen Maßnahmen, ist wesentlich, um einen effektiven Schutz vor unberechtigter strafrechtlicher Verfolgung aufbauen zu können.

Wie in jedem Beruf, gehört auch für den Beruf des Heilpraktikers eine gesunde und realistische Einschätzung des eigenen Könnens zum Handwerk. Der Verweis an Kollegen oder Ärzte ist kein Ausdruck mangelnden Könnens, sondern Zeichen der Professionalität. Genauso wie das Können und Wissen der Heilpraktiker von den Ärzten anerkannt und auch genutzt werden sollte, sollte gleiches umgekehrt zum Wohle des Patienten gelten.

Gerade im Notfall ist daher überlegtes und übersichtliches Handeln gefragt. Eine professionelle Einschätzung der eigenen Fähigkeiten und Kenntnisse sowie ein aktueller Erst-Hilfe-Kurs sollten zur Notfallausrüstung einer Praxis gehören.

Soweit tatsächlich einmal entsprechende Vorwürfe erhoben werden sollten, sollte schnell professionelle juristische Hilfe in Anspruch genommen werden, damit auch in diesem Bereich unverzögert professionell agiert wird.

3 Rettungskette und Sofortmaßnahmen

3.1 Was ist ein Notfall?

📎 Ein Notfall liegt dann vor, wenn bei einem Patienten die drei lebenswichtigen Körperfunktionen (Vitalfunktionen) Bewusstsein, Kreislauf oder Atmung gestört oder unmittelbar bedroht sind.

Gestörtes Bewusstsein. Zu Grunde liegen etwa Verletzungen, Blutungen oder Infektionen am Gehirn selbst. Aber auch Störungen der Atmung, des Kreislaufs oder des Stoffwechsels können dazu führen, dass das Gehirn nicht mehr ausreichend funktioniert. In leichteren Fällen ist der Patient desorientiert oder verwirrt, in schwereren Fällen fällt das Bewusstsein komplett aus, der Patient ist dann bewusstlos. Auch Krampfanfälle oder plötzliche Lähmungen weisen auf eine Störung des Gehirns hin.

Gestörter Kreislauf. Zu Grunde liegen entweder Herzerkrankungen, z. B. Herzinfarkt, Herzinsuffizienz oder Herzrythmusstörungen, oder Unstimmigkeiten des Kreislaufs etwa bei Blutverlusten oder bei einem Schock.

Gestörte Atmung. Dazu kann es durch eine Verlegung oder Verengung der Atemwege kommen, z. B. durch Insektenstiche oder auch durch ein Bronchialasthma. Auch Verletzungen oder Infektionen der Lunge können die Atmung schwer beeinträchtigen. Zudem kann jede Bewusstseinsstörung dazu führen, dass die Zunge in den Rachen fällt und die Atemwege blockiert.

☐ *Prüfung des Kreislaufs* → 3.3.4
☐ *Prüfung der Atmung* → 3.3.4

3.2 Die Rettungskette

Nur in Ausnahmefällen kann ein Helfer einem von einem Notfall Betroffenen alleine und ohne weitere Hilfsmittel helfen. In der Regel sind zur Hilfe viele Schritte erforderlich. Daran sind oft mehrere Personen und Dienste beteiligt, die im besten Falle eine *Kette wirkungsvoller Maßnahmen* bilden. Als Ersthelfer ist es die Aufgabe des Heilpraktikers, sich im Rahmen der ersten beiden Kettenglieder zu bewähren.

Die Glieder dieser **Rettungskette** sind im Einzelnen:
- **Sofortmaßnahmen am Notfallort.** Hierzu gehören alle unmittelbar lebensrettenden Maßnahmen wie die Absicherung der Unfallstelle, der Notruf und die Sofortmaßnahmen am Verunglückten selbst, wie etwa Freimachen der Atemwege und Wiederbelebung
- **weitere Maßnahmen,** um den Betroffenen vor Schädigungen und Gefahren zu bewahren. Sie sind zwar ebenfalls noch am Unfallort erforderlich, aber weniger dringlich als die Sofortmaßnahmen.

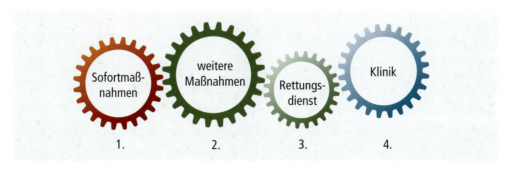

Abb. 3.0 Rettungskette

Zu diesen Maßnahmen gehören z. B. die geeignete Lagerung und die Wundversorgung
- Rettungsdienst
- Krankenhaus.

3.3 Sofortmaßnahmen

In einer möglichen Notsituation stellen sich dem Ersthelfer mehrere Aufgaben. Diese **sofort am Notfallort zu ergreifenden Maßnahmen** sind:
1. Feststellen des Notfalls
2. Bei Unfällen: Eigensicherung, Absichern der Unfallstelle und Retten des Verunglückten aus der Gefahrenzone
3. Notruf
4. Kontrolle der Vitalfunktionen: Die Prüfung der Atmung und evtl. auch des Kreislaufs
5. dem Zustand des Verunglückten entsprechende Lagerung
6. falls erforderlich: kardiopulmonale Reanimation (Herz-Lungen-Wiederbelebung)
7. Suche nach Verletzungen und die Blutstillung bei stark blutenden Wunden
8. Schockbekämpfung.

Alle diese Schritte werden im Folgenden weiter erläutert.

3.3.1 Feststellen des Notfalls

In der Regel sind lebensbedrohliche Notfälle rasch und eindeutig zu erkennen: Der Vorgefundene ist bewusstlos oder in seinem Bewusstsein getrübt, eventuell ist auch seine Atmung gestört (schnappend oder fehlend). In Zweifelsfällen ist es notwendig, den Verunglückten kurz anzusprechen, z. B. „Wie heißen Sie?". Reagiert ein Patient nicht auf Ansprache, so sollte er angefasst, z. B. leicht an den Schultern oder am Handgelenk geschüttelt werden. Erfolgt keine Reaktion, so liegt ein schwerwiegender **Notfall** vor.

3.3.2 Retten aus dem Gefahrenbereich

Bei Notfällen in der eigenen Praxis bringt sich der Heilpraktiker nur selten in Gefahr. Ganz anders bei Unfällen im Verkehr oder im Haushalt, wo Feuer,

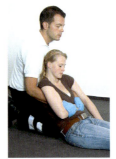 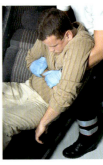

Abb. 3.1 Rautek-Griff. Er wird benutzt, um Verletzte rasch aus dem Gefahrenbereich zu bringen. Dazu umgreift der Helfer von hinten die Brust des Verletzten, legt einen Unterarm des Verletzten vor dessen Bauch, greift unter den Achseln des Verletzen durch und umschließt dessen Handgelenk und Unterarm. Daumen liegen oben. Jetzt kann er ihn rückwärts vorsichtig aus dem Gefahrenbereich bringen [ARE]

auslaufende Gefahrgüter, z. B. Benzin oder Chemikalien, entweichende Dämpfe oder Stromschlag den Helfer gefährden können. Um sich selbst und den Verunglückten zu schützen, denkt der Helfer deshalb immer auch an die **Eigensicherung**. So gilt etwa bei Stromunfällen, dass ohne ausreichende Isolierung keine Strom führenden Teile – auch nicht der Notfallpatient – berührt werden dürfen! Bei Hochspannungsunfällen darf keine Rettung unternommen werden, bis der Strom sicher abgestellt ist.

Eine weitere wichtige Schutzmaßnahme stellt die **Sicherung der Unfallstelle** dar. Der Helfer stellt dazu etwa ein Warndreieck auf (mindestens 50 m vor Unfallstelle, bei schnell fließendem Verkehr 100 m vor Unfallstelle). Bei schweren Unfällen kann die Unfallstelle oft erst durch die Polizei oder die technischen Hilfsdienste gesichert werden.
Erst wenn die Unfallstelle ausreichend gesichert ist, wird der Verunfallte **aus der Gefahrenzone gerettet**.

Hierbei sind bestimmte Rettungsgriffe wie etwa der **Rautek-Griff** hilfreich, durch den liegende und sitzende Patienten aus der Gefahrenzone gezogen werden können, z. B. aus dem Autositz. Häufig muss bei der Rettung auch auf die technischen Notfalldienste zurückgegriffen werden.

Rautek-Griff (→ Abb. 3.1)

Beim liegenden Patienten tritt der Helfer von hinten mit gespreizten Beinen an den Kopf des Patienten und richtet ihn in sitzende Stellung auf. Dabei den Nacken umfassen und die Schultern abstützen. Anschließend schiebt der Helfer seine Arme von hinten durch beide Achseln des Patienten und greift einen der beiden Unterarme des Patienten im „Affengriff". Der Helfer zieht den Patienten nun mit Schwung auf die eigenen Oberschenkel und schleppt ihn im Rückwärtsgang aus der Gefahrenzone. Beim sitzenden Patienten wird der Patient zunächst so gedreht, dass sein Rücken zum Helfer zeigt. Die Hüften des Patienten dienen dabei als Drehpunkt. Sodann wird der Patient wie oben beschrieben „aufgeladen". Der Rücken des Patienten sollte beim Bewegen durchgestreckt sein.

Verletzung der Halswirbelsäule

Bei Unfällen mit erheblicher Gewalteinwirkung ist immer von einer Verletzung der Halswirbelsäule auszugehen. Transport, Lagerung und Reanimation müssen ohne Beugung oder Drehung der Halswirbelsäule vonstatten gehen, bis ein Arzt die Halswirbelsäule für unverletzt erklärt hat. Dies ist oft erst im Krankenhaus möglich. Der Patient wird also immer „en bloc" bewegt. Sobald verfügbar, wird dem Verunfallten ein Stützkragen („Halskrawatte") angelegt (→ 9.2).

Schonende Helmabnahme

Bei verunglückten Motorradfahrern wird der Schutzhelm immer dann abgenommen, wenn der Verunglückte erbricht, bewusstlos ist oder beeinträchtigte Vitalfunktionen vermutet werden. Der Helm muss so abgenommen werden, dass das Rückenmark nicht oder nicht zusätzlich geschädigt wird, d. h. ohne Verdrehung oder Abknickung des Rückenmarks (→ Abb. 3.2).

3.3.3 Notruf

Die Möglichkeiten des Ersthelfers sind begrenzt. Deshalb wird gleich nach Feststellung des Notfalls

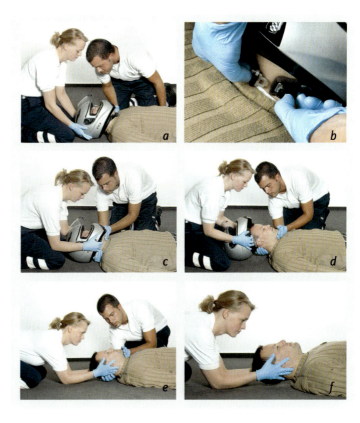

Abb. 3.2 Helmabnahme.
a) Die Helfer öffnen das Visier und überprüfen, ob der Betroffene ansprechbar ist
b) Die Helfer öffnen den Kinnriemen und entfernen ggf. eine Brille
c) Der rechte Helfer greift Kinn und Nacken
d) Der Helfer am Kopfende des Betroffenen greift die Helmöffnung und nimmt ihn vorsichtig ab
e) Nach der Helmabnahme fixieren beide Helfer den Kopf und halten ihn parallel
f) Ein Helfer fixiert den Kopf bis zum Anlegen der HWS-Schiene [ARE]

und der evtl. sich anschließenden Absicherung der Unfallstelle und der Rettung des Patienten der Notruf getätigt. Dies gilt auch dann, wenn der Patient dadurch eine Zeit lang allein gelassen werden muss. Dieses Phone first wird empfohlen, weil die meisten lebensbedrohlichen Situationen ohne technische Hilfsmittel, z. B. Defibrillator, nicht zu beheben sind.

Sind zwei Helfer zur Stelle, so tätigt einer den Notruf, der andere bleibt beim Patienten und fährt mit den Sofortmaßnahmen fort.

Eine Ausnahme von der Phone-first-Regel stellen Ertrinkungsopfer dar. Hier hat die sofortige Hilfe – in der Regel Beatmung – Vorrang vor dem Notruf. Der Notruf wird in diesen (Ausnahme-)Fällen dann so rasch wie möglich getätigt (Phone fast). Auch bei Kindern wird zunächst eine Minute lang wiederbelebt, da Notfälle in dieser Altersgruppe meistens durch Atmungsprobleme bedingt sind.

Der neue **Euronotruf Nr. 112** ist inzwischen überall in Europa gültig. Er führt direkt zur nächsten Notrufstelle und kann sowohl vom Festnetz als auch vom Handy aus vorwahlfrei angerufen werden, auch dann wenn das Handy über keine gültige SIM-Karte verfügt. Außerdem kann ein Notruf auch bei der Polizei (Deutschland Nr. 110, Österreich Nr. 133, Schweiz Nr. 117) erfolgen.

Die Punkte, die für eine zügige Alarmierung wichtig sind, werden als fünf W's zusammengefasst:
- **Wo** geschah es?
- **Was** geschah?
- **Wie** viele Verletzte?
- **Welche** Art von Verletzungen?
- **Warten** auf Rückfragen, die die Leitstelle zur Einschätzung der Situation stellt.

3.3.4 Kontrolle der Atmung und des Kreislaufs

Ist der Notruf getätigt, so prüft der Helfer am bewusstlosen Patienten sofort die Atmung. Dazu werden als erstes die Atemwege frei gemacht, indem der Nacken des Patienten leicht überstreckt wird (→ unten).

Prüfung der Atmung

Sollte der Patient sichtbar erbrochen haben, wird der Kopf vor der Überprüfung der Atmung zur Seite gedreht und manuell ausgeräumt. Zur Prüfung der Atmung wird der Hals des in Rückenlage gebrachten Verunglückten überstreckt, d. h. Richtung Nacken gebeugt. Das Kinn wird dabei nach oben – himmelwärts – angehoben. Wird eine Verletzung der Halswirbelsäule vermutet, so wird lediglich das Kinn angehoben (Esmarch-Handgriff → Abb. 3.3). Dieses Freimachen der Atemwege wird deshalb empfohlen, weil die Muskulatur beim Bewusstlosen häufig erschlafft ist, so dass die Zunge zurückfallen und die Atemwege verlegen kann.

Der Ersthelfer beugt nun seine Wange über Mund und Nase des Patienten und blickt gleichzeitig auf dessen Brustkorb (→ Abb. 3.4). Atmet der Patient, so kann der Helfer dies **sehen** (Heben und Senken des Brustkorbes), **hören** (Atemgeräusche) und **fühlen** (Luftbewegung an seiner Wange). Die Atmung sollte nicht länger als 10 Sekunden lang geprüft werden. Die Atmung gilt nur dann als ausreichend effektiv, wenn sie nicht „schnappend" ist (→ 5.1) und sich der Brustkorb in 10 Sekunden 2-3-mal sichtbar hebt.

Prüfung des Kreislaufs

Bei festgestelltem Atemstillstand oder bei Schnappatmung wird ohne Zeitverlust mit der Reanimation begonnen. Ist die Atmung vorhanden, kann durch eine Pulstastung beurteilt werden, ob eine Schockgefahr besteht. Zur Prüfung des Pulses tastet der Helfer mit den Fingerkuppen seitlich am Kehlkopf entlang und rutscht dann mit den Fingern in die seitliche Halsgrube. Die Prüfung sollte nicht länger als 10 Sekunden dauern. Eine einseitige Tastung des

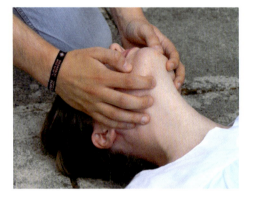

Abb. 3.3 Esmarch-Handgriff. Damit die Zunge beim Bewusstlosen nicht zurückfällt und die Atemwege verlegt, überstreckt der Ersthelfer den Hals und hebt das Kinn an [ASL]

3.3 Sofortmaßnahmen

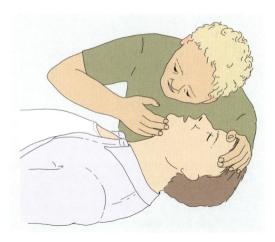

Abb. 3.4 Prüfung der Atmung. Der Helfer prüft die Atmung durch Sehen, Hören und Fühlen [GRA]

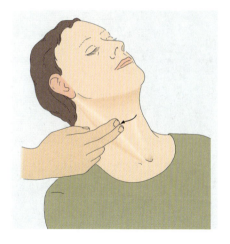

Abb. 3.5 Tasten des Karotispulses. Der Puls am Handgelenk ist bei Kreislaufversagen schwerer zu ertasten und daher zur Überprüfung nicht geeignet [GRA]

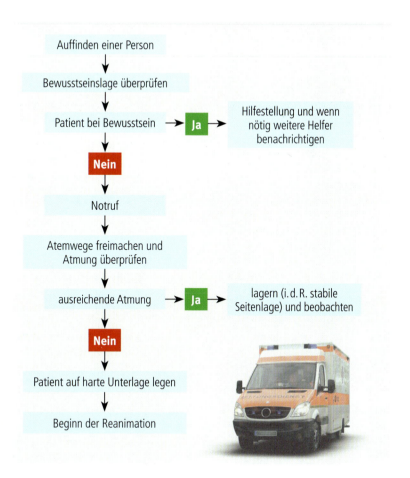

Abb. 3.6 Vom Notfall bis zur Reanimation. [SKO]

Karotispulses reicht aus, da ein bestehender einseitiger und kompletter Verschluss der Halsschlagader sehr selten ist.

⚠ Häufig wird der Beginn der Wiederbelebung unnötig verzögert, weil der Helfer sich nicht sicher ist, ob er den Puls an der richtigen Stelle gesucht hat. Ein isolierter Atemstillstand kommt bei Erwachsenen sehr selten vor. Deshalb sind diese Zweifel nicht angebracht. Wenn keine suffiziente Atmung feststellbar ist, wird immer von einem Kreislaufstillstand ausgegangen. Überflüssige Pulstastversuche kosten unnötig Zeit.

Ist der Verletzte ansprechbar (erhaltenes Bewusstsein), kann der Puls auch am Handgelenk geprüft werden.

In der Praxis kann der Herzschlag bei entsprechender Übung auch mit dem Stethoskop direkt über dem Herzen auskultiert werden.

⚠ Die beiden Halsschlagadern dürfen niemals gleichzeitig getastet werden, da die Zufuhr von Blut zum Gehirn dadurch eingeschränkt werden kann. Ein zu starkes Drücken auf die Halsschlagader ist ebenfalls gefährlich – es können bedrohliche Kreislaufreflexe ausgelöst werden, die bis zum Herzstillstand führen.

3.3.5 Richtige Lagerung

Stabile Seitenlage

Ist eine Wiederbelebung nicht erforderlich, d. h. ist beim Bewusstlosen eine effektive Atmung vorhanden, so wird er in **stabiler Seitenlagerung** gelagert.

Diese Lagerung ist für den Bewusstlosen am sichersten, weil bei bewusstseinsgestörten Patienten infolge abnehmender Schutzreflexe zurückfließender Mageninhalt oder Blut, z. B. bei Nasenbluten, tief in die Atemwege gelangen und so einen Atemstillstand auslösen kann. Außerdem erschlafft die Muskulatur, so dass die Zunge in den Rachen zurückfallen und die Atemwege verlegen kann. Wird die stabile Seitenlagerung korrekt durchgeführt, so können Erbrochenes und Blut seitlich aus dem Mundraum heraus fließen und die Zunge nicht mehr zurückfallen. Ist der Patient gut gelagert, so werden Atmung und Puls alle 2–3 Minuten geprüft, um eine Verschlechterung des Zustandes rechtzeitig zu erkennen.

Durchführung

Der Patient liegt auf dem Rücken, der Helfer kniet neben ihm. Er winkelt den ihm zugewandten Arm rechtwinklig nach oben ab, die Handfläche des Patienten zeigt nach oben. Der andere Arm des Patienten wird vom Helfer über die Brust gelegt, er wird gebeugt und der Handrücken wird auf die Wange des Patienten gelegt.

Nun stellt der Helfer das weiter entfernte Bein des Patienten an. Eine Hand des Helfers fixiert den Handrücken des Betroffenen an seiner Wange, die andere fasst das aufgestellte Bein etwas oberhalb des Kniegelenkes und dreht den Patienten zur Seite des Helfers, wobei das aufgestellte Bein als Hebel dient.

Der Hals des Betroffenen wird überstreckt, der Mund leicht geöffnet, die an der Wange liegende Hand des Patienten wird so gelagert, dass sein Hals leicht überstreckt bleibt. Zur Stabilisierung wird das nun oben liegende Bein rechtwinklig zum Körper ausgerichtet.

Lagerung zur Reanimation

Muss ein Patient wiederbelebt werden, so ist auch hier die richtige Lagerung entscheidend. Der Verunglückte wird ausgestreckt auf dem Rücken gelagert. Wichtig ist dabei eine harte Unterlage, z. B. Fußboden. Auf einer weichen Unterlage, z. B. Bett, würden die Kompressionsbewegungen des Helfers „verpuffen".

Lagerung bei Schock

Schock → 3.3.8, 7.4

Patienten mit einem Schock, der auf absoluten oder relativen Volumenmangel zurückzuführen ist (→ 7.4), werden in der Schocklagerung gelagert (Eigen- oder Autotransfusionslage). Diese gewährleistet, dass das Blut aus den Venen der Beine in den zentralen Kreislauf zurückfließen kann.

Dazu werden Kopf und Oberkörper flach, die Beine dagegen schräg nach oben gelagert – etwa durch das Unterschieben eines geeigneten Gegenstandes. Mehr als ca. 45° sollten die Beine wegen einer möglichen Beeinträchtigung der Lungenfunktion jedoch nicht hochgehoben werden.

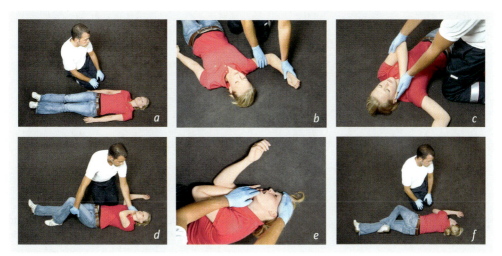

Abb. 3.7 Stabile Seitenlage a) Ausgangslage b) Der zugewandte Arm wird rechtwinklig nach oben gelagert c) Lagerung des abgewandten Arms über die Brust d) Abwinkeln des abgewandten Beins und Patient zu sich drehen e) Überstrecken des Kopfes f) End-Position [ARE]

⚠ Die Schocklagerung kommt nur für Patienten mit erhaltenem Bewusstsein in Frage. Auch bei Knochenbrüchen im Bereich der Beine, des Beckens oder der Wirbelsäule sowie bei Schädelverletzungen darf sie nicht angewendet werden. Bewusstlose, spontan atmende Patienten werden immer in stabiler Seitenlage gelagert.

Patienten mit herzbedingtem (kardiogenem) Schock werden so gelagert, dass der Oberkörper etwa in einem 30–45°-Winkel liegt, die Beine werden gleichzeitig nach unten gesenkt („Herzbettlagerung").

Lagerung bei Atemnot

Bei Atemnot wird der Betroffene am Besten nach Wunsch gelagert. Oft ist dies eine Lagerung mit erhöhtem Oberkörper, da in dieser Position die Atmung am effektivsten ist (Oberkörperhochlagerung bzw. halbsitzende Lagerung).

Lagerung beim akuten Abdomen

Beim akuten Abdomen sowie bei Brustkorbverletzungen wird der Patient nach Wunsch gelagert.

Lagerung bei Kopfverletzungen

Bei Kopfverletzungen dagegen ist eine Lagerung mit ca. 30° erhöhtem Oberkörper indiziert.

3.3.6 Wiederbelebung

Die Wiederbelebung des Betroffenen durch Herzmassage und Beatmung wird auch als kardiopulmonale Reanimation (Herz-Lungen-Wiederbelebung) bezeichnet. Sie ist dann erforderlich, wenn keine effektive Atmung und kein Kreislauf vorhanden sind. Das heißt: Nicht jeder bewusstlose, schwer Verunglückte muss wiederbelebt werden! Ein Ausfall des Bewusstseins zeigt zwar einen schweren Notfall an, nicht in jedem Fall von Bewusstlosigkeit liegt jedoch eine gleichzeitige Störung von Atmung oder Kreislauf vor.

Zeigt sich bei der Kontrolle der Vitalfunktionen (→ 3.3.4), dass keine effektive Atmung vorhanden ist, so wird nach Tätigung des Notrufs unverzüglich mit der kardiopulmonalen Reanimation begonnen. Ihre Kernelemente sind die Herzdruckmassage und die Atemspende.

Herzdruckmassage

Nach entsprechender Umlagerung des Patienten (→ 3.3.5) macht der Helfer den Brustkorb des Notfallpatienten rasch frei, um den richtigen Druckpunkt für die Herzmassage aufzufinden. Er befindet sich im Zentrum der Brust (→ Abb. 3.8). Der Ersthelfer legt einen Handballen auf diesen Bereich. Der andere

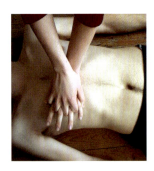

Abb. 3.8 Druckpunkt für die Herzdruckmassage. Er befindet sich in der Mitte des Brustkorbs auf dem Brustbein [JAN]

Handballen wird auf den Handrücken der ersten Hand gelegt, die Finger werden verschränkt.

⚠ Ist der Druckpunkt zu hoch angesetzt, so kann das Brustbein brechen. Liegt er zu tief, können Leber und Milz geschädigt werden. Ein seitlich des Brustbeins angesetzter Druckpunkt kann Rippenbrüche verursachen.

Der Helfer drückt jetzt den Brustkorb mit gestreckten Armen ein. Für eine effektive Herzmassage muss das Brustbein beim Erwachsenen etwa 5-6 cm tief eingedrückt werden, was einige Kraft erfordert. Ebenso wesentlich ist es, dass der Helfer den Druck danach vollkommen lockert, allerdings ohne den Kontakt zum Körper zu verlieren, damit das Herz sich abermals mit Blut füllen kann.

Die richtige **Kompressionsfrequenz liegt bei 100-120 pro Minute.** Die Herzdruckmassage soll nicht länger als unbedingt notwendig unterbrochen werden, d. h. sie wird nur für die Beatmung und eine eventuelle Defibrillation unterbrochen.

Da gleichzeitig die ausgefallene Atemtätigkeit unterhalten werden muss, wird in regelmäßigen Abständen die Herzdruckmassage mit der Beatmung abgewechselt. Herzmassage und Beatmung erfolgen im rhythmischen Wechsel: nach jeweils **30 Herzkompressionen werden zwei Atemspenden** gegeben, das Verhältnis von Herzmassage zu Beatmung ist also **30 : 2.** Dies gilt unabhängig davon, ob nur ein oder zwei Helfer zur Verfügung stehen.

⚠ Auch bei korrekt durchgeführter Herzdruckmassage können Rippen brechen. Dies ist kein Grund, die Reanimation zu beenden.

Steht nur ein Helfer zur Verfügung, beginnt er die Reanimation mit 30 Brustkorbkompressionen - 2 Atemspenden schließen sich unter möglichst geringem Zeitverlust an. Danach beginnt der Zyklus von vorne.

Stehen zwei Helfer zur Verfügung, führt der eine Helfer die Herzmassage durch, der andere beatmet den Patienten. Auch hier folgen auf jeweils 30 Herzkompressionen zwei Atemspenden. Da die Herzmassage über längere Zeit sehr anstrengend ist, lässt ihre Effektivität nach. Um dies zu vermeiden, sollten sich die beiden Helfer regelmäßig nach etwa 2-3 Minuten abwechseln.

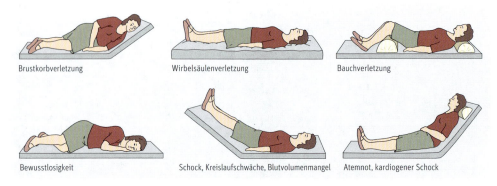

Abb. 3.9 Verschiedende Lagerungen, abhängig von der jeweiligen Krankheitsursache. Bei Brustkorbverletzungen verletzte Seite nach unten lagern [GRA]

Atemspende, Beatmung

Die Atemspenden sind nur dann effektiv, wenn die eingeblasene Luft auch wirklich tief in die Lungen gelangt. Dazu müssen die oberen Atemwege frei sein. Der Hals wird leicht überstreckt, also Richtung Nacken gebeugt. Zusätzlich wird das Kinn nach oben – himmelwärts – angehoben. Ob die Beatmung effektiv ist, erkennt der Helfer daran, dass sich der Brustkorb des Beatmeten hebt.

Die Luft wird bei der Atemspende über etwa eine Sekunde eingeblasen. Während der Beatmung wird die Überstreckung des Kopfes aufrechterhalten. Sind keine technischen Hilfsmittel verfügbar, erfolgt die Atemspende durch Mund-zu-Mund-Beatmung oder durch Mund-zu-Nase-Beatmung.

⚠ Zum Eigenschutz sollte vor einer Mund-zu-Mund-Beatmung eine Mundmaske oder andere Schutzvorrichtung verwendet werden.

Falls es dem Helfer nicht möglich ist, den Patienten zu beatmen, z. B. bei Blutungen im Gesichtsbereich, wird nur eine Herzdruckmassage durchgeführt (Frequenz 100/min).

Beatmung ohne Hilfsmittel

Mund-zu-Mund-Beatmung (→ Abb. 3.10)

- Der Helfer beugt den Kopf des Patienten Richtung Nacken
- Er legt seine Hand auf die Stirn des Patienten und **verschließt** mit Daumen und Zeigefinger **die Nase**
- Der Helfer setzt seinen Mund fest um den Mund des Betroffenen auf. Gleichzeitig wird das Kinn nach oben gezogen, um die Atemwege freizuhalten. Durch den leicht geöffneten Mund bläst der Helfer nach seinem eigenen Rhythmus Luft ein
- Der Helfer beatmet den Patienten zweimal, dann wird die Herzmassage fortgeführt.

Mund-zu-Nase-Beatmung

Der Helfer beugt den Kopf des Patienten Richtung Nacken
- Er verschließt den Mund des Patienten durch Hochdrücken des Kinns und Druck des Daumens auf die Unterlippe in Richtung Oberlippe. Ist der Mund nicht richtig verschlossen, kann die in die Nase eingeblasene Luft wieder entweichen
- Ist der Mund verschlossen, bläst der Helfer seine Atemluft vorsichtig in die Nase des Patienten ein
- Der Helfer beatmet den Patienten zweimal, dann wird die Herzmassage fortgeführt.

Beatmung mit Hilfsmitteln

Wegen der Gefahr von Infektionen und wegen der besseren Wirksamkeit sollte die Beatmung wenn irgend möglich mit **Maske und Beatmungsbeutel,** z. B. Ambu®-Beutel, durchgeführt werden. Mit diesen Systemen lässt sich zudem Sauerstoff zuführen. Fast alle Patienten mit unzureichender Atmung können durch „Bebeuteln" eine Zeit lang ohne Intubation „über Wasser" gehalten werden.

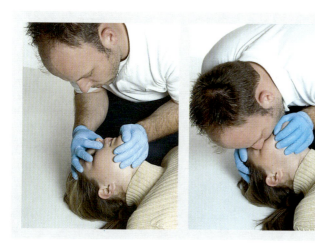

Abb. 3.10 Mund-zu-Mund-Beatmung. Der Helfer überstreckt den Kopf des Patienten. Dann dichtet er die Nase ab und hebt das Kinn leicht an. Der Helfer beginnt mit der Beatmung. Bei der Mund-zu-Nase-Beatmung dichtet der Helfer den Mund des Patienten ab und bläst die Luft langsam in die Nase ein [ARE]

Beutel-Masken-Beatmung (→ Abb. 3.11)

- Die Maskengröße wird individuell ausgewählt. Der Maskenwulst muss *dicht* um Nase und Mund schließen. Als Maßstab gilt, dass der obere Maskenwulst auf der Nasenwurzel liegt und der untere Maskenwulst auf der Vertiefung zwischen Lippen und Kinn
- Wenn möglich, wird Sauerstoff an das Masken-Beutel-System angeschlossen
- Auch bei der Maskenbeatmung wird der Patient mit leicht überstrecktem Kopf gelagert („Schnüffelstellung"). Der Helfer setzt die Maske über Mund und Nase auf und drückt sie mit Daumen und Zeigefinger der linken (bei Linkshändern: rechten) Hand leicht nach unten („C-Griff"), gleichzeitig zieht er den Kieferwinkel mit den restlichen Fingern der linken Hand nach oben („himmelwärts", „unter die Maske")
- Der Beutel wird so fest zusammengedrückt, dass sich der Brustkorb mit jeder Beatmung sichtbar hebt
- Ist eine ausreichende Beatmung auf diese Weise nicht möglich, kann ggf. ein zweiter Helfer die Atemwege durch den Esmarch-Handgriff weiter öffnen bzw. die Zunge aus dem Weg räumen. Der Kiefer wird dabei mit Daumen und Zeigefinger „nach oben gehoben" (→ Abb. 3.10). Auch kann ein **Guedel-Tubus** in den Mund eingelegt werden. Dies ist ein in jedem Notfallkoffer in mehreren Größen enthaltenes, gebogenes Gummirohr, das die eingeblasene Luft an der zurückgefallenen Zunge vorbeiführt (→ Abb. 3.12). Größenbestimmung des Guedel-Tubus: Die Länge des Tubus entspricht dem Abstand zwischen Mundwinkel und Ohrläppchen (→ Tabelle).

⚠ Ist eine Beatmung nicht möglich (z.B. bei Blutungen im Gesicht), wird die Herzdruckmassage alleine durchgeführt.

Überprüfung des Erfolgs

Der Patient wird reanimiert, bis die Atmung des Patienten wieder einsetzt oder andere Lebenszeichen, z.B. Bewegungen oder das Bewusstsein, wieder einsetzen.

⚠ Ist kein Erfolg der Reanimation erkennbar, wird sie fortgeführt, bis der Notarzt eintrifft.

Führen zwei Helfer die Reanimation durch, so wechseln sie sich regelmäßig ab.

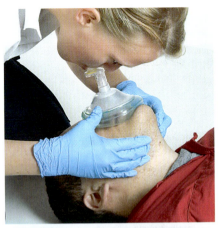
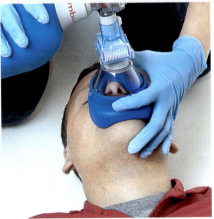

Abb. 3.11 Beatmung mit Taschenmaske und Beutelbeatmung. Oben: Der Helfer fixiert die Taschenmaske über Mund und Nase mit dem doppelten C-Griff. Dabei formen Daumen und Zeigefinger an beiden Händen ein „C". Unten: Beutelbeatmung: Der Helfer überstreckt den Kopf des Patienten und fixiert die Maske. Mit der anderen Hand drückt er den Beatmungsbeutel zusammen [ARE]

Besonderheiten bei der Wiederbelebung von Kindern

Anders als beim Erwachsenen sind Notfallsituationen beim Kind meist nicht durch Herzversagen, sondern durch Störungen der Atemfunktion bedingt. Die Wiederbelebung bei Kindern unterscheidet sich deshalb vom Vorgehen beim Erwachsenen:

- Die rasche Wiederherstellung der Atemfunktion hat bei Kindern höchste Priorität. Deshalb wird bei Kindern nach Feststellung des Atemstillstands sofort mit fünf Atemspenden begonnen
- Falls der Ersthelfer alleine am Unglücksort ist und einen Notruf nur tätigen kann, wenn er das Kind kurz verlässt, so versucht er zunächst eine Minute lang, ob er dem Kind durch Wiederbelebungsmaßnahmen (Beatmung und Herzdruckmassage) helfen kann – erst danach ruft er Hilfe
- Nach der ersten Beatmungsserie wird geprüft, ob ein Kreislauf vorhanden ist: Dazu achtet der Helfer darauf, ob das Kind sich bewegt, ob es vielleicht hustet oder ob es eine normale Atmung hat. Sind solche Kreislaufzeichen vorhanden, so wird ein normaler Kreislauf angenommen. Ggf. kann der Puls überprüft werden
- Sind keine Kreislaufzeichen zu bemerken, so beginnt der Helfer mit den Brustkompressionen. Der Rhythmus ist der gleiche wie bei der Reanimation von Erwachsenen (30 Herzdruckmassagen, 2 Beatmungen).

Tubus-Größe	geeignete Patientengruppe
000,00	Früh- und Neugeborene, Säuglinge
0	Kleinkinder
1	Kinder
2	Jugendliche
3	Erwachsene (klein)
4	Erwachsene (normal)
5	Erwachsene (sehr groß, selten)

Verschiedene Größen von Guedel-Tuben

Atemspende bei Kindern

Bei Neugeborenen und Säuglingen wird der Hals nicht überstreckt, sondern nur der Unterkiefer angehoben („Schnuffelstellung", → Abb. 3.13). Der Atem wird dabei über ein- bis anderthalb Sekunden eingeblasen. Bei Kindern unter einem Jahr umschließt der Helfer gleichzeitig Mund und Nase des Kindes mit seinem Mund, bei älteren Kindern wird die Mund-zu-Mund-Beatmung bevorzugt und der Kopf zur Beatmung wie beim Erwachsenen überstreckt. Säuglinge und kleine Kinder können zur Beatmung auf den Arm genommen werden. Je kleiner das Kind ist, desto weniger Luft wird pro Atemzug eingeblasen.

Herzmassage bei Kindern

Bei **Säuglingen** nimmt der Helfer für die Herzdruckmassage lediglich zwei gestreckte Finger, den Zeige- und Mittelfinger (→ Abb. 3.14). Alternativ kann der ganze Brustkorb mit beiden Händen umfasst und mit den auf das Brustbein gesetzten Daumen eingedrückt werden.

Der Druckpunkt liegt bei **Kindern** ebenfalls im Zentrum der Brust. Der Brustkorb soll bei jeder Kompression etwa um ein Drittel eingedrückt werden.

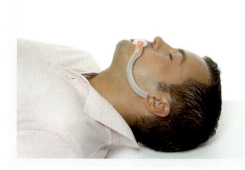 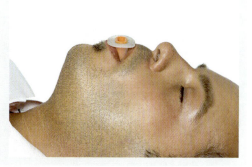

Abb. 3.12 Guedel-Tubus: Das linke Bild zeigt, wie die Größe des Tubus ermittelt wird. Der Helfer dreht dem Tubus beim Einführen um 180° und schiebt in vor, bis er auf den Lippen aufliegt (rechts) [ARE].

Bei **älteren Kindern** wird entweder nur ein Handballen auf das Brustbein aufgesetzt oder aber wie beim Erwachsenen mit zwei Händen gedrückt.

Automatische externe Defibrillation

Herzdruckmassage und Beatmung können nur erfolgreich sein, wenn das Herz des Verunglückten möglichst rasch wieder selbst tätig wird. Häufig ist dies aber nicht möglich, weil ein durch Sauerstoffmangel geschädigtes Herz durch einen unkoordinierten, viel zu schnellen Rhythmus (Kammerflimmern) „arbeitsunfähig" ist. Dabei geht die Erregung des Herzens nicht mehr von dem regulären elektrischen Impulsgeber, dem Sinusknoten, aus, sondern von der Muskulatur der Herzkammern selbst. Die Folge: viel zu schnelle, unkoordinierte Zuckungen der Herzkammern, durch die keine ausreichende Pumpleistung zu Stande kommt.

Das Kammerflimmern kann nur durch einen Stromstoß von außen (extern) unterbrochen werden. Dies geschieht mit einer externen Defibrillation. Bei einer solchen **externen Defibrillation** wird aus einem batteriebetriebenen Ladegerät ein Stromimpuls abgegeben, der über breitflächige, auf den nackten Brustkorb des Betroffenen aufgesetzte Elektroden in das Herz eingeleitet wird. Der Herzmuskel wird so für kurze Zeit elektrisch „stumm" gemacht. Im Idealfall übernimmt jetzt der Sinusknoten wieder die Führung und leitet einen regulären Herzschlag ein.

Moderne Defibrillatoren erkennen über ein integriertes EKG-Gerät automatisch, ob eine Defibrillation helfen kann. Daher der Name automatische externe Defibrillatoren (**AED**). Die Defibrillation ist dann angezeigt, wenn das Gerät ein Kammerflimmern oder eine pulslose, ventrikuläre Tachykardie anzeigt.

Inzwischen stehen auch an manchen öffentlichen Plätzen, z. B. S-Bahn-Stationen, Flughäfen oder Polizeistationen, automatische Defibrillatoren bereit. Diese können auch von Laien bedient werden, weil sie durch Sprachprogramme die Bedienung vereinfachen. Dennoch sollte der Gebrauch in entsprechenden Kursen trainiert werden.

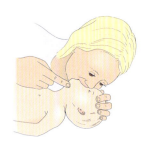

Abb. 3.13 Beatmung beim Säugling [GRA]

⚠ Der plötzliche Herztod – darunter versteht man einen unerwartet eingetretenen Kreislaufstillstand – ist mit mehr als 100.000 Fällen pro Jahr die häufigste außerklinische Todesursache in Deutschland. In den meisten Fällen besteht ein Kammerflimmern. Nur wenn möglichst frühzeitig eine Defibrillation durchgeführt wird, besteht eine Überlebenschance für den Betroffenen! Deshalb gewinnt die Frühdefibrillation durch Laienhelfer immer mehr an Bedeutung.

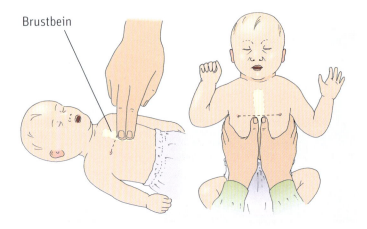

Abb. 3.14 Herzdruckmassage beim Säugling. Links: Der Helfer nimmt für die Herzdruckmassage zwei gestreckte Finger. Rechts: Der Helfer umfasst den ganzen Brustkorb. Der Druckpunkt liegt im unteren Drittel des Brustbeins. Diese Methode wird bevorzugt, wenn zwei Helfer anwesend sind [GRA]

Durchführung der Defibrillation

- Je nach Gerät werden die selbstklebenden Elektroden aufgeklebt. Zur Platzierung Schemazeichnung auf dem Gerät beachten
- Für Kinder werden, falls verfügbar, spezielle Kinderelektroden verwendet, die die abgegebene Energiemenge reduzieren. Andernfalls können auch Erwachsenenelektroden verwendet werden
- Entdeckt das Gerät einen defibrillierbaren Rhythmus, wird der Defibrillator aufgeladen. Die Energiemenge wird vom AED automatisch eingestellt
- Die Helfer dürfen den Patienten nicht berühren und halten einen Sicherheitsabstand. Hiervon vergewissert man sich vor Auslösen des Stromstoßes durch einen Rund-um-Blick
- Die Auslösung des Stromstoßes wird immer für die anderen Helfer angekündigt, z. B. durch den Ruf: „Achtung Defibrillation!"
- Nach der Defibrillation wird – entsprechend den Anweisungen des AED – 2 Minuten weiter reanimiert. Nur wenn der Patient Lebenszeichen zeigt (Bewegungen, Atmung, Husten), wird die Defibrillation abgebrochen
- Nach 2 Minuten Reanimation wird der EKG-Rhythmus erneut automatisch über den AED analysiert. Eine zusätzliche Pulskontrolle ist nur erforderlich, falls das Gerät dies angibt
- Ist der Patient weiterhin pulslos und erkennt das Gerät einen defibrillationsfähigen Rhythmus, so wird erneut defibrilliert. Danach wird die Reanimation sofort fortgeführt. Ist ein Puls vorhanden, so werden die Thoraxkompressionen beendet und der Patient entsprechend seiner Bewusstseinslage weiterversorgt
- Die Reanimation wird weitergeführt und die Anweisungen des Gerätes werden befolgt, bis der Notarzt eintrifft.

Medikamente zur Reanimation

Während die Defibrillation inzwischen teilweise auch von Laien durchgeführt wird, ist die Gabe von verschreibungspflichtigen Medikamenten dem ärztlichen Fachpersonal bzw. den vom Arzt beauftragten Rettungskräften vorbehalten. Sauerstoff darf auch vom Heilpraktiker gegeben werden.

3.3.7 Lebensbedrohliche Blutung

☐ *Kopf-bis-Fuß-Untersuchung bei Traumapatienten → 16.1*

Selbst wenn ein Unfallopfer zunächst nicht lebensbedrohlich gefährdet erscheint, müssen bedrohliche Verletzungen rasch erkannt werden, um Blutverluste möglichst gering zu halten. Es droht sonst ein durch Blutung bedingter Schock (Volumenmangelschock → 7.4).

Nicht alle Verletzungen sind sichtbar. So ist z. B. ein geschlossener Knochenbruch (→ 16.7) von außen oft nur an der Fehlstellung der betroffenen Gliedmaßen oder an einer Schwellung über dem Bruch zu erkennen. Bei der Suche nach Verletzungen muss deshalb der ganze Körper sorgfältig inspiziert und die Kleidung entfernt werden.

Blutstillung

Ab einem Verlust von etwa 1 Liter Blut besteht beim Erwachsenen die Gefahr eines Schocks. Glücklicherweise kann fast jede Blutung durch genügend starken Druck von außen auf die Blutungsquelle gestoppt werden. Unterstützend wirken:

- Extremität hoch lagern
- Arterien abdrücken (→ Abb. 3.15). Dies ist eine kurzfristige Maßnahme; sie ist stets durch einen Druckverband zu ergänzen. Geeignete Stellen zum Abdrücken sind die Oberarm- und Leistenschlagader.
- Druckverband anlegen (→ Abb. 3.16)
- Gefäße zusammendrücken: Bei lebensbedrohlichen Blutungen reicht ein Druckverband nicht aus; das Gefäß muss mit der Hand komprimiert werden. Hierzu muss der Helfer eventuell in die Wunde hineindrücken. Dazu bedient er sich z. B. einer sterilen Mullkompresse. Notfalls können auch saubere Tücher verwendet werden.

⚠ Das Abbinden einer Extremität ist nur in Ausnahmefällen erlaubt. Es führt zu einer zusätzlichen Blutleere unterhalb der Blutsperre, die das Gewebe und Nerven ihrerseits schädigen kann. Ist eine Abbindung nicht zu umgehen, dann kann der Helfer dazu z. B. eine Blutdruckmanschette verwenden, die knapp über den systolischen Blutdruck aufgepumpt wird.

Druckverband

Ein Druckverband eignet sich bei Blutungen der Arme oder Beine. Der Helfer legt zuerst eine sterile Wundauflage auf die Wunde und fixiert diese mit 2-3 kreisförmigen Bindengängen mit einer Mullbinde. Auf diese provisorische Abdeckung legt er ein elastisches Druckpolster, z. B. ein Verbandpäckchen oder eine noch zusammen gewickelte Mullbinde. Durch weitere, kreisförmig darüber gewickelte Bindengänge wird das Päcken auf die Wunde gedrückt. Der verbundene Körperteil ist dann nach Möglichkeit hoch zu lagern.

Bei einem Druckverband ist das richtige Maß an Druck entscheidend: Einerseits sollte der Verband fest genug sein, um die Blutung zu stillen, andererseits nicht zu fest, damit die Extremität nicht vollständig von der Blutzufuhr abgeschnürt wird.

3.3.8 Schock und Schockbekämpfung

Unter einem **Schock** versteht man ein allgemeines Kreislaufversagen, bei dem der Körper die Organe nicht mehr ausreichend mit Blut und damit auch nicht mit Sauerstoff versorgen kann.

Ursachen und spezielle Maßnahmen → 7.4

Erkennen eines Schockpatienten

Ein Schock bedeutet Lebensgefahr – deshalb muss er rasch erkannt werden:
- schneller (über 100 Schläge pro Minute) und schwächer werdender, schließlich kaum noch tastbarer Puls
- Absinken des systolischen Blutdrucks unter 80 mmHg
- fahle Blässe
- kalte und feuchte Haut
- starkes Durstgefühl
- verminderte Urinausscheidung
- verzögerte oder fehlende Nagelbettfüllung
- fehlende periphere Pulse
- Teilnahmslosigkeit bis zur Bewusstlosigkeit.

Diese Zeichen treten oft nicht gleichzeitig auf. Meist ist z. B. das Bewusstsein anfänglich noch erhalten.

Maßnahmen beim Schock

- **Notruf tätigen**
- **Beseitigung der Schockursache:** Am wichtigsten ist hier die Blutstillung beim blutungsbedingten Volumenmangelschock
- **Lagerung:** Schockpatienten werden in der **Schocklage** gelagert (→ 3.3.5). Ausnahme sind Patienten im kardiogenen Schock, sie werden in der „Herzbettlagerung" gelagert (→ 3.3.5). Ist der Schockpatient bewusstlos, so wird er in

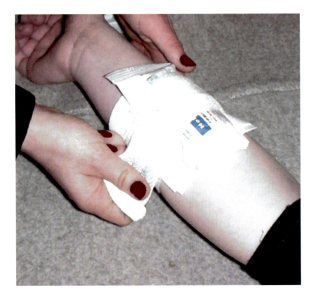

Abb. 3.15 Kompressionsverband. Den betroffenen Arm hochlagern. Dann ist die blutende Arterie gerade so weit zu komprimieren, dass sie nicht mehr blutet, ohne aber das umliegende Gewebe völlig abzubinden. Dies gelingt am besten mit eingelegten „Festkörpern" wie Verbandpäckchen oder anderen mittelharten Gegenständen [WST]

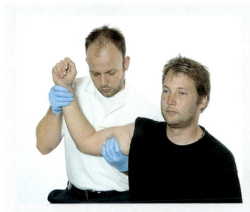 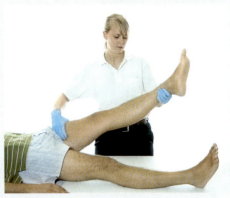

Abb. 3.16 Arterien abdrücken. Links: Abdrücken der A. brachialis. Rechts: Kompression der Leistenarterie mit hochgelagertem Bein [ARE]

die **stabile Seitenlagerung** gebracht (→ 3.3.5). Die Schocklage darf nur bei vorhandenem Bewusstsein und erhaltener Atmung durchgeführt werden
- **Wärmeerhalt** gewährleisten, Patienten z. B. zudecken
- Baldmöglichst wird ein **venöser Zugang gelegt** (→ 18.2.3), um schnell verlorene Flüssigkeit ersetzen und Medikamente geben zu können
- Durch die **Gabe von Sauerstoff** wird versucht, die Sauerstoffversorgung der Organe zu verbessern.

3.3.9 Atemwegsverlegung durch Fremdkörper

Gelangt ein Fremdkörper in die unteren Atemwege, spricht man von einer **Aspiration.** Die Atemwege können dabei teilweise oder komplett verlegt sein und dadurch Atemnot bis hin zum Atemstillstand entstehen.

Der Betroffene greift sich mit der Hand an den Hals und kann nicht mehr sprechen. Oft sind krampfhafte Atemversuche zu beobachten. Bei mangelhafter Lungenbelüftung tritt schließlich eine blau-graue Verfärbung der Haut auf *(Zyanose).*

Ist der Betroffene bei Bewusstsein, so wird er zunächst aufgefordert, kräftig zu husten. Bringt dies keinen Erfolg, so werden zunächst Rückenschläge versucht, um Hustenstöße auszulösen. Der Helfer stellt sich dazu neben und leicht hinter den Patienten und beugt dessen Oberkörper nach unten. Während der Helfer die Brust des Patienten mit einer Hand von vorne unterstützt, gibt er mit dem Handballen der anderen Hand bis zu fünf energische Schläge zwischen die Schulterblätter.

Bleibt der Erfolg aus, so kann der **Heimlich-Handgriff** durchgeführt werden (→ Abb. 3.17): Der Ersthelfer schlingt von hinten die Arme um die Taille des Patienten, dessen Arme, Kopf und Oberkörper herunterhängen. Er platziert seine Faust in der Magengegend des Betroffenen (also in dem Winkel unterhalb des Brustkorbs) und umfasst dessen Körper mit der anderen Hand. Dann drückt der Helfer die Faust mit Unterstützung der anderen Hand kräftig in die Bauchdecke in Richtung hinten und oben.

Führt dies zu keinem Erfolg, so kann das Manöver bis zu 5-mal wiederholt werden. Dies ist allerdings nicht ungefährlich. Es kann dadurch nämlich zu inneren Verletzungen kommen, auch droht eine Verlagerung eines vorher nur teilweise blockierenden Fremdkörpers mit vollständiger Atemwegverlegung. Deshalb darf der Heimlich-Handgriff nie leichtfertig angewendet werden. Ist der Heimlich-Handgriff auch nach 5-maligem Versuch erfolglos, so setzt der Helfer erneut Schläge zwischen die Schulterblätter ein.

Ist oder wird das Opfer bewusstlos, so wird ein **Notruf** getätigt. Der Mund des Patienten wird geöffnet, die Mundhöhle inspiziert. Bei sichtbarem Fremdkörper wird dieser mit dem gebogenen Zeigefinger entfernt. Ein „blindes" Entfernen eines vermuteten Fremdkörpers mit dem Finger wird nicht empfohlen. Bei Atemstillstand wird umgehend mit der Reanimation begonnen.

⚠ Auch nach erfolgreicher Durchführung des Heimlich-Handgriffs muss der Patient wegen der Gefahr innerer Verletzungen ärztlich untersucht werden.

Atemwegsverlegung durch Fremdkörper bei Kindern

Betroffen sind fast immer Kinder unter fünf Jahren. Am häufigsten werden Nahrungsmittel (Bonbons, Nüsse, Trauben) und Spielsachen (besonders gefürchtet: Luftballons) aspiriert. Die Verlegung zeigt sich durch plötzliche Atemnot mit Husten, Würgen oder Pfeiftönen (Stridor oder Giemen).

Jenseits des Säuglingsalters wird wie bei der Fremdkörperobstruktion im Erwachsenenalter vorgegangen. Solange das Kind noch effektiv hustet und Luft bekommt, sollten keine besonderen Maßnahmen ergriffen werden: nicht versuchen, den Fremdkörper zu entfernen! Ist das Kind noch bei Bewusstsein, darf es diejenige Position einnehmen, die ihm am bequemsten ist. Das Kind wird schnellstmöglich, möglichst von Fachpersonal, in die Klinik gebracht. Dabei sollte es bequem und möglichst angstfrei gelagert sein, z. B. in den Armen der Mutter.

Sind die Atemwege dagegen stark verlegt (schwere Atemnot, schwaches Schreien, ineffektives Husten, graue Hautfarbe), so werden zuerst bis zu fünf Rückenschläge zwischen die Schulterblätter gegeben. Kleinere Kinder und Säuglinge werden dazu am besten in Bauchlage über den Schoß des Helfers gelegt, der Kopf sollte dabei nach unten gelagert sein (→ Abb. 3.18). Beim Säugling wird der Kopf immer zusätzlich stabilisiert, etwa am Kiefer.

Lösen die Rückenschläge den Fremdkörper nicht, so wird auch bei Kindern das Heimlich-Manöver (→ oben) durchgeführt. Der Helfer kniet dazu eventuell hinter dem Kind. Bei Säuglingen dagegen wird das Heimlich-Manöver wegen der häufigeren Verletzungen nicht angewendet. Dafür werden feste Brustkompressionen vorgenommen. Der Säugling wird dazu auf den Rücken gedreht. Der Handballen wird wie bei Herzdruckmassage aufgesetzt, dann allerdings mit härteren Stößen, dafür aber in größerem Abstand gedrückt.

Löst sich der Fremdkörper noch immer nicht, wird wieder mit Rückenschlägen begonnen und die Rettungssequenz wiederholt, bis sich der Fremdkörper löst.

Wird das Kind ohnmächtig, so wird der Mund geöffnet und nach einem Fremdkörper geschaut. Ein *sichtbarer* Fremdkörper wird mit dem Finger entfernt. Atmet das Kind noch immer nicht, so werden die Atemwege frei gemacht (Kinn anheben, Nacken etwas überstrecken) und das Kind fünfmal beatmet. Bei weiterhin ausbleibendem Erfolg wird – ohne vorherige Pulskontrolle – mit der Herzdruckmassage begonnen.

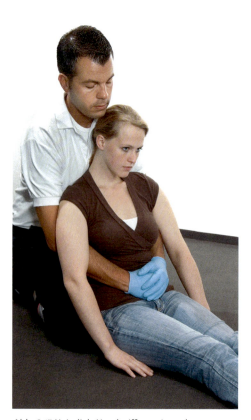

Abb. 3.17 Heimlich-Handgriff am sitzenden Patienten [ARE]

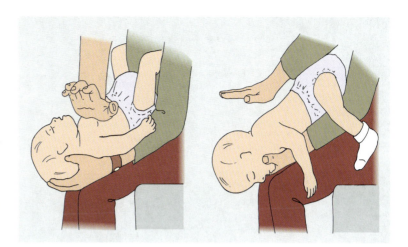

Abb. 3.18 Säugling bzw. kleines Kind mit Atemwegsfremdkörper. Brustkompression und Schläge auf den Rücken zwischen den Schulterblättern [GRA]

3.3.10 Psychische Betreuung

Im Notfall, d.h. im Zustand der äußersten Hilflosigkeit, leidet der Verunglückte unter elementaren Ängsten. Der Ersthelfer sollte deshalb versuchen, dem Patienten das Gefühl der Angst und des Alleinseins zu nehmen:

- bei der Begrüßung immer mit Namen und Funktion vorstellen
- nach dem Name des Patienten fragen, Patienten mit Namen ansprechen
- Blickkontakt herstellen
- den Patienten vor Schaulustigen abschirmen
- Angehörige wenn möglich zusammen lassen
- Körperkontakt anbieten, z.B. Hand halten
- keine Angaben zur Prognose geben
- Zuhören, wenn der Patient etwas sagen möchte
- die medizinischen Handlungen erklären
- Verbindung zu Vertrauenspersonen herstellen
- Kompetenz vermitteln durch sicheres Auftreten und korrekte Tätigkeit.

Verletzungen und schwere Unglücksfälle können immer psychische Folgeschäden hinterlassen **(posttraumatische Belastungsreaktion oder -störung).** Eine posttraumatische psychische Belastungsstörung kann sich noch Tage, Wochen oder Monate nach dem Trauma zeigen.

4 Bewusstseinsstörungen

4.1 Basisdiagnostik und Maßnahmen

Findet man eine reglose Person auf, wird zunächst ihr Bewusstseinszustand überprüft (→ 3.3).

Ist der Patient ansprechbar, werden die genaue Bewusstseinslage (Vigilanz) und die Orientierung überprüft. Dies kann geschehen, während der Helfer die Anamnese erhebt und weitere Untersuchungen durchführt, z. B. indem er nach Name, Ort und Tageszeit fragt (→ POST-Schema, unten). Außerdem wird bei jeder Bewusstseinsstörung die Weite und die Reaktion der Pupillen überprüft (→ unten).

Einteilung der Bewusstseinslage (Vigilanz)

Die Bewusstseinslage wird in vier Stadien eingeteilt.

- **Bewusstseinsklarheit:** Der Patient reagiert auf Ansprache und äußert sich adäquat
- **Somnolenz** (leichte Bewusstseinstrübung): Der Patient ist schläfrig, aber auf Ansprache erweckbar. Die Orientierung und das Erinnerungsvermögen können gestört sein
- **Sopor** (schwere Bewusstseinstrübung): Der Patient ist eingetrübt; er ist nicht auf Ansprache, aber auf Schmerzreiz erweckbar, z. B. indem er vorsichtig in den Oberarm gekniffen wird. Orientierung und/oder Erinnerung sind beeinträchtigt
- **Koma** (Bewusstlosigkeit): Der Patient ist weder auf Ansprache noch auf Schmerzreiz erweckbar. Abhängig von der Art der motorischen Reaktion auf Schmerzreize werden vier Komagrade unterschieden.

In der Notfall- und Intensivmedizin wird die Bewusstseinslage an Hand der Glasgow-Coma-Scale (→ Tabelle) spezifischer eingeteilt.

Überprüfung der Orientierung nach dem POST-Schema

Zur Überprüfung der Orientierung stellt der Helfer allgemeine Fragen. Je nachdem, wie schnell und präzise der Patient diese beantworten kann, lässt sich abschätzen, ob und wie stark sein Denkvermögen beeinträchtigt ist.

- **P = personelle Orientierung:** Der Patient beantwortet Fragen nach seinem Namen oder Geburtsdatum

Punkte	Augen öffnen	verbale Kommunikation	motorische Reaktion
6	-	-	befolgt Aufforderungen
5	-	Konversationsfähig, orientiert	gezielte Schmerzabwehr
4	spontan	Konversationsfähig, desorientiert	ungezielte Schmerzabwehr, Beugeabwehr
3	auf Aufforderung	inadäquate Äußerung (Wortsalat)	Beugereflexe
2	auf Schmerzreiz	unverständliche Laute	Streckreflexe
1	kein Öffnen	keine	keine

Glasgow-Coma-Scale. Der Punktwert erlaubt eine ungefähre Einschätzung der vitalen Gefährdung des Patienten: Weniger als 8 Punkte deuten auf einen lebensbedrohlichen Zustand hin

4 Bewusstseinsstörungen

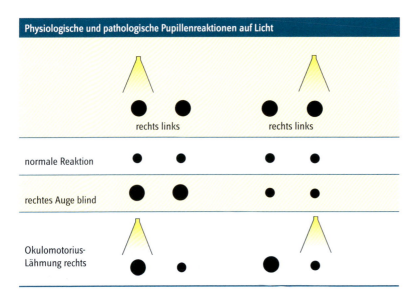

Abb. 4.1 Pupillenreaktionen auf Licht. Der Untersucher muss darauf achten, dass er ausschließlich ein Auge belichtet

- **O = örtliche Orientierung:** Der Patient beantwortet Fragen nach dem Ort, an dem er sich befindet
- **S = situative Orientierung:** Der Patient beantwortet Fragen nach dem Hergang des Geschehens
- **T = temporale (zeitliche) Orientierung:** Der Patient beantwortet Fragen nach dem Wochentag oder der aktuellen Uhrzeit.

Pupillenkontrolle

Zur Pupillenkontrolle wird zunächst die Weite der Pupillen bei normaler Umgebungsbeleuchtung beurteilt. Im Normalfall sind beide Pupillen mittelweit. Sind beide Pupillen stark erweitert oder verengt, kann dies auf eine Vergiftung oder die Einnahme bestimmter Medikamente hindeuten. Sind die Pupillen unterschiedlich weit (Pupillendifferenz), ist dies ggf. ein Hinweis auf einen raumfordernden Prozess im Gehirn, z. B. eine Gehirnblutung oder ein Hirnödem. Entrundete Pupillen finden sich bei direkten Augenverletzungen, nach Operationen sowie bei einem längere Zeit bestehenden Sauerstoffmangel.

⚠️ Einseitig erweiterte oder entrundete Pupillen können auch zu sehen sein, wenn der Patient ein Glasauge oder eine künstliche Linse hat.

Um die Pupillenreaktion zu kontrollieren, wird eine Lichtquelle benötigt, z. B. eine kleine Taschenlampe oder ein Otoskop. Wenn keine Lichtquelle verfügbar ist, wird das geöffnete Auge mit einer Hand abgedeckt und die Lichtreaktion beim Aufdecken überprüft (→ Abb. 4.1).

Es wird jeweils zweimal in jedes Auge geleuchtet. Beim ersten Mal wird überprüft, ob die beleuchtete Pupille sich bei Lichteinfall verengt. Beim zweiten Mal wird die gleichzeitige Reaktion der nicht beleuchteten Pupille überprüft. Normalerweise verengen sich beide Pupillen gleichzeitig, sobald eine Pupille beleuchtet wird. Wenn eine oder beide Pupillen nicht oder nur verzögert reagieren, deutet dies auf einen raumfordernden Prozess im Gehirn hin.

Allgemeinmaßnahmen bei Bewusstseinsstörungen

Bewusstlose oder auch „nur" bewusstseinsgetrübte Notfallpatienten sind vital gefährdet, da wichtige Schutzmechanismen des Körpers ausfallen können. Die Atemwege können verlegt werden, wenn die Zunge zurückfällt oder wenn Mageninhalt aspiriert wird. Deshalb wird jeder Bewusstlose, der selbstständig atmet, in der stabilen Seitenlage gelagert (→ 3.3.5). Ein Patient, dessen Bewusstsein getrübt ist, muss bis zum Eintreffen des Notarztes ständig vom Helfer oder einer anderen Person überwacht werden. Sollte sich sein Zustand verschlechtern, so wird auch er in der stabilen Seitenlage gelagert.

Oft ist die Ursache einer Bewusstseinsstörung nicht sofort zu erkennen. Deshalb wird umgehend ein **Notruf** getätigt. Um eine Hypoglykämie (→ 4.4) auszuschließen, sollte der Heilpraktiker bei einer unklaren Bewusstlosigkeit immer eine **Blutzuckerkontrolle** durchführen.

Bis zum Eintreffen von Notarzt und Rettungsdienst kontrolliert der Heilpraktiker in kurzen Abständen die **Vitalfunktionen.** Puls und Blutdruck werden alle 2–3 Minuten gemessen, die Atmung und das Bewusstsein beobachtet und der Patient wird allenfalls für kurze Momente alleine gelassen.

4.2 Krampfanfall

🅤 **Zerebraler Krampfanfall (epileptischer Anfall):** plötzliche Funktionsstörung des Gehirns, durch die es zu unwillkürlichen Muskelkontraktionen kommt.

Treten die Anfälle wiederholt bei geringer Belastung und ohne erkennbare Ursache auf, spricht man von **Epilepsie.** Davon abzugrenzen sind Gelegenheitsanfälle, die bei außergewöhnlichen Belastungen auftreten.

Krämpfe werden nach Art und Ausprägung unterschieden.

🅤 **Tonische Krämpfe:** anhaltende Muskelkontraktionen (Streckkrämpfe).

Klonische Krämpfe: schnell aufeinander folgende Muskelzuckungen (Schüttelkrämpfe).

Generalisierte Krämpfe: Die Krämpfe breiten sich über den ganzen Körper aus.

Fokale Krämpfe: Die Krämpfe sind einseitig auf einzelne Muskeln oder Muskelgruppen beschränkt.

Neben den eigentlichen Muskelkrämpfen können im Rahmen eines zerebralen Anfalls – begleitend oder isoliert – Störungen der Wahrnehmung, der Aufmerksamkeit und des Bewusstseins auftreten.

Während Patienten mit fokalen Krämpfen selten vital gefährdet sind, ist bei generalisierten Krämpfen häufig das Bewusstsein und die Atmung beeinträchtigt.

Sonderformen von zerebralen Krampfanfällen, die in aller Regel zu akuten Notfallsituationen führen, sind:

🅤 **Generalisierter tonisch-klonischer Anfall (Grand-mal-Anfall):** generalisierter Krampfanfall, der zu einer mehrere Minuten andauernden Verkrampfung des ganzen Körpers und fast immer zur Bewusstlosigkeit führt.

Status epilepticus: lang andauernde oder rasch aufeinander folgende Anfälle, ohne dass der Patient zwischenzeitlich zu Bewusstsein kommt.

Symptome

Generalisierte tonisch-klonische Anfälle beginnen mit einem plötzlichen Bewusstseinsverlust. Der Patient stürzt und verliert die Kontrolle über seine Körperfunktionen. Zunächst kommt es zu einer ca. 20–30 Sekunden andauernden **tonischen Phase** mit einer starren Verkrampfung der Skelettmuskulatur. Anschließend geht der Krampf über in die **klonische**

Pupillenstörung	Befund	
Miosis (Verengung der Pupille)	•	•
Mydriasis (ein- oder beidseitige Erweiterung der Pupille)	●	●
Anisokorie (ungleiche Pupillenweite)	•	●
Pupillenotonie (ungleiche Weite der Pupille im rechten und linken Auge)	•	●
Pupillenentrundung	⬬	●

Phase mit unkontrollierten Zuckungen des ganzen Körpers, die mehrere Minuten andauern.

Durch einen kurzzeitigen Atemstillstand entwickelt sich eine Zyanose. Außerdem beißt sich der Patient durch die plötzliche Verkrampfung des Unterkiefers meist in die Zunge, wodurch Blut und rötlicher Schaum aus dem Mund fließen. Oft nässt oder kotet der Patient ein, da die Schließmuskulatur gestört ist.

Nach einigen Minuten hören die Zuckungen auf, der Körper erschlafft und der Patient verfällt in eine soporöse Nachschlafphase.

Beim Status epilepticus dauern die Krämpfe länger als zehn Minuten an, oder es kommt während der Nachschlafphase zu erneuten Krämpfen. Da das Gehirn während der Krampfphase nicht ausreichend mit Sauerstoff versorgt wird, besteht die Gefahr eines Gehirnschadens.

⚠ Durch den Zungenbiss schwillt die Zunge des Patienten an und blutet. Dadurch können die Atemwege verlegt werden. Außerdem kann es durch den initialen Sturz und die unkontrollierten Bewegungen während des Krampfes zu Folgeverletzungen kommen. Insbesondere Kopfverletzungen, die zu einer anhaltenden Bewusstlosigkeit führen, werden dabei häufig übersehen.

Ursachen

Jede Beeinträchtigung des Gehirns kann zu generalisierten Krampfanfällen führen. Vor allem bei Menschen mit chronischem Krampfleiden werden akute Anfälle häufig durch Alkoholgenuss und Medikamente, durch Schlafentzug, aber auch durch Geräusch- und Lichtreize, z. B. Disco oder Computerspiele, ausgelöst. In vielen Fällen ist jedoch kein konkreter Auslöser zu finden.

Weitere Ursachen von Krampfanfällen sind Krankheitsprozesse, bei denen sich ein raumfordernder Prozess entwickelt, also Gehirnblutungen, z. B. eine Subarachnoidalblutung (→ 8.4), Schädel-Hirn-Verletzungen (→ 16.3), Gehirntumore und Entzündungen von Hirn und Hirnhäuten (Meningitis/Enzephalitis → 8.3). Auch bei einer akuten Hypoglykämie (→ 4.4) kann es durch den Glukosemangel im Gehirn zu Krampfanfällen kommen.

Weitere Ursachen sind Vergiftungen (→ 12), Alkohol- und Drogenentzug sowie Eklampsie (→ 15.4).

Vor allem bei Kindern entwickeln sich außerdem durch hohes Fieber oder starke psychische Erregung Fieber- und Affektkrämpfe (→ 17.7).

Maßnahmen

Der Heilpraktiker tätigt bei jedem Krampfanfall einen Notruf. Bei generalisierten Krampfanfällen, aus denen sich ein Status epilepticus entwickeln kann, muss der Patient umgehend ärztlich behandelt und in ein Krankenhaus eingeliefert werden.

Bis zum Eintreffen des Notarztes gilt es während des Krampfanfalls vor allem, den Patienten vor Verletzungen zu schützen. Möbelstücke und andere harte Gegenstände werden weggeräumt oder abgepolstert. Die Gliedmaßen des Patienten dürfen aber nicht festgehalten werden, da es sonst durch die Kraftentwicklung des Patienten zu Muskel- und Sehnenverletzungen kommen kann. Bei Kindern und schwächer gebauten Personen treten sogar Knochenbrüche auf.

Für Patienten mit bekannter Epilepsie steht im häuslichen Umfeld unter Umständen eine Bedarfsmedikation zur Verfügung. In der Regel handelt es sich dabei um rektal zu applizierende Benzodiazepine, z. B. Diazepam-Rectiolen. Ist dies der Fall, kann der Heilpraktiker diese entsprechend der Vorgabe des Arztes verabreichen.

Wenn der Krampfanfall abgeklungen ist, kann der Heilpraktiker außerdem einen venösen Zugang mit langsam laufender Infusion legen. Während der Nachschlafphase sind eventuelle Folgeverletzungen durch Abtasten des Patienten auszuschließen.

Komplementärmedizin

Akupressur

Während des Anfalls, soweit möglich:
- LG 26: mittig am oberen Lippenrand.

Nach dem Abklingen:
- Dü 3: Handkante, ein Finger breit unter dem Ansatz des kleinen Fingers
- KS 6: Innenseite des Unterarms, mittig zwischen Elle und Speiche, 3 Finger breit oberhalb der Handgelenksfalte.

Homöopathie

Cuprum metallicum C 30. Bis zum Abklingen des Anfalls Wiederholung alle 3 Minuten.

4.2 Krampfanfall

Notfall	Leitsymptome	Maßnahmen
Kreislaufkollaps, Ohnmachtsanfall → 7.2	• plötzliches Zusammensacken • Schwindel, Schwarzwerden vor Augen • Tachykardie • Blutdruckabfall • labiler Allgemeinzustand	• bei erhaltenem Bewusstsein: Schocklagerung, Getränke anbieten • Patienten nicht allein lassen • Begleitverletzungen ausschließen • ggf. an Arzt überweisen, um Ursache zu klären
generalisierter Krampfanfall → 4.2	• Beuge- und Streckkrämpfe • Zungenbiss • evtl. spontaner Harn- und Stuhlabgang	• Notruf Während des Anfalls: • Patienten vor Verletzungen schützen • falls vorhanden: Bedarfsmedikation verabreichen Nach dem Anfall auf Verletzungen untersuchen, Ruhepause gewähren
akuter Schlaganfall → 4.3	• Hemiparese • Sprach- und Schluckstörungen • andere neurologische Ausfälle • Pupillenveränderungen: Seitendifferenz, verzögerte Reaktion	• Notruf • bei erhaltenem Bewusstsein: Lagerung mit erhöhtem Oberkörper • Vitalzeichen kontrollieren
akute Hypoglykämie → 4.4	• gehäuft bei Diabetes mellitus und Alkoholabusus • schnelle Entwicklung • Heißhunger, Unruhe • Schockzeichen, evtl. Krämpfe	• Blutzucker messen. Bewusstlosigkeit ca. bei BZ < 40 mg/dl • bei erhaltenem Bewusstsein: Traubenzucker, gesüßtes Getränk oder andere orale Glukosegabe • bei Bewusstlosigkeit: venöser Zugang, ggf. Glucagon-Injektion, Notruf
diabetisches Koma → 4.5	• langsame Entwicklung • trockene Haut, Durst, Exsikkosezeichen • evtl. schnelle, tiefe Atmung, süßlicher Geruch der Ausatemluft	• Blutzucker messen • Notruf • venöser Zugang, Volumenersatz • Schockbehandlung
Schädel-Hirn-Trauma → 16.3	• Gewalteinwirkung auf den Kopf • sicht- und tastbare Verletzungen • evtl. Blutung aus Nase und Ohr • Schwindel, Übelkeit, Erbrechen • evtl. Bewusstseinsstörungen • Orientierungsstörungen, Amnesie, neurologische Ausfälle • Pupillenveränderungen: Seitendifferenz, verzögerte Reaktion	• Notruf • bei erhaltenem Bewusstsein: Lagerung mit leicht erhöhtem Oberkörper (30°) • keimfreie Bedeckung offener Wunden
Vergiftung → 12	• Anamnese: z. B. Alkohol-, Medikamenten-, Drogenabusus • evtl. Übelkeit, Erbrechen • evtl. stark geweitete oder verengte Pupillen	• Notruf • Sicherung der Vitalfunktionen • Umgebung nach Medikamentenschachteln, Drogenrückständen absuchen (lassen)

Leitsymptome und spezielle Maßnahmen bei akuten Bewusstseinsstörungen

4.3 Schlaganfall

🔗 **Schlaganfall (Apoplex, apoplektischer Insult):** akute Minderdurchblutung des Gehirns infolge der Verlegung einer Gehirnarterie durch ein Blutgerinnsel (unblutiger Insult, ca. 80 %) oder durch Riss einer hirnversorgenden Arterie mit nachfolgender Blutung im Gehirn (blutiger Insult, ca. 20 %).

In vielen Fällen bildet sich die Schlaganfallsymptomatik innerhalb von Minuten bis 24 Stunden wieder vollständig zurück. Dies wird transitorisch ischämische Attacke (TIA) genannt und ist landläufig als „leichter Schlaganfall" bekannt. Für die Notfallversorgung ist diese Unterscheidung nicht relevant. Bis zum sicheren klinischen Ausschluss ist stets von einem „richtigen" Schlaganfall auszugehen.

Symptome

Die entstehenden Ausfallerscheinungen ergeben sich durch Ausmaß und Lokalisation des Geschehens. In leichten Fällen ist der Patient verwirrt, es bestehen Seh- und Wortfindungsstörungen oder Gangunsicherheiten. Ist ein größerer Bereich des Gehirns unterversorgt, kommt es zu Lähmungen, Bewusstseins- und Atemstörungen.

Typisch ist eine Hemiparese (halbseitige Lähmung), die am deutlichsten im Gesicht und an der oberen Extremität in Erscheinung tritt. Der Mundwinkel des Patienten hängt auf der betroffenen Seite schlaff herab, Speichel fließt heraus, die Sprache ist verwaschen. Die Kraftentwicklung ist einseitig abgeschwächt (Diagnose durch beidseitigen Händedruck und aktives Heben der Beine). Die Funktion der Gehirnnerven – aichtbar ist z. B. eine Fazialisparese – und die Fremdreflexe sind ebenfalls auf der betroffenen Seite abgeschwächt.

Je nach der betroffenen Hirnregion können weitere Ausfallerscheinungen auftreten, z. B. Sprach- und Verständnisschwierigkeiten, motorische und sensorische Störungen, Schwindel und Verlust des Gleichgewichtssinns.

Oft hatte der Betroffene schon einen oder mehrere „leichte" Schlaganfälle (TIA → oben). Dies erlaubt jedoch keine Prognose, wie schwerwiegend der aktuelle Anfall ist.

⚠️ Hinweise auf eine Hirnblutung sind:
- zunehmende Verschlechterung des Bewusstseinszustandes
- Pupillendifferenz
- einseitig verzögerte Pupillenreaktion
- langsamer, sehr deutlich tastbarer Puls
- hoher Blutdruck

Eine sichere Unterscheidung zwischen einem unblutigen und einem blutigen Insult kann nur durch bildgebende Verfahren getroffen werden.

Ursachen

Ein Schlaganfall ist meist die Folge einer schon längere Jahre bestehenden Arteriosklerose. An Engstellen in den hirnversorgenden Arterien bilden sich Thromben, die das Gefäß entweder direkt verlegen oder die sich ablösen und im weiteren Verlauf der Arterie zu einer Embolie führen.

Allerdings kann es auch ohne entsprechende Krankheitsdisposition zu einem Schlaganfall kommen, etwa wenn Blutgerinnsel aus der linken Herzhälfte aufgrund einer Endokarditis ins Gehirn transportiert werden.

Ein blutiger Insult mit nachfolgender Gehirnblutung entsteht vor allem durch die Ruptur von Gefäßen, die durch chronischen Bluthochdruck vorgeschädigt sind. Dies geschieht häufig während einer hypertensiven Krise (→ 7.5). Seltener sind Blutungen bei angeborenen Gefäßanomalien oder Aneurysmen.

Maßnahmen

Auch wenn sich die Beschwerden innerhalb weniger Minuten zurückbilden, wird ein Notruf getätigt. Die Schwere des Geschehens ist nur durch eine klinische Untersuchung festzustellen. Je eher der Patient ärztlich behandelt wird, desto höher sind die Chancen, dass bleibende Schäden vermieden werden.

Die Erstversorgung des Patienten bis zum Eintreffen des Notarztes richtet sich nach dem Maß, in dem die Vitalfunktionen beeinträchtigt sind. Ist der Patient bei Bewusstsein, wird er mit erhöhtem Oberkörper gelagert. Sofern verfügbar, können 4–6 l Sauerstoff/min (→ 5.1) über eine Nasensonde gegeben werden.

Komplementärmedizin

Akupressur

- LG 20: mittig auf dem höchsten Punkt des Scheitels
- LG 26: mittig am oberen Lippenrand)
- Ni 1; mittig auf der Fußsohle, am Schnittpunkt der beiden Fußballen.

Homöopathie

- Bei Bluthochdruck und Verdacht auf Hirnblutung: Arnica C 200 einmalig
- Bei Blässe, Schwindel, Fazialisparese: Aconitum C 30 einmalig
- Patient ist teilnahmslos, verwirrt; starrer Blick, Sprachstörungen: Opium C 30 alle 5-10 Minuten wiederholen
- Patient ist aufgeregt, aggressiv; starke Kopfschmerzen, roter Kopf: Belladonna C 30 alle 5-10 Minuten wiederholen

4.4 Akute Hypoglykämie

Akute Hypoglykämie (akute Unterzuckerung, hypoglykämischer Schock): akute Stoffwechselentgleisung durch das plötzliche Absinken des Blutzuckers auf Werte unter 40 mg/dl.

Symptome

Die Symptome ähneln denen eines Volumenmangelschocks (→ 7.4): Der Patient ist **blass, kaltschweißig** und **tachykard.** Er reagiert zunächst unruhig und aggressiv und wird später müde und somnolent.

Wegen des Glukosemangels besteht ein starkes **Hungergefühl.** Die zerebrale Minderversorgung kann zu einem generalisierten Krampfanfall führen (→ 4.2).

Die Blutzuckerkontrolle ergibt Werte unter 40 mg/dl.

Ursachen

Eine akute Hypoglykämie tritt hauptsächlich bei insulinpflichtigen Diabetikern auf. Typische Ursachen sind zu geringe oder verzögerte Nahrungsaufnahme nach der Zufuhr von Insulin oder ein erhöhter Glukoseverbrauch durch körperliche Arbeit oder Sport.

Weitere Ursachen können sein: akute Infektionen, Überdosierung von Insulin oder oralen Antidiabetika, Alkoholaufnahme (Alkohol blockiert die Glukosefreisetzung aus Glykogen, dies betrifft sowohl Diabetiker als auch schwer alkoholisierte Personen).

Maßnahmen

Einfache Unterzuckerungen lassen sich in aller Regel unkompliziert behandeln. Wenn der Patient bei Bewusstsein ist und sich der Zustand durch die Behandlung schnell bessert, kann daher auf

	akute Hypoglykämie	diabetisches Koma
Ursachen	• körperliche Anstrengung • mangelnde Nahrungsaufnahme • Alkoholaufnahme • Insulinüberdosierung	• Diätfehler • nicht ausreichende Einnahme von Antidiabetika • fehlende Medikamentenwirkung bei Brechdurchfall
Entwicklung	schnell (Stunden)	langsam (Tage)
Blutzuckerwerte	< 40 mg/dl	> 400 mg/dl
Haut	kalt und feucht	warm und trocken
Atmung	flach	schnell und tief (Kussmaul-Atmung)
Sonstiges	• Krämpfe • Heißhunger • schnelle Besserung durch Zuckerzufuhr	• großer Durst • keine Besserung durch Zuckerzufuhr

Differenzialdiagnose akute Hypoglykämie – diabetisches Koma

einen Notruf verzichtet werden. Sofern der Patient bewusstseinsgetrübt ist, wird jedoch stets ein Notruf getätigt

Neben den Basismaßnahmen steht die **Anhebung des Blutzuckerspiegels** im Vordergrund. Wenn der Patient bei Bewusstsein ist, verabreicht man ihm hierzu oral Traubenzucker. Gesüßte Getränke, Würfelzucker und andere Mehrfachzucker werden langsamer resorbiert und sollten nur dann angewandt werden, wenn kein Traubenzucker zur Verfügung steht.

⚠ Ist der Patient bewusstlos, darf ihm wegen der Aspirationsgefahr nichts oral verabreicht werden.

Bei bewusstlosen oder bewusstseinsgetrübten Patienten kann eine 40-prozentige Glucoselösung intravenös verabreicht werden. Hierfür werden 2-3 Ampullen in eine isotone Infusionslösung gegeben und diese über einen sicheren venösen Zugang appliziert.

Weiterhin kommt die Gabe von **Glucagon** in Betracht, das vielen Diabetikern als Bedarfsmedikation für den Notfall verschrieben wird. Es handelt sich dabei um eine Fertiglösung, die intramuskulär appliziert wird, z. B. in den M. quadriceps femoris. Da es sich um eine Fertigspritze handelt, kann die Dosierung nicht angepasst werden, eine Injektion sollte reichen, um den Zustand des Patienten schnell zu verbessern.

Wenn bei einer erneuten Blutzuckerkontrolle nach ca. 10–15 Minuten der Blutzucker deutlich über 100 mg/dl liegt und der Patient klar orientiert ist, kann auf einen Notruf verzichtet werden, sofern die Ursache des Blutzuckerabfalls erklärbar ist. Der Patient sollte noch zusätzlich langsam resorbierbare Kohlenhydrate, z. B. Honigbrot, zu sich nehmen, weil sonst der Blutzucker nach kurzer Zeit wieder absinken kann und eine erneute Hypoglykämie droht.

Wenn es häufiger zu unvorhergesehenen Hypoglykämien kommt, sollte der Patient baldmöglichst seinen Hausarzt aufsuchen, damit dieser die laufende Medikation überprüft. Darüber hinaus ist es empfehlenswert, den Hausarzt über jede akute Unterzuckerung zu informieren.

🔎 Ist es bei einem bewusstlosen Diabetiker mangels Möglichkeit der Blutzuckerkontrolle unklar, ob es sich um eine Über- oder Unterzuckerung handelt, wird im Zweifelsfall immer Traubenzucker oder Glucagon gegeben. Eine Überzuckerung verschlimmert sich dadurch nicht wesentlich, im Falle einer Unterzuckerung kann diese Maßnahme jedoch lebensrettend sein.

Komplementärmedizin

Akupressur

LG 26: mittig am oberen Lippenrand.

4.5 Diabetisches Koma

📎 **Diabetisches Koma (Coma diabeticum):** Bewusstseinstrübung durch abnormen Anstieg des Blutzuckerspiegels auf über 400 mg/dl.

Es werden zwei Formen unterschieden:
- **ketoazidotisches Koma:** kommt vor allem bei absolutem Insulinmangel (Diabetes mellitus Typ I) vor. Durch den gesteigerten Abbau von Fetten fallen Ketonkörper an, die zu einer Übersäuerung (Azidose) führen. Häufig ist dies die Erstmanifestation eines vorher latenten Diabetes mellitus.
- **hyperosmolares Koma:** Komaform bei relativem Insulinmangel (Diabetes mellitus Typ II und sekundäre Diabetesformen, z. B. Schwangerschaftsdiabetes, Cushing-Syndrom). Durch die verstärkte Ausschwemmung von Glukose über die Niere

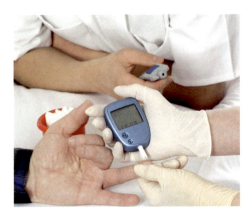

Abb. 4.3 BZ-Messgerät.
a) Teststreifen in das BZ-Gerät einführen
b) Mit der Lanzette in die Fingerkuppe stechen
c) Blutaufnahme über den Teststreifen
d) Display zeigt den BZ-Wert an [FOL]

entsteht ein Flüssigkeitsverlust, der zu einem Volumenmangelschock führen kann.

Symptome

Der Patient trübt zunehmend ein und weist in Folge einer übermäßigen Harnausscheidung deutliche Zeichen eines Volumenmangels auf: Tachykardie, Hypotonie, starker Durst, verminderter Hautturgor. Der für einen Schock sonst charakteristische kalte Schweiß fehlt, vielmehr fühlt sich die Haut ausgetrocknet an.

Spezifische Zeichen einer Ketoazidose sind Kussmaul-Atmung (Azidoseatmung mit tiefen, häufigen Atemzügen), ein faulig-süßlicher Azetongeruch der Ausatemluft sowie eine voranschreitende Bauchdeckenspannung.

Eine Blutzuckerkontrolle sichert die Diagnose. Aufgrund der häufig extrem hohen Werte kann es vorkommen, dass das Ergebnis bei der Messung weit außerhalb des Messbereiches liegt.

Ursachen

Auslöser eines diabetischen Komas sind vor allem Diätfehler, Unterdosierung oder inkonsequente Anwendung von Insulin oder oralen Antidiabetika sowie eine mangelnde Resorption oraler Wirkstoffe bei Brechdurchfall.

Maßnahmen

Als erstes tätigt der Heilpraktiker einen Notruf, da der Patient ärztlich versorgt werden muss.

Bewusstlose Patienten werden in die stabile Seitenlage gebracht, die Vitalzeichen werden kontrolliert.

Neben der Bewusstlosigkeit stellt der Volumenmangel das Hauptproblem dar. Deshalb wird frühzeitig ein venöser Zugang gelegt und eine zügig laufende Infusion (500 ml isotone Kochsalzlösung) verabreicht.

Ein stark erhöhter Blutzucker führt langfristig zu Schäden, im Akutfall hingegen sind selbst extrem hohe Werte nicht lebensbedrohlich. Von einer Blutzuckersenkung mit möglicherweise bereitstehendem Insulin ist daher abzusehen. Sie ist zudem gefährlich, denn subkutan injiziertes Insulin wird bei bestehendem Schock zunächst überhaupt nicht resorbiert, dafür fällt der Blutzucker Stunden später plötzlich und unkontrolliert ab.

Komplementärmedizin

Akupressur

LG 26: mittig am oberen Lippenrand.

4.6 Hepatisches, urämisches, thyreotoxisches Koma, Addison-Krise

Da es dem Heilpraktiker in den nachfolgend beschriebenen Fällen nicht möglich ist, die Ursache wirksam zu bekämpfen, wird umgehend ein Notruf getätigt, die Vitalzeichen gemessen und die Versorgung gemäß der Basismaßnahmen (→ 4.1) durchgeführt.

Hepatisches Koma

Leberausfall- oder -zerfallskoma, verursacht durch Ansammlung des nicht mehr ausreichend in Harnstoff umgewandelten Ammoniaks, der beim Eiweißstoffwechsel anfällt. Dies ruft eine zerebrale Vergiftung hervor. Kommt bei chronischer Hepatitis, Leberzirrhose und Leberzellkarzinom vor. Als typische Begleitsymptome treten Ikterus (Gelbfärbung der Haut und der Skleren) und faulig-süßlicher Ausatemgeruch auf.

Urämisches Koma

Harnpflichtige Substanzen, vor allem der ammoniakhaltige Harnstoff, sammeln sich im Blut an und schädigen das Nervensystem. Meist Folge einer unbehandelten Niereninsuffizienz. Vorkommen z. B. bei Glomerulonephritis und nephrotischem Syndrom, insbesondere wenn eine notwendige Dialysebehandlung unterbleibt. Der Patient hat infolge der Harnstoffeinlagerung eine blasse, gelblich-graue Haut, die Ausatemluft riecht urinartig.

Thyreotoxisches Koma

Plötzliche Verschlimmerung einer bestehenden Hyperthyreose (Überfunktion der Schilddrüse), vor allem wenn therapeutisch Jod zugeführt wird. Da der Grundumsatz rapide gesteigert wird, kommt es zunächst zu Unruhe, Erbrechen, Durchfall und Elektrolytmangel. Später gehen Gehirnzellen unter und der Patient wird bewusstlos.

Addison-Krise

Durch eine latente Unterfunktion der Nebennierenrinde (Morbus Addison) entsteht ein Mangel an Aldosteron und Cortisol. Bei plötzlichem Mehrbedarf, z. B. Stress, Unfall, Anstrengung oder Infektion, führt dies zu Kreislaufversagen und Bewusstseinsstörungen. Die Haut des Betroffenen kann dunkel-bronzeartig verfärbt sein, weil sich durch den Cortisolmangel die Hormonproduktion der Hypophyse verstärkt.

5 Akute Atemnot

5.1 Basisdiagnostik und Maßnahmen

☐ *Kontrollieren der Atmung* → *3.3.4*

Wenn der Heilpraktiker den Patienten das erste Mal anspricht, kann er dessen Atmung zumindest orientierend beurteilen. Leidet der Patient unter Atemnot (Dyspnoe), antwortet er mühsam und gepresst, eventuell mit deutlichem Keuchen oder Stöhnen. Auch wenn sich der Patient um eine aufrechte Körperhaltung bemüht und die Atemhilfsmuskulatur einsetzt, weist dies auf eine Atemnot hin.

Bei bewusstlosen Patienten gehört es zu den Basismaßnahmen, in Rückenlage die Atmung zu überprüfen. Auch dabei ist zu erkennen, ob die Atmung erschwert ist.

Folgende Formen der Atemnot werden unterschieden:
- **Belastungsdyspnoe:** Die Atemnot entsteht bei körperlicher Anstrengung
- **Ruhedyspnoe:** Die Atemnot tritt unabhängig von körperlicher Belastung, also auch in Ruhe, auf
- **Orthopnoe:** Die Atemnot tritt in Ruhe auf und ist nur erträglich, wenn der Oberkörper hoch gelagert wird.

Um objektiv einschätzen zu können, wie schwerwiegend die Atemnot ist, beurteilt der Helfer Volumen und Frequenz der Atmung, pathologische Atemmuster und Atemgeräusche sowie die Hautfarbe.

Atemvolumen

Bei einer ausreichend **tiefen Atmung** hebt und senkt sich der Brustkorb oder die Bauchdecke sichtbar. Bei einer **flachen Atmung** sind diese Bewegungen kaum zu sehen.

Eine zu flache Atmung ist meist auf Schmerzen im Brustbereich zurückzuführen.

Atemfrequenz

Die normale Atemfrequenz in Ruhe beträgt bei Erwachsenen 12–15 Atemzüge pro Minute. Das bedeutet, dass man in 10 Sekunden mindestens zwei Atemzüge feststellen kann.

Eine hohe Atemfrequenz (Tachypnoe) ist meist durch die Aufregung des Patienten verursacht. Sie kann jedoch auch durch eine zu flache Atmung entstehen, da sich der Patient bemühen muss, die ausreichende Sauerstoffmenge einzuatmen und er pro Atemzug nicht genug erhält. Allerdings entfällt bei hoher Atemfrequenz ein höherer Anteil auf die Totraumatmung (die in den Atemwegen verbleibende Atemluft), wodurch die Atmung insgesamt weniger effektiv wird.

Pathologische Atemmuster

Sowohl das Atemvolumen als auch die Atemfrequenz können gesteigert werden, wenn der Körper mehr Sauerstoff verbraucht, z. B. bei Anstrengung oder Fieber. Sobald der Sauerstoffverbrauch wieder abnimmt, gleicht sich die Atmung den Normalbedingungen an. Abweichungen von diesem Prozess erlauben Rückschlüsse auf bestimmte Krankheitsbilder (→ Tabelle).

Pathologische Atemgeräusche

Ein deutlich hörbares, pfeifendes oder brummendes Geräusch, das als Folge verengter Atemwege auftritt, wird als **Stridor** bezeichnet:
- Ein **inspiratorischer Stridor** ist nur während der Einatmung zu hören. Er entsteht durch eine Engstelle oberhalb des stimmbildenden Apparats.
- Ein **exspiratorischer Stridor** tritt während der Ausatmung auf und wird durch eine Verengung des Bronchialbereiches verursacht.

Handelt es sich um einen kombinierten in- und exspiratorischen Stridor, liegt die Engstelle meist im Bereich unterhalb des Kehlkopfes.

Ein rasselndes oder schnarchendes Geräusch, das durch große Schleim- oder Flüssigkeitsansammlungen in den Bronchien entsteht, wird Stertor genannt. Ein Stertor tritt sowohl während der Einatmung, als auch während der Ausatmung auf.

Beurteilung der Hautfarbe

Eines der auffälligsten Zeichen einer akuten Atemstörung ist die Zyanose (bläuliche Verfärbung der Haut).

Eine Zyanose kann zentral oder peripher sein:
- zentrale Zyanose: tritt generalisiert auf, weil die Sauerstoffsättigung des arteriellen Blutes insgesamt vermindert ist. Sie ist besonders deutlich an den Lippen und an der Unterseite der Zunge des Patienten zu erkennen. Je ausgeprägter die Atemnot und der dadurch bedingte Sauerstoffmangel sind, umso stärker breitet sich die Zyanose auf andere Bereiche aus
- periphere Zyanose: zeigt sich nur an einzelnen, klar umschriebenen Körperstellen als Folge einer lokalen Durchblutungsstörung.

Allgemeine Maßnahmen

Lagerung bei akuter Atemnot → 3.3.5

Nicht jede akute Atemnot erfordert eine notärztliche Behandlung. Wenn die Ursache der Atemnot klar

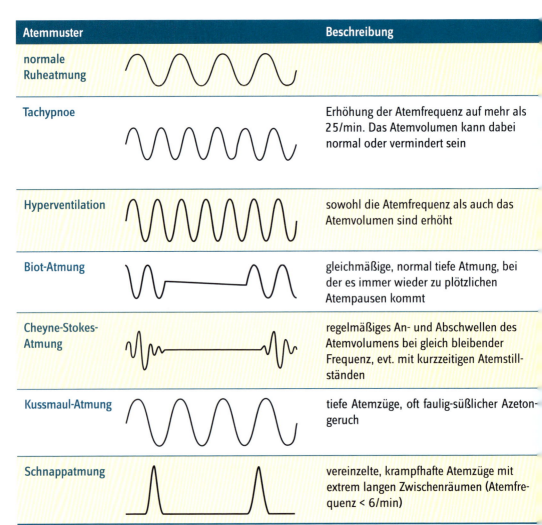

Atemmuster	Beschreibung
normale Ruheatmung	
Tachypnoe	Erhöhung der Atemfrequenz auf mehr als 25/min. Das Atemvolumen kann dabei normal oder vermindert sein
Hyperventilation	sowohl die Atemfrequenz als auch das Atemvolumen sind erhöht
Biot-Atmung	gleichmäßige, normal tiefe Atmung, bei der es immer wieder zu plötzlichen Atempausen kommt
Cheyne-Stokes-Atmung	regelmäßiges An- und Abschwellen des Atemvolumens bei gleich bleibender Frequenz, evt. mit kurzzeitigen Atemstillständen
Kussmaul-Atmung	tiefe Atemzüge, oft faulig-süßlicher Azetongeruch
Schnappatmung	vereinzelte, krampfhafte Atemzüge mit extrem langen Zwischenräumen (Atemfrequenz < 6/min)

Abb. 5.1 Pathologische Atemmuster

erkennbar ist und der Zustand sich durch die im Folgenden aufgeführten Maßnahmen rasch bessert, kann auf einen Notruf verzichtet werden. Dagegen ist ein frühzeitiger Notruf unbedingt notwendig:
- wenn gleichzeitig Brustschmerzen bestehen
- wenn sich eine Zyanose entwickelt
- bei Schocksymptomatik: Blutdruckabfall, Tachykardie, Blässe, kalter Schweiß.

Ein bewusstseinsklarer Patient mit akuter Atemnot wird mit erhöhtem Oberkörper gelagert, beengende Kleidung, z. B. Krawatte und Gürtel, wird gelockert. Zusätzlich kann der Körper von hinten gestützt werden, damit der Patient seine Atemhilfsmuskulatur möglichst effektiv einsetzen kann.

Patienten mit Atemnot neigen dazu, schneller zu atmen. Es ist daher wichtig, beruhigend auf den Patienten einzuwirken und ihn zu einer möglichst tiefen und langsamen Atmung anzuweisen. Dabei hilft es, die angestrebte Atemfrequenz vorzumachen oder vorzuzählen.

Die Gabe von Sauerstoff ist bei fast jeder Atemnot indiziert. Eine Ausnahme stellt das Hyperventilationssyndrom (→ 5.4) dar, da hier kein Sauerstoffmangel entsteht.

📌 Um Sauerstoff applizieren zu können, wird eine entsprechende Inhalationseinheit benötigt. Diese besteht aus einer Sauerstoffflasche und einem Druckminderer mit einstellbarem Flow (= Menge des pro Minute zugeführten Sauerstoffs in Litern). Der Druckminderer ist erforderlich, weil die Flaschen unter hohem Druck (bis zu 200 bar) befüllt werden. Zusätzlich wird eine passende Einwegvorrichtung für die Applikation gebraucht, z. B. Sauerstoffbrille oder -maske.

Sauerstoffflaschen sind in verschiedenen Füllgrößen erhältlich. Da sie in der Heilpraxis selten benötigt werden, ist aus Platzgründen sowie wegen zu beachtender Wartungsvorschriften eine Füllgröße von mehr als 2 l nicht zu empfehlen. Für die mobile Notfalltasche reicht auch eine Füllgröße von 0,8 l aus.

Die tatsächlich in der Flasche vorhandene Sauerstoffmenge ergibt sich aus der *Füllmenge multipliziert mit dem angezeigten Rest-Fülldruck*. Eine 2-l-Flasche mit einem Restdruck von 100 bar enthält also noch 200 l Sauerstoff.

Die Menge des zugeführten Sauerstoffs richtet sich nach der Schwere der Atemnot. Bei einer leichten Atemstörung reicht ein Flow von 2–4 l/min aus. Bei Atemnot können 6–8 l/min gegeben werden. Besteht eine deutliche Zyanose, wird der Flow auf bis zu 15 l/min erhöht.

Bei chronisch obstruktiven Lungenerkrankungen (COPD = Chronical obstructive pulmonary disease) kann durch hoch dosierte Sauerstoffgabe der zentrale Atemantrieb gehemmt werden. Deshalb werden bei Patienten mit einer COPD nicht mehr als 6 l/min gegeben. Bei einer schweren Atemnot ist dieses Risiko jedoch zu vernachlässigen.

Vorkommen

- körperliche Anstrengung
- psychische Erregung
- Schmerzen, Fieber, Herzerkrankungen, Lungenerkrankungen, Anämie

- psychische Erregung
- Azidose, z. B. diabetisches Koma

- zerebrale Entzündungen oder Tumore
- Schädigung des Atemzentrums

- physiologisch im Schlaf
- zerebrale Minderdurchblutung, z. B. bei Schlaganfall
- Vergiftungen

- Azidose, v. a. ketoazidotisches Koma

- Kreislaufstillstand

5 Akute Atemnot

Notfall	Leitsymptome	Maßnahmen
Asthmaanfall → 5.2	• Beschwerden v. a. während der Ausatmung • exspiratorischer Stridor; Giemen, Pfeifen, Brummen • Einsatz der Atemhilfsmuskulatur • starker unproduktiver Husten	• bei schwerer Atemnot und ausbleibender Besserung: Notruf • Atemanleitung • Lippenbremse
akutes Koronarsyndrom → 6.2	• Schmerzen hinter dem Brustbein • evtl. Ausstrahlung in Schultern, Rücken, Hals, Oberbauch • Atemnot • Schockzeichen	• Notruf • Oberkörperhochlagerung • ggf. Sauerstoffgabe • ggf. Nitrogabe • venöser Zugang, langsame Infusion
Insektenstich im Mundraum → 5.3	• Schmerzen • Schwellung von Zunge und Rachen • inspiratorischer Stridor	• bei Atemnot: Notruf • kalte Umschläge • Eiswürfel zum Lutschen geben • falls sichtbar: Stachel entfernen
Hyperventilationssyndrom → 5.4	• schnelle, tiefe Atmung • Kribbeln im Gesicht und an den Extremitäten • Pfötchenstellung der Hände	• Rückatmung der Ausatemluft, ggf. aus Tüte • Patient beruhigen
(Spontan-)Pneumothorax → 5.5	• plötzliche atemabhängige Brustschmerzen • Lunge einseitig nicht belüftet • hypersonorer Klopfschall • evtl. Schockzeichen	• Notruf • bei Bewusstsein: Oberkörper hoch lagern • bei Bewusstlosigkeit: betroffene Seite nach unten lagern • ggf. Sauerstoffgabe
Lungenödem → 5.6	• feuchte Rasselgeräusche • Zyanose • evtl. Bluthusten	• Notruf • Lagerung mit erhöhtem Oberkörper, Beine tiefgelagert • evtl. unblutiger Aderlass • ggf. venöser Zugang, Infusion nur sehr langsam
Lungenembolie → 6.3	• Schmerzen hinter dem Brustbein, stärker während der Einatmung • Atemnot • Schockzeichen	• Notruf • Oberkörperhochlagerung • ggf. Sauerstoffzufuhr • ggf. Nitrogabe • venöser Zugang, langsame Infusion
Epiglottitis → 17.6	• Kinder, 2–7 Jahre • Schluckbeschwerden • kloßige Sprache • hohes Fieber • inspiratorischer Stridor	• Notruf • Sicherstellen der Vitalfunktionen • ggf. Sauerstoffgabe • keine Inspektion oder andere Manipulationen im Rachenraum!
Ertrinkungsunfall → 5.7	• Atemnot oder Atemstillstand • Zyanose • evtl. Bewusstlosigkeit und Kreislaufstillstand	• Eigenschutz beachten! • Notruf • Wiederbelebung • ggf. Patienten zudecken

Leitsymptome und spezielle Maßnahmen bei akuter Atemnot

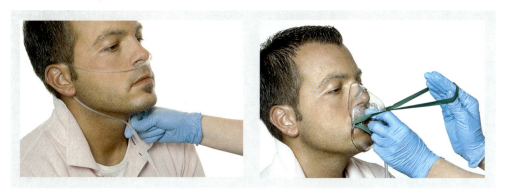

Abb. 5.2 Nasenbrille, Sauerstoffmaske.
Links: Nasenbrille hinter den Ohren legen und unterhab des Kinns anpassen.
Rechts: Sauerstoffmaske über das Gesicht legen und den Metallsteg an der Nase anpassen [ARE]

Zur Sauerstoffapplikation stehen verschiedene Hilfsmittel zur Verfügung. Die gängigsten sind:

- *Nasenkatheter mit Nasenstück aus Schaumstoff:* Dieser lässt sich leicht einführen, jedoch sollten damit nicht mehr als 6 l/min appliziert werden, weil sonst der Austrittsdruck zu hoch wird und Schleimhautschäden entstehen können. Der Katheter wird nach dem Einführen mit Pflasterstreifen fixiert
- *Nasenkatheter ohne Nasenstück:* Sofern dieser mehrere Austrittsöffnungen enthält, ist er auch für höheren Austrittsdruck (bis 10 l/min) geeignet, allerdings gestaltet sich die Einführung etwas schwierig. Er wird im rechten Winkel zum Gesicht des Patienten waagerecht eingeführt, wobei als Maß für die maximale Einführlänge die Entfernung zwischen Nasenspitze und Ohrläppchen des Patienten gilt
- *Sauerstoffbrille:* Diese wird mit den Öffnungen an beide Nasenlöcher angelegt und dann wie eine Brille über die Ohren des Patienten geführt. Sie eignet sich ebenfalls für einen niedrigen wie auch einen höheren Flow (bis 10 l/min)
- *Sauerstoffmaske:* Diese wird über Mund und Nase des Patienten gelegt und mit Gummizug um den Kopf fixiert. Dadurch geht verhältnismäßig wenig Sauerstoff verloren, jedoch wird auch weniger Umluft eingeatmet. Deshalb eignet sie sich nur für einen höheren Flow (10-15 l/min). Bei bewusstlosen Patienten ist eine Sauerstoffmaske nicht geeignet, da sich zurückfließender Mageninhalt unbemerkt in der Maske ansammeln kann.

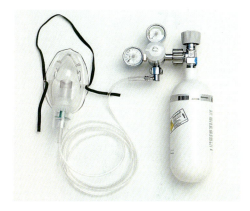

Abb. 5.3 Sauerstoffflasche mit Sauerstoffmaske [ARE]

Die Anschlüsse der in Deutschland erhältlichen Artikel sind genormt und können daher mit der Inhalationseinheit verbunden werden. Außerdem kann die Inhalationseinheit auch über einen Verbindungsschlauch mit einem Beatmungsbeutel verbunden werden.

Wenn keine Sauerstoffflasche verfügbar ist, kann frische Luft zugeführt werden, indem man ein Fenster öffnet und dem Patienten Luft zufächelt.

5.2 Asthmaanfall

🔖 **Asthma bronchiale (Bronchialasthma):** chronisch-entzündliche Atemwegserkrankung mit akuten Anfällen, bei denen durch Bronchospasmus, Schleimhautschwellung und gesteigerte Sekretion die Atemwege verengt werden.

Das klinische Bild variiert von leichten Anfällen bis zu akuten lebensbedrohenden Zuständen.

🔖 Die schwerste Form ist der **Status asthmaticus:** lang anhaltender oder nach sehr kurzer Zeit wiederkehrender Asthmaanfall. Durch Überblähung der Lunge ist das Atemvolumen erheblich eingeschränkt und es kommt zu einem bedrohlichen Sauerstoffmangel.

🔖 Vom Asthma bronchiale abzugrenzen ist das **Asthma cardiale (Herzasthma):** anfallsartige, meist nachts auftretende Atemnot, die wegen einer Linksherzinsuffizienz durch Überdruck im Lungenkreislauf entsteht. Die Beschwerden ähneln anfangs denen beim Asthma bronchiale, im weiteren Verlauf kann sich ein Lungenödem (→ 5.6) entwickeln.

Im Folgenden bezieht sich die Bezeichnung „Asthma" auf das Asthma bronchiale.

Symptome

Leitsymptom ist eine plötzlich einsetzende Atemnot, wobei vor allem die **Ausatemphase** erschwert und verlängert ist. Der Patient versucht die Luft unter Einsatz der **Atemhilfsmuskulatur** krampfhaft auszupressen, häufig begleitet von einem deutlich hörbaren Keuchen oder Pfeifen. Es kommt zu Erstickungsangst und Tachykardie.

In der Anfangsphase besteht anhaltender Reizhusten, später wird vermehrt zäher, glasiger Schleim ausgehustet.

Da die Ausatmung erschwert ist, bläht sich der Brustkorb zunehmend auf. Dadurch vermindert sich schließlich das Atemzugvolumen, weil das Fassungsvermögen der Lungen erschöpft ist. Als Folge leidet der Patient unter Sauerstoffmangel, der sich durch Zyanose und schockähnliche Symptomatik bemerkbar macht. Um das mangelnde Atemzugvolumen auszugleichen, atmet der Patient schneller.

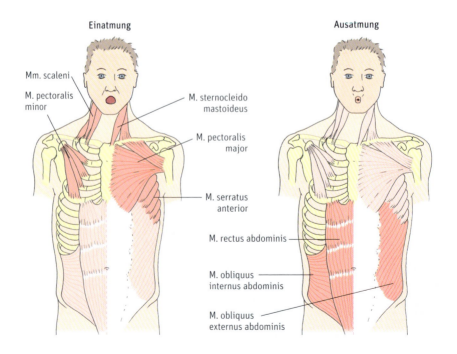

Abb. 5.4 Atemhilfsmuskulatur bei der Ein- und Ausatmung [GRA]

Auskultatorisch sind trockene Rasselgeräusche und ein verlängertes Ausatemgeräusch zu hören. In schweren Fällen kann das Atemvolumen durch extreme Überblähung so stark verringert sein, dass kein Atemgeräusch mehr zu hören ist (Silent lung).

Ursachen

Die häufigsten Auslöser von Asthmaanfällen sind allergische Reaktionen, z. B. auf Nahrungsmittel, Pollenstaub oder Tierhaare, Medikamente z. B. Acetylsalicylsäure oder Beta-Blocker, und körperliche Anstrengung. Ein Asthmaanfall kann auch durch psychische Stresssituationen ausgelöst werden.

Maßnahmen

Wenn bei einem Patienten erstmals asthmatische Symptome auftreten, wird grundsätzlich ein Notruf getätigt, da nicht abgeschätzt werden kann, wie sich der Anfall entwickeln wird. Ist dagegen eine Neigung zu Asthmaanfällen bekannt, hängt es von der Schwere des Anfalls und von der Reaktion des Patienten auf seine Medikamente (→ unten) ab, ob ein Notruf erforderlich ist.

Da der Patient in aller Regel während eines Asthmaanfalls aufgeregt ist, beruhigt ihn der Heilpraktiker und leitet ihn an, möglich langsam und tief zu atmen. Um den erhöhten Widerstand bei der Ausatmung zu überwinden, empfiehlt sich die „dosierte Lippenbremse": Der Patient versucht dabei, langsam gegen die beinahe geschlossenen Lippen auszuatmen, ähnlich als wolle er einen Luftballon aufblasen.

Verfügt der Patient über ein Notfallspray, z. B. Fenoterol, Cortison oder Beta-Sympathomimetika, kann ihm dies je nach Schwere des Anfalls vom Heilpraktiker (Arztanordnung beachten!) verabreicht werden. Dabei werden die Puls- und Blutdruckwerte überwacht, da diese im Fall einer Überdosierung stark ansteigen können.

⚠ Da die Notfallsprays verschreibungspflichtig sind, richtet sich die Dosierung nach den Empfehlungen des verschreibenden Arztes. Es darf vom Heilpraktiker nur im Rahmen eines rechtfertigenden Notstandes gegeben werden. Die Voraussetzungen hierfür sind:

- Wirkung, Nebenwirkungen und Kontraindikationen sind dem Heilpraktiker bekannt.

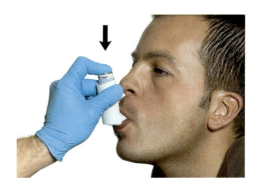

Abb. 5.5 Verabreichung eines Sprühstoßes. Der Patient muss vorher ausatmen und dann das Mundstück mit seinen Lippen fest umschließen. Bei der Einatmung wird das Dosieraerosol nach unten gedrückt und damit ein Sprühstoß ausgelöst [ARE]

- Es ist kein Arzt in der Nähe.
- Die Medikamentengabe ist unumgänglich, um schweren Schaden vom Patienten abzuwenden.

Komplementärmedizin

Akupressur

- KG 17: Mittellinie des Sternum, in Höhe des 4. ICR; beim Mann zwischen den Brustwarzen
- Lu 7: Unterarminnenseite, mittig ca. 3 Finger breit über dem Daumengelenk.

Homöopathie

- plötzlich auftretende Anfälle, vor allem als Folge von Ärger oder Aufregung, mit trockenem Husten und großer Angst: Aconitum C 30
- große Mengen zäher Schleim, der nicht abgehustet werden kann; Würgen, Erschöpfung, Schwäche: Antimonium tataricum C30
- stark geschwächter Patient, Atemnot, Blässe, große Angst; Besserung durch Wärme; vorwiegend bei Anfällen, die sich nachts entwickeln: Arsenicum album C30
- rasselnde Atmung, sehr viel Schleim, der zum Würgen und Erbrechen führt: Ipecacuanha C30

Biochemie

- Nr. 3 Ferrum phosphoricum D 12
- Nr. 4 Kalium chloratum D 6
- Nr. 10 Natrium sulfuricum D 6

jeweils eine Tablette alle 2 Minuten im Wechsel, bis der Anfall nachlässt.

Das jeweilige Mittel kann nach 10 Minuten wiederholt werden. Wenn nach der zweiten Gabe keine Besserung eintritt: Mittel wechseln.

5.3 Insektenstich im Mund- und Rachenraum

Wird ein Mensch von einem Insekt gestochen, dann schüttet sein Organismus vermehrt entzündungsfördernde Stoffe, vor allem Histamin, aus. Bei Stichen im Mund- und Rachenraum führt dies zu einer Schwellung der Rachenschleimhaut, die eine bedrohliche Atemnot nach sich ziehen kann. Dies kann auch geschehen, wenn die Einstichstelle im äußeren Lippenbereich liegt. Kinder sind aufgrund der engeren Atemwege besonders gefährdet.

Symptome

Der Betroffene klagt über Schmerzen an der Einstichstelle, ein zunehmendes Engegefühl im Hals und Schluckbeschwerden. Im weiteren Verlauf kann sich eine Atemnot entwickeln, wobei vor allem die Einatmung behindert ist.

Besteht eine Überempfindlichkeit gegen das jeweilige Insektengift, kann sich ein anaphylaktischer Schock (→ 7.3, 7.4) entwickeln.

Ursachen

Insektenstiche, die zu bedrohlichen Atemstörungen führen, werden meistens durch Bienen, Wespen und Hornissen verursacht. Ein erhöhtes Risiko besteht, wenn bei warmen Temperaturen zuckerhaltige Getränke im Freien verzehrt werden und die im Getränk schwimmenden Insekten aus Versehen „getrunken" werden.

Maßnahmen

Bei Erwachsenen führen Insektenstiche im Mundraum selten zu einer vitalen Bedrohung, ein Notruf ist deshalb meist nicht nötig und nur dann zu tätigen, wenn der Betroffene unter Atemnot leidet. Anders ist es bei Kindern: Auf Grund der engen Atemwege entwickelt sich oft sehr schnell eine Atemnot, deshalb ist hier immer ein Notruf zu tätigen.

Falls der Stachel noch zu sehen ist, wird er vorsichtig entfernt, damit nicht noch mehr Insektengift in den Körper gelangt.

Damit die Schwellung sich nicht weiter verschlimmert, werden Einstichstelle, innerer und äußerer Hals gekühlt. Zur inneren Kühlung können Eiswürfel gelutscht oder kaltes Wasser getrunken werden. Die äußere Kühlung erfolgt durch kalte Umschläge.

❗ Zur äußeren Kühlung eignen sich auch gefrorene Gegenstände, z. B. Kühlakkus. Diese dürfen jedoch nicht direkt auf die Haut gelegt werden, weil es sonst zu Erfrierungen kommen kann. Um sie zur Kühlung zu verwenden, wickelt man sie vorher in Stoff ein, z. B. in ein Geschirrtuch.

Zur medikamentösen Therapie eignen sich Antihistaminika, z. B. Fenistil® Tropfen, die die Histaminfreisetzung und damit die Entzündung hemmen. Falls verfügbar, können bei schwerer Atemnot auch Epinephrin (→ 18.8) und Dexamethason (→ 18.7) gegeben werden.

⚠ Dexamethason und Epinephrin sind nur zur Behandlung des anaphylaktischen Schocks im Rahmen der Neuraltherapie von der Verschreibungspflicht ausgenommen. Bei Vorliegen einer schweren Atemnot können sie aber im Rahmen des rechtfertigenden Notstandes auch bei einem Insektenstich im Mundraum eingesetzt werden.

Komplementärmedizin

Homöopathie

Apis C 200. Wiederholung nach 5 Minuten, wenn der Zustand sich nicht wesentlich gebessert hat

Biochemie

Nr. Ferrum phosphoricum D 12

Nr. 4 Kalium chloratum D 6

jeweils eine Tablette alle 2 Minuten im Wechsel, bis Besserung eintritt.

5.4 Hyperventilationssyndrom

Hyperventilationssyndrom: gesteigerte Atemtätigkeit, bei der es durch vermehrte CO_2-Abatmung zu einer Steigerung des pH-Werts im Blut des Patienten und dadurch zu einer Abnahme des ionisierten Kalziums im Blut kommt.

Durch den Kalziummangel kommt es zu Missempfindungen und Muskelkrämpfen. Dies erregt den Patienten zusätzlich, wodurch die Atmung noch weiter gesteigert wird. Oft kann der Betroffene aus diesem Prozess nicht mehr ausbrechen. Erst wenn er bewusstlos wird, normalisiert sich die Atmung wieder.

Symptome

Der Patient ist aufgeregt und unruhig, er atmet schnell und tief.

Typische Begleitsymptome sind Taubheitsgefühle und Missempfindungen wie Kribbeln und Brennen in Händen, Füßen und Gesicht sowie Verkrampfungen der Finger („Pfötchenstellung").

Wenn der Prozess nicht rechtzeitig durchbrochen werden kann, kommt es zu Bewusstseinsstörungen.

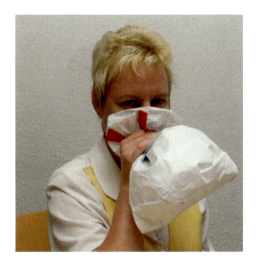

Abb. 5.6 Rückatmung. Bei psychischer Hyperventilation hilft es, wenn der Betroffene langsam in eine Tüte ein- und ausatmet [ARE]

Ursachen

Das Hyperventilationssyndrom ist meistens auf psychische Einflüsse zurückzuführen. Es tritt vor allem bei weiblichen Patientinnen im zweiten und dritten Lebensjahrzehnt auf.

Seltener entsteht eine Hyperventilation durch eine absichtlich gesteigerte Atemtätigkeit vor längerem Luftanhalten, z. B. beim Tauchen.

Maßnahmen

Da es sich nicht um eine organisch bedingte Atemnot handelt, ist eine Hyperventilation relativ einfach zu therapieren.

Der Betroffene wird beruhigt und aufgefordert, langsam ein- und auszuatmen.

Um den pH-Wert zu neutralisieren, wird die CO_2-haltige Ausatemluft in einer Hyperventilationsmaske gesammelt, so dass der Patient diese rückatmen kann. Eine einfache Plastiktüte (→ Abb. 5.6) oder auch ein Eimer erfüllt den gleichen Zweck. Der Helfer sollte jedoch behutsam vorgehen und seine Maßnahmen genau erklären. Der Patient wird sonst eine Tüte vor dem Gesicht nicht dulden, da er den Eindruck hat, keine Luft zu bekommen.

Bessert sich die Symptomatik schnell, kann auf einen Notruf verzichtet werden.

Komplementärmedizin

Akupressur

KG 17: Mittellinie des Sternum, in Höhe des 4. ICR, beim Mann zwischen den Brustwarzen.

Homöopathie

Aconitum C 30. Wiederholung nach 5 Minuten, wenn Zustand sich nicht gebessert hat.

5.5 Pneumothorax

📎 Pneumothorax: Luftansammlung im Pleuraraum zwischen Lungen- und Rippenfell. Dadurch wird der Unterdruck in der Lunge aufgehoben. Der betroffene Lungenflügel fällt in sich zusammen und kann sich während der Einatmung nicht mehr ausreichend ausdehnen (→ Abb. 5.7).

Kleinere Luftansammlungen im Pleuraraum kommen häufig vor und werden meist resorbiert, ohne dass es zu Beschwerden kommt. Je größer die Luftmenge ist, desto bedrohlicher ist der Zustand des Patienten.

Eine Sonderform ist der Spannungspneumothorax: Durch einen Ventilmechanismus dringt bei jedem Atemzug weitere Luft ein, die aber nicht mehr ausgeatmet werden kann. Dadurch erhöht sich der Druck im Brustkorb immer mehr, wodurch schließlich auch der gesunde Lungenflügel und das Herz zusammengedrückt werden.

Symptome

Es kommt zu einer plötzlich einsetzenden Atemnot mit stechenden Schmerzen vor allem bei der Einatmung. Bei einem „kleinen" Pneumothorax bestehen oft nur ein leichtes Stechen und ein vorübergehendes Engegefühl, das oft als Muskelverspannung fehl gedeutet wird.

Auf der betroffenen Thoraxhälfte ist auskultatorisch kein oder ein abgeschwächtes Atemgeräusch zu hören, bei der Perkussion fällt hypersonorer Klopfschall auf.

Im weiteren Verlauf wird der Patient – je nach Ausmaß der Luftansammlung – zyanotisch und entwickelt eine Schocksymptomatik. Bei einem Spannungspneumothorax kann dies innerhalb von Minuten geschehen.

Ursachen

Ein Pneumothorax kann durch stumpfe oder penetrierende Verletzungen des Thorax, z. B. Fahrradlenker bei Verkehrsunfall oder Messerstich, entstehen. Weitaus häufiger kommt es aber zu einem Spontanpneumothorax ohne traumatische Einwirkung, z. B. bei anhaltendem Husten oder durch plötzliche Bewegungen. Ursache sind meist Emphysemblasen oder andere Veränderungen in der Nähe der Pleura. Ein Spontanpneumothorax kommt jedoch auch bei Patienten ohne entsprechende Vorerkrankungen vor.

Dass die Pleura durch eine Akupunkturbehandlung verletzt wird, ist möglich, bei fachgerechter Durchführung aber unwahrscheinlich.

Maßnahmen

Da mit einer Verschlimmerung des Zustandes gerechnet werden muss, wird bei einem Pneumothorax immer ein Notruf getätigt.

Bei erhaltenem Bewusstsein wird der Patient sitzend gelagert. Wenn er bewusstlos ist, aber noch atmet, ist er in die stabile Seitenlage zu bringen, wobei die verletzte Seite nach unten gelagert wird, um die Entfaltung des gesunden Lungenflügels nicht zu behindern.

Nach Möglichkeit wird großzügig Sauerstoff (ca. 10-15 l/min) gegeben, da die Belüftung der Lunge eingeschränkt ist.

⚡ Ein Spannungspneumothorax muss so schnell wie möglich entlastet werden. Der Notarzt legt zu diesem Zweck eine Thoraxdrainage. Dabei wird ein Schlauch durch die Brustwand in den Pleuraraum

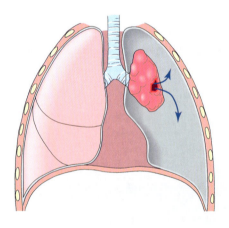

Abb. 5.7 Pneumothorax. Beim Pneumothorax fällt der verletzte Lungenflügel wie ein Luftballon in sich zusammen (rechte Seite). Das passiert, weil die elastische Lunge nur durch den Unterdruck zwischen den beiden Pleurablättern entfaltet bleibt. Wird dieser Unterdruck aufgehoben, schnurrt der Lungenflügel zusammen – er kollabiert – und trägt nicht mehr zur Atmung bei [GRA]

eingeführt, durch den die Luft abgesaugt werden kann.

Wenn sich der Zustand des Patienten schon vor dem Eintreffen des Notarztes gravierend verschlimmert, kann der Heilpraktiker im Ausnahmefall mit einer möglichst großlumigen Kanüle, z. B. G 18), den Thorax entlasten. Die Kanüle wird hierzu im 4. Zwischenrippenraum in der Medioklavikularlinie etwa 3 cm weit eingestochen.

Wenn feststeht, dass es sich um einen Pneumothorax handelt (Auskultations- und Perkussionsbefund), kann der Patient dadurch nicht weiter geschädigt werden – ist es aber kein Pneumothorax, so richtet der Helfer damit große Schäden an. Deshalb ist die Maßnahme **nur die Ultima ratio bei drohendem Atemstillstand,** wenn die Diagnose Spannungspneumothorax gesichert ist.

Um die Maßnahme im Notfall sicher zu beherrschen, muss sie der Heilpraktiker vorher an dazu geeigneten Übungsgeräten geübt haben und mit dem Vorgang vertraut sein.

5.6 Lungenödem

Lungenödem: Flüssigkeitsansammlung in den Lungenbläschen oder in deren Zwischenraum. Der Austausch der Atemgase wird dadurch stark behindert.

Symptome

Je nach Ursache entwickelt sich das Krankheitsbild rasant mit einer rasch zunehmenden Atemnot oder langsam mit zunächst unspezifischem Husten, der auf einen Hochdruck im Lungenkreislauf zurückzuführen ist. Im weiteren Verlauf ist ein brodelndes Atemgeräusch zu hören, ähnlich, als ob mit einem Strohhalm Luft in ein Glas Wasser geblasen wird. Dieses Geräusch kann anfangs nur mit dem Stethoskop, später schon mit bloßem Ohr wahrgenommen werden.

Je mehr Flüssigkeit in die Lunge des Patienten gelangt, desto ausgeprägter ist seine Atemnot, er wird zunehmend zyanotisch. Seine Halsvenen sind gestaut und treten prall hervor. Im fortgeschrittenen Stadium hustet der Patient blutig verfärbten Schaum aus.

Blutdruckabfall und Tachykardie deuten auf einen kardiogenen Schock hin.

Ursachen

Die häufigste Erscheinungsform ist das kardiale Lungenödem, bei dem sich das Blut infolge einer Linksherzinsuffizienz in den Lungenkreislauf staut. Durch den steigenden Gefäßdruck tritt Flüssigkeit aus den Blutgefäßen in den Alveolarraum.

Andere Ursachen sind entzündliche Erkrankungen, die dazu führen, dass die Alveolarwände durchlässiger werden, oder eine Schädigung durch eingeatmete Reizgase. Außerdem kann ein Lungenödem die Folge einer Überwässerung, z. B. bei einem Nierenversagen oder Ertrinkungsunfall (→ 5.7), sein.

Maßnahmen

Bei jedem Lungenödem ist eine notärztliche Behandlung erforderlich. Deshalb wird sofort ein Notruf getätigt.

Um den venösen Rückstrom zu verringern und so den Lungenkreislauf zu entlasten, wird der Patient sitzend mit herabhängenden Beinen gelagert.

Durch einen unblutigen Aderlass (→ Abb. 5.8) kann der venöse Rückfluss aus den Extremitäten gehemmt und so der Druck im Lungenkreislauf gesenkt werden:

- Zunächst wird der Patient sitzend mit herabhängenden Beinen gelagert
- Jeweils drei Extremitäten werden mit Staubinden oder Blutdruckmanschetten auf einen Wert knapp oberhalb des diastolischen Blutdrucks gestaut
- Jeweils eine Extremität bleibt ungestaut
- Nach 5–10 Minuten wird die bisher ungestaute Extremität gestaut und die im Uhrzeigersinn nächste Stauung gelockert.

Da der unblutige Aderlass zeitintensiv ist und andere Maßnahmen vorrangig sind, kommt er nur dann in Frage, wenn sich die Ankunft des Notarztes verzögert.

Da der Patient vom Notarzt mit Diuretika versorgt werden muss, sollte ein venöser Zugang angelegt werden. Die Infusion darf nur langsam laufen, damit das Herz nicht zusätzlich belastet wird. Pflanzliche Diuretika zu geben, ist dagegen überflüssig, weil die Aufnahme über den Verdauungstrakt zu lange dauert.

Wenn eine Herzinsuffizienz Ursache des Lungenödems ist und der Patient über ein Nitroglycerinspray verfügt, kann der Heilpraktiker ihm davon 1–2 Hübe verabreichen, sofern der systolische Blutdruck des Patienten höher als 110 mmHg ist (Arztanordnung beachten!).

5.7 Ertrinkungsunfall

Ertrinkungsunfall: lebensbedrohlicher Zustand nach Untertauchen in Wasser oder anderen Flüssigkeiten.

Wegen der unterschiedlichen Osmolarität der Flüssigkeiten, wird zwischen Süß- und Salzwasserertrinken unterschieden. Diese Unterscheidung ist nur für die klinische Prognose bedeutsam, nicht für die Akutversorgung.

Bei einem Teil der Patienten, die einen Ertrinkungsunfall überlebt haben, kommt es nach mehreren Stunden zu Komplikationen. So kann sich ein **Lungenödem** (→ 5.6) entwickeln, das in vielen Fällen tödlich endet. Dieses Phänomen wird auch als **sekundäres Ertrinken** bezeichnet.

Wird ein Ertrinkungsunfall um mindestens 24 Stunden überlebt, spricht man vom **Beinahe-Ertrinken.**

Symptome

Wenn Wasser in die unteren Luftwege eingeatmet wird, schließt sich reflektorisch der Kehldeckel des Patienten und die Atmung setzt aus. Wenn der Betroffene in dieser Phase aus dem Wasser gerettet wird, besteht meist ein **Atemstillstand,** während der Puls häufig noch tastbar ist.

Wird der Ertrinkende nicht rechtzeitig gerettet, entsteht **Sauerstoffmangel** in allen Organen, der zu einer schweren Zyanose führt. Schließlich kommt es zum Kreislaufstillstand.

Ursachen

Am häufigsten treten Ertrinkungsunfälle bei Kindern auf, hier sind sie nach Verkehrsunfällen die zweithäufigste unfallbedingte Todesursache.

Auch geübte Schwimmer können ertrinken, vor allem wenn sie die eigenen Fähigkeiten über- oder die Gefahren des Gewässers unterschätzen, was vor allem unter Alkoholeinfluss geschieht. Auch plötzlich auftretende Bewusstseins- und Kreislaufstörungen wie Hypoglykämie (→ 4.4), Krampfanfall (→ 4.2)

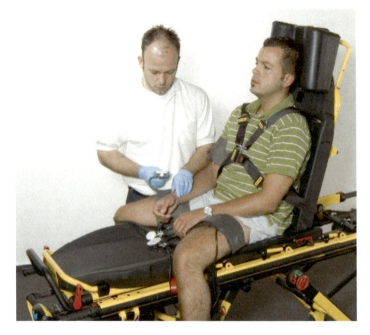

Abb. 5.8 Unblutiger Aderlass [ARE]

oder Herzinfarkt (→ 6.2) können zu Ertrinkungsunfällen führen.

Maßnahmen

Bei jedem Ertrinkungsunfall – auch wenn der Patient schnell wieder zu sich kommt – muss ein **Notruf** getätigt werden, da der Patient wegen der möglichen Folgeerscheinungen stets klinisch überwacht werden muss.

Bei der Rettung achtet der Helfer darauf, dass er sich nicht selbst gefährdet. Ertrinkende klammern sich in ihrer Panik an alles, was sie erreichen können und mobilisieren dafür alle Kräfte. Ist der Helfer ein ungeübter Schwimmer, so kann er dadurch selbst von körperlich schwächeren Personen in die Tiefe gezogen werden. Ist kein Rettungsschwimmer vor Ort, nähert man sich dem Ertrinkenden nicht bis auf Griffnähe, sondern wirft ihm stattdessen einen Rettungsring oder ein Schwimmbrett zu. Nur wenn der Ertrinkende keine Lebenszeichen zeigt, kann man sich ihm gefahrlos nähern.

Wenn ein Atemstillstand besteht, beginnt der Helfer in diesem Fall ausnahmsweise mit **5 initialen Beatmungen** (→ 3.3.6). In vielen Fällen setzt dann die Atmung wieder ein und der Betroffene kommt zu sich. Besteht der Atemstillstand weiterhin, wird sofort mit der **Reanimation** (→ 3.3.6) begonnen.

Die Wiederbelebungsmaßnahmen werden so lange weitergeführt, bis der Rettungsdienst eintrifft oder der Betroffene wieder selbst zu atmen beginnt.

> ⓘ Der Helfer versucht nicht, Wasser aus den Atemwegen zu entfernen. Mit jeder Sekunde, die darauf verwendet wird, verstärkt sich der Sauerstoffmangel des Patienten, und da höchstens der Mund-Rachen-Raum und der Magen, aber nicht die Lungen entleert werden kann, ist dadurch nichts gewonnen.

Wenn der Patient bei Bewusstsein ist, wird er mit erhöhtem Oberkörper gelagert. Nach Möglichkeit wird ihm Sauerstoff zugeführt. Um einer Unterkühlung (→ 11.7) vorzubeugen, wird er zugedeckt.

5 Akute Atemnot

6 Akute Brustschmerzen

6.1 Basisdiagnostik und Maßnahmen

Auch wenn akut auftretende Brustschmerzen mitunter harmlose Ursachen haben (z. B. Sodbrennen oder Darmblähungen), werden sie immer als Notfall behandelt. Meist lässt sich eine vitale Bedrohung des Patienten nicht sicher ausschließen. Im Zweifelsfall wird daher immer ein Notruf getätigt und ein Transport in die Klinik notwendig.

Alarmsymptome, die auf eine vitale Bedrohung hinweisen, sind insbesondere:
- Atemnot (→ 5.1)
- Zyanose (→ 5.1)
- Schocksymptome (→ 3.3.8, 7.4)
- Auftreten der Beschwerden nach körperlicher Anstrengung
- Ausstrahlung der Schmerzen.

⚠ Wenn die beschriebenen Alarmsymptome auftreten, wird unverzüglich ein Notruf getätigt.

Allgemeine Maßnahmen

Sofern der Patient bei Bewusstsein ist, wird er sitzend mit erhöhtem Oberkörper gelagert, möglichst an Ort und Stelle, da jede weitere Anstrengung zu einem Kreislaufstillstand führen kann. Wenn Sauerstoff zur Verfügung steht, kann dieser mit einem Flow von bis zu 15 l/min über Maske gegeben werden. Andernfalls wird für möglichst viel frische Luft gesorgt, z. B. indem ein Fenster geöffnet wird. Beengende Kleidung des Patienten wie Krawatte, Hemdknöpfe oder Gürtel werden geöffnet, damit er besser atmen kann.

Um eine frühzeitige Medikamentenapplikation durch den Notarzt zu ermöglichen, kann außerdem ein venöser Zugang mit langsam laufender NaCl-Infusion gelegt werden.

6.2 Akutes Koronarsyndrom

🔗 **Akutes Koronarsyndrom:** Oberbegriff für Durchblutungsstörungen des Herzens, die sich durch Atemnot und akute Brustschmerzen bemerkbar machen.

Im Wesentlichen werden die instabile Angina pectoris und der Herzinfarkt unterschieden.

Instabile Angina pectoris: Anfallsweise auftretender Schmerz hinter dem Brustbein durch Verengung der Herzkranzgefäße, der bereits bei geringer Belastung oder in Ruhe auftritt. Auch wenn die Beschwerden erstmalig auftreten, handelt es sich um eine instabile Angina pectoris. Es besteht höchste Herzinfarktgefahr.

Herzinfarkt (Myokardinfarkt): Sauerstoffmangel des Herzmuskels durch den völligen Verschluss eines Herzkranzgefäßes. Im weiteren Verlauf sterben die betroffenen Herzmuskelzellen ab. Es muss mit einem Kreislaufstillstand gerechnet werden.

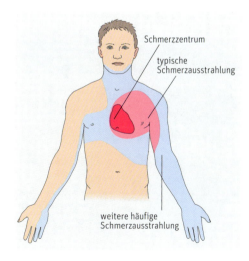

Abb. 6.1 Schmerzausstrahlung bei Angina pectoris
[GRA]

Das akute Koronarsyndrom mit dem Herzinfarkt als schwerster Ausprägung, ist in den Industrieländern die häufigste Todesursache. Da viele Patienten mit chronischen Herz-Kreislauf-Erkrankungen dazu neigen, ihre Beschwerden zu verharmlosen, wird eine vitale Bedrohung oft zu lange übersehen.

Die klinischen Symptome der instabilen Angina pectoris unterscheiden sich nicht von denen des Herzinfarkts. Dieser kann nur durch Elektrokardiographie und Enzymdiagnostik im Krankenhaus sicher ausgeschlossen werden.

Symptome

Wie ausgeprägt die Beschwerden sind, hängt u. a. davon ab, wie groß das unterversorgte Gebiet ist.

Es kommt zu einem plötzlich einsetzenden, stechenden oder brennenden Schmerz, der vor allem hinter dem Brustbein empfunden wird. Betroffene schildern häufig ein Gefühl, als stecke das Herz in einem Schraubstock, der immer weiter zugedreht wird. Die Schmerzen strahlen meist in linke Schulter und Arm, mitunter auch in rechte Schulter, Hals, Rücken oder Oberbauch aus (→ Abb. 6.1). Die Schmerzausstrahlung kann jedoch auch völlig fehlen.

Der Patient empfindet eine ausgeprägte Todesangst und Atemnot.

Die verminderte Leistung des Herzens kann zu einem kardialen Lungenödem (→ 5.6) führen.

Dauert die Minderdurchblutung des Herzmuskels an, entstehen Herzrhythmusstörungen, die zum Kammerflimmern und damit zum Kreislaufstillstand führen können. Die höchste Sterblichkeit liegt dabei innerhalb der ersten Stunde nach Eintritt des Infarkts.

⚠ Insbesondere bei Patienten, die an Polyneuropathie leiden, z. B. Diabetiker, kann ein Herzinfarkt auch ohne auffallende Schmerzen verlaufen. Solche „stummen" Infarkte sind häufige Ursache eines plötzlichen Herztodes.

Notfall	Leitsymptome	Maßnahmen
akutes Koronarsyndrom → 6.2	• Schmerzen hinter dem Brustbein • evtl. Ausstrahlung in Schultern, Rücken, Hals, Oberbauch • Atemnot • Schockzeichen	• Notarztruf • Oberkörperhochlagerung • ggf. Sauerstoffgabe • ggf. Nitrogabe • venöser Zugang, langsame Infusion
Lungenembolie → 6.3	• Schmerzen hinter dem Brustbein, stärker während der Einatmung • Atemnot • Schockzeichen	• Notruf • Lagerung mit erhöhtem Oberkörper • ggf. Sauerstoffgabe • ggf. Nitrogabe • venöser Zugang, langsame Infusion
(Spontan-) Pneumothorax → 5.5	• plötzliche atemabhängige Brustschmerzen • Lunge einseitig nicht belüftet • hypersonorer Klopfschall • evtl. Schockzeichen	• Notruf • bei Bewusstsein: Oberkörperhochlagerung • bei Bewusstlosigkeit: Lagerung mit der betroffenen Seite nach unten • ggf. Sauerstoffgabe
Aortenaneurysmaruptur und Aortendissektion → 6.4	• plötzlicher starker Schmerz im Brust- oder Bauchbereich • später dumpfer Dauerschmerz • evtl. Ausstrahlung in Rücken, Bauch, Beine • evtl. plötzliche Bewusstlosigkeit • schneller Blutdruckabfall, Schockzeichen	• Notruf • bei stabilen Blutdruckwerten: Oberkörperhochlagerung • bei schnellem Blutdruckabfall: Schocklagerung • venöser Zugang, Infusion

Leitsymptome und spezielle Maßnahmen bei akuten Brustschmerzen

Ursachen

Oft sind die Herzkranzgefäße des Patienten bereits chronisch verengt. Symptomatisch dafür sind gelegentliche, anstrengungsbedingte Druckschmerzen und Engegefühle (stabile Angina pectoris) des Patienten. Wenn die Verengung weiter voranschreitet, führen bereits geringe Anstrengung, psychische Erregung oder Wetterumschwung zur bedrohlichen Minderdurchblutung des Herzmuskels.

Ein Herzinfarkt entsteht dann, wenn die Herzkranzgefäße durch einen Embolus oder Thrombus verschlossen werden. Dies kann auch bei Patienten ohne bekannte kardiale Vorerkrankungen geschehen, etwa im Rahmen einer akut entzündlichen Erkrankung des Herzens, z. B. einer bakteriellen Endokarditis.

Maßnahmen

Auch bei Verdacht auf ein akutes Koronarsyndrom tätigt der Heilpraktiker umgehend einen **Notruf** und überwacht bis zum Eintreffen des Rettungsdienstes die Vitalwerte.

Besitzt der Patient ein Nitroglycerin-Spray (→ 18.11) als Bedarfsmedikation, kann ihm dieses vom Heilpraktiker verabreicht werden (→ Abb. 6.2. Arztanordnung beachten!). Nitropräparate erweitern die Herzkranzgefäße und senken die Vor- und Nachlast des Herzens. Allerdings senken sie dadurch auch den Blutdruck und dürfen nur dann gegeben werden, wenn der systolische Blutdruck nicht unter 110 mmHg liegt.

⚠ Da Nitroglyzerin verschreibungspflichtig ist, richtet sich die Dosierung nach den Empfehlungen des verschreibenden Arztes. Es darf vom Heilpraktiker nur im Rahmen eines rechtfertigenden Notstandes gegeben werden. Die Voraussetzungen hierfür sind:
- Wirkung, Nebenwirkungen und Kontraindikationen sind dem Heilpraktiker bekannt
- Es ist kein Arzt in der Nähe
- Die Medikamentengabe ist unumgänglich, um schweren Schaden vom Patienten abzuwenden.

Die orale Gabe von 1g Acetylsalicylsäure (→ 18.4) wirkt schmerzstillend und hemmt die weitere Anlagerung von Thrombozyten an der Verschlussstelle. Allerdings ist vor Eintreffen des Notarztes kaum mit dem Wirkungseintritt zu rechnen.

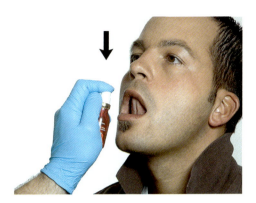

Abb. 6.2 Verabreichung von Nitrospray [ARE]

⚠ Bei Verdacht auf Herzinfarkt sind intramuskuläre Injektionen oder eine Akupunktur kontraindiziert, da sie die Enzymdiagnostik verfälschen. Außerdem ist die Aufnahme intramuskulär verabreichter Wirkstoffe gehemmt, wenn es durch die Entwicklung eines Schocks zur Zentralisation kommt.

Die Gabe von Sauerstoff wird nur bei bestehender Atemnot empfohlen, da bei einem unkomplizierten Infarkt eine Übersättigung des Herzmuskels mit Sauerstoff schädlich sein kann.

6.3 Lungenembolie

📖 **Lungenembolie:** Verschluss eines Astes der Lungenarterie, meist durch einen losgelösten Thrombus aus tiefen Bein- oder Beckenvenen.

Symptome

Die Symptomatik hängt von der Größe des Verschlusses ab. Kleinere Verschlüsse werden nach kurzer Zeit aufgelöst, weshalb außer einem leichten Stechen während der Einatmung kaum Beschwerden auftreten. Ist ein größeres Gefäß verschlossen, setzen die Symptome dagegen sehr plötzlich und massiv ein und verschlimmern sich rasch.

Die **Atemnot** ist typischerweise während der Einatmung verstärkt. Der Patient ist zyanotisch, die Halsvenen treten prall hervor. Im weiteren Verlauf kann sich sowohl **ein kardiogener Schock** als auch ein **Kreislaufstillstand** entwickeln.

Die Symptome einer schweren Lungenembolie sind oft kaum von denen des akuten Koronarsyndroms (→ 6.2) zu unterscheiden.

Ursachen

In den meisten Fällen entsteht eine Lungenembolie durch abgelöste Thromben aus Bein- oder Beckenvenen (→ 7.7 Akuter peripherer Gefäßverschluss).

Seltener entsteht eine Lungenembolie durch gelbes Fettmark, das bei Knochenbrüchen in die Blutgefäße eindringt (Fettembolie) oder durch Injektion von Luft über nicht sachgerecht entlüftete Infusionssysteme (Luftembolie).

Maßnahmen

Weil eine klare Unterscheidung oft nicht möglich ist, unterscheidet sich die Akuttherapie nicht von der des akuten Koronarsyndroms (→ 6.2).

6.4 Aortenaneurysmaruptur und -dissektion

Aortenaneurysmaruptur: Riss einer – oft vorher nicht erkannten – Aussackung der Aortenwand.

Aortendissektion: Einriss und Längsspaltung der inneren Schichten der Aortenwand. Die Gefäßwand wölbt sich in das Innere der Aorta und verengt diese. Durch Einstrom von Blut in die tieferen Gewebsschichten kann die Aortenwand reißen.

Der Einriss der Aortenwand führt zu starken inneren Blutungen und endet in den meisten Fällen tödlich.

Eine Aortendissektion kleineren Ausmaßes, bei der die Gefäßwand nicht komplett durchreißt, heilt in vielen Fällen aus. Allerdings kann die Aorta dadurch dauerhaft verengt werden.

Symptome

Der Patient empfindet einen plötzlich auftretenden, scharfen Schmerz, der später in einen dumpfen Dauerschmerz übergeht.

Bei einer Lokalisation im Bereich des Aortenbogens oder der Brustaorta unterscheiden sich die Schmerzen oft kaum von denen eines akuten Koronarsyndroms (→ 6.2). Im Bereich der Bauchaorta kommt es zu einem akuten Abdomen (→ 10.3), eventuell mit Ausstrahlung in die Beine.

Eine Aortendissektion ohne kompletten Durchriss führt häufig zu Bewusstseinsstörungen, da das Gehirn des Patienten wegen der plötzlichen Verengung nicht ausreichend durchblutet wird.

Bei einer Ruptur der Aortenwand entwickelt sich durch den rasch entstehenden Blutverlust ein Volumenmangelschock (→ 7.4). Die Abgrenzung zum akuten Koronarsyndrom ist oft schwierig. Anzeichen, die auf einen Volumenmangelschock hindeuten, sind insbesondere ein rasanter Blutdruckabfall und deutliche Blässe der Haut, im kardiogenen Schock ist der Patient dagegen zyanotisch.

Ursachen

Risikofaktoren, die zu einer Dissektion und zu Aneurysmen der Aorta führen, sind Bindegewebsschwäche und Bluthochdruck. Weitere häufige Ursachen sind Gefäßwandschäden und bakterielle Entzündungen.

Der Einriss der Aortenwand wird typischerweise durch eine plötzliche Blutdruckerhöhung (z. B. Anstrengung) verursacht.

Maßnahmen

Jeder teilweise und vollständige Einriss der Aortenwand muss umgehend chirurgisch versorgt werden. Deshalb wird schnellstmöglich ein Notruf getätigt.

Bis zum Eintreffen des Notarztes werden die Vitalzeichen überwacht.

Sind die Blutdruckwerte stabil, wird der Patient mit erhöhtem Oberkörper gelagert. Fällt der Blutdruck dagegen sehr schnell ab, steht die Bekämpfung des Volumenmangels im Vordergrund. Der Patient wird dann liegend mit erhöhten Beinen gelagert, außerdem wird ein venöser Zugang mit zügig laufender Infusion angelegt.

⚠️ Die Ruptur der Aortenwand ist aufgrund der klinischen Symptome oft nicht von einem akuten Koronarsyndrom zu unterscheiden. Im Zweifelsfall ist daher immer von einem akuten Koronarsyndrom auszugehen. Das bedeutet, der Patient wird mit erhöhtem Oberkörper gelagert und die Infusion läuft nur tropfenweise.

7 Herz-Kreislauf-Beschwerden

7.1 Basisdiagnostik und Maßnahmen

- *akutes Koronarsyndrom* → 6.2
- *Lungenembolie* → 6.3
- *Aortenaneurysmaruptur und Aortendissektion* → 6.4

Notfälle, die durch Herz-Kreislauf-Beschwerden verursacht werden, äußern sich durch typische Symptome wie Ohnmachtsanfälle, Herzklopfen, Schwindelanfälle und Schwarzwerden vor den Augen. Oft sind sie unkompliziert zu behandeln. Es ist jedoch stets wichtig, eine vitale Bedrohung auszuschließen.

Anzeichen für eine vitale Bedrohung sind insbesondere:
- Bewusstseinsstörungen
- Brustschmerzen
- Atemnot
- Schocksymptome.

Leidet der Patient unter den genannten Symptomen, wird sofort ein Notruf getätigt.

Bei allen Notfällen, die durch Herz-Kreislauf-Beschwerden verursacht werden, werden so früh wie möglich Puls und Blutdruck kontrolliert. Während der weiteren Versorgung sollten diese Kontrollen mehrmals wiederholt werden; die Ergebnisse werden dokumentiert. So erkennt der Helfer sofort, wenn sich die Kreislaufsituation ändert.

Neben Puls und Blutdruck geben auch Farbe, Feuchtigkeit und Durchblutung der Haut wichtige Hinweise auf Art und Ursache der Beschwerden.

Pulskontrolle

Bei ansprechbaren Patienten wird der Puls am Handgelenk, an der Arteria radialis, getastet. Nur wenn er dort schlecht oder nicht tastbar ist, tastet man auch bei ansprechbaren Patienten die Halsschlagader (→ 3.3.4).

Der Puls wird nach Frequenz, Qualität und Rhythmus beurteilt.

- **Frequenz:** Die Pulsschläge werden 15 Sekunden lang gezählt und dann mit 4 multipliziert. So wird der Puls errechnet. Ist der Pulsschlag stark unregelmäßig, muss immer eine volle Minute gezählt werden. Der normale Puls beträgt beim Erwachsenen 60–80 Schläge pro Minute

- **Qualität oder Stärke:** Eine sehr kräftige Pulswelle weist auf einen erhöhten Blutdruck, ein schwacher oder unterdrückbarer Puls auf einen zu niedrigen Blutdruck hin.

- **Rhythmus:** Ein leicht arrhythmischer Puls mit nur vereinzelten Zwischenschlägen ist im Allgemeinen nicht pathologisch. Eine deutliche Arrhythmie ist jedoch ein Hinweis auf eine akute kardiale Erkrankung.

Blutdruckmessung

Der Blutdruck wird frühzeitig gemessen, da sich z. B. die Entwicklung eines Schocks oft durch einen deutlichen Blutdruckabfall zeigt, ohne dass der Patient schon ausgeprägte Schocksymptome aufweist.

Die Frage, ab welchen Werten ein zu hoher oder zu niedriger Blutdruck als Notfall zu bezeichnen ist, lässt sich nicht pauschal beantworten. Der Normbereich des Blutdrucks liegt systolisch bei 100–160 mmHg, diastolisch bei 60–90 mmHg. 25 % der älteren Menschen haben jedoch einen Bluthochdruck (Hypertonie), ihr „Normaldruck" liegt wesentlich höher, z. B. bei 170 zu 100. Bei moderat erhöhten Werten (30 mmHg gegenüber den gewohnten Werten des Patienten) ist im Notfall nicht mit Komplikationen zu rechnen. Erniedrigte Werte gegenüber dem gewohnten Druck dagegen führen häufig zum Kollaps, bei Menschen mit hohem Blutdruck können das also auch Werte im Normbereich sein.

Notfall	Leitsymptome	Maßnahmen
Kreislaufkollaps, Ohnmachtsanfall → 7.2	• plötzliches Zusammensacken • Schwindel, Schwarzwerden vor Augen • Tachykardie • Blutdruckabfall • labiler Allgemeinzustand	• bei erhaltenem Bewusstsein: Schocklagerung, Getränke anbieten • Patienten nicht allein lassen • Ausschluss von Begleitverletzungen • evtl. Arztüberweisung, um Ursache zu klären
anaphylaktische Reaktion → 7.3	• Rötung und Schwellung von Haut und Schleimhäuten • Blutdruckabfall, Schockzeichen • evtl. Quaddeln an der Stich- oder Injektionsstelle	• Allergenzufuhr stoppen • bei Schocksymptomatik: Notruf • Schocklagerung. Oberkörperhochlagerung bei Atembeschwerden • venöser Zugang, Infusion • Gabe von Antihistaminika, ggf. Epinephrin und Dexamethason
Aortenaneurysmaruptur und Aortendissektion → 6.4	• plötzlicher starker Schmerz im Brust- oder Bauchbereich • später dumpfer Dauerschmerz • evtl. Ausstrahlung in Rücken, Bauch, Beine • evtl. plötzliche Bewusstlosigkeit • schneller Blutdruckabfall, Schock	• Notruf • Schocklagerung • venöser Zugang, Infusion
hypertensive Krise → 7.5	• Blutdruck > 230/130 mmHg • pulsierender Kopfschmerz, der sich in kurzer Zeit (Stunden) entwickelt; • Schwindel, Sehstörungen • Schmerzmittel helfen nicht • Herzklopfen, Augenflimmern, Ohrensausen, Nasenbluten • evtl. Herz- und Atembeschwerden	• Notruf • Lagerung mit erhöhtem Oberkörper • Überwachung der Vitalfunktionen
Herzrasen → 7.6	• plötzliches Herzklopfen • Puls > 140/min • evtl. Schwindel, Ohnmacht	• Vagusreiz, Karotissinusdruck • Valsalva-Pressversuch • ggf. Notruf oder Überweisung an Arzt
akuter peripherer Gefäßverschluss → 7.7	• Schmerzen • bei Arterienverschluss: Blässe, Kälte, fehlender Folgepuls • bei Venenverschluss: bläulich-rote Verfärbung, Ödem, Überwärmung	• keine Belastung der betroffenen Extremität • Kliniktransport durch Rettungsdienst • bei Arterienverschluss: tief lagern • bei Venenverschluss: hoch lagern
akutes Koronarsyndrom → 6.2	• Schmerzen hinter dem Brustbein • evtl. Ausstrahlung in Schultern, Rücken, Hals, Oberbauch • Atemnot • Schockzeichen	• Notruf • Oberkörperhochlagerung • ggf. Sauerstoffgabe • ggf. Nitrogabe • venöser Zugang, langsame Infusion
Lungenembolie → 6.3	• Schmerzen hinter dem Brustbein, stärker während der Einatmung • Atemnot • Schockzeichen	• Notruf • Oberkörperhochlagerung • ggf. Sauerstoffgabe • ggf. Nitrogabe • venöser Zugang, langsame Infusion

Leitsymptome und spezielle Maßnahmen bei verschiedenen Herz-Kreislauf-Störungen

Beurteilung der Haut

Sinkt der Blutdruck plötzlich, führt dies zu einer Kreislaufzentralisation: die Hautgefäße verengen sich, die Haut wird blass. Bei einem starken Blutdruckabfall fühlt sich die Haut außerdem kalt und schweißnass an. Einen weiteren Hinweis auf eine Zentralisation bietet die Nagelbettprobe (→ Abb. 7.1): Nach leichtem Druck auf den Fingernagel füllt das Nagelbett sich nicht oder nur verzögert.

Durch die Beurteilung der Haut lässt sich abschätzen, wie schwer sich ein Blutdruckabfall auf die Durchblutung der Organe auswirkt. Bei erhöhten Blutdruckwerten dagegen ergeben sich durch die Beurteilung der Haut keine wesentlichen Erkenntnisse.

7.2 Ohnmachtsanfall

Ohnmachtsanfall (Kollaps, Synkope): plötzlicher reversibler Bewusstseinsverlust, der nicht zu neurologischen Ausfällen führt.

Symptome

Der Patient verliert plötzlich das Bewusstsein und sackt zusammen. Vorher empfindet er Schwindel oder das Gefühl, dass ihm schwarz vor Augen wird.

Seine Haut ist blass und eventuell kaltschweißig. Der Blutdruck ist erniedrigt, der Puls je nach Ursache tachy- oder bradykard.

Nachdem der Patient kollabiert ist, fließt durch die liegende Position vermehrt Blut zum Körperstamm, wodurch der Patient normalerweise von selbst wieder zu sich kommt.

Ursachen

Ohnmachtsanfälle kommen in fast allen Altersgruppen vor und sind meist auf eine unzureichende Reaktion der Gefäßmuskulatur zurückzuführen. Dabei sind die gemessenen Werte je nach dem individuellen Normalwert sehr unterschiedlich. Ob der Ohnmacht eine zirkulatorische oder eine andere Ursache zu Grunde liegt, ist im Notfall meist nicht zu erkennen.

Maßnahmen

Wenn der Patient nicht ansprechbar ist, wird er in die stabile Seitenlage gebracht. Ansonsten wird er liegend mit erhöhten Beinen gelagert (Schocklagerung). Dadurch fließt vermehrt Blut zum Körperstamm, wodurch sich der Zustand normalerweise in wenigen Minuten verbessert.

Bessert sich der Zustand des Patienten schnell, kann auf einen Notruf verzichtet werden. Hält die Bewusstseinstrübung oder Orientierungsstörung länger an, wird ein Notruf getätigt.

Treten häufiger Ohnmachtsanfälle ohne erkennbare Ursache auf, sollte der Patient zur Abklärung an einen Arzt verwiesen werden

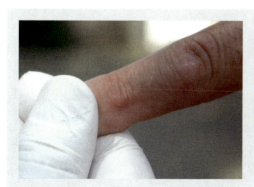
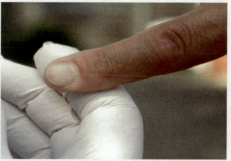

Abb. 7.1 Nagelbettprobe. Nach leichtem Druck auf einen Fingernagel füllt sich das Nagelbett bei Zentralisation und peripheren Durchblutungsstörungen nicht oder verzögert [FLA]

⚠️ Durch plötzlichen Sturz kommt es häufig zu Folgeverletzungen, insbesondere Kopfverletzungen. Der Patient wird deshalb nach dem Ohnmachtsanfall umfassend auf Verletzungen untersucht.

Komplementärmedizin

Akupressur

- LG 26: mittig am oberen Lippenrand
- Di 4: höchster Punkt der Muskelwölbung zwischen Daumen und Zeigefinger
- Energiezuleitung: Grundglieder der Mittelfinger mehrmals in Richtung Hand schieben.

Homöopathie

- Frieren und Kältegefühl, Kaltschweißigkeit, langsamer und flacher Puls: Camphora C 30, evtl. Wiederholung nach 10 Minuten
- Patient fühlt sich sterbenselend, Schwindel, Übelkeit und Erbrechen, Schweißausbrüche am ganzen Körper: Tabacum C30, evtl. Wiederholung nach 10 Minuten.

Phytotherapie

Korodin® Kreislauftropfen: 5 Tropfen, evtl. Wiederholung nach 30 Minuten.

Hydrotherapie

Arme in kaltes Wasser eintauchen oder mit kalten Umschlägen befeuchten, nicht abtrocknen

Biochemie

Wenn der Patient ansprechbar ist:
- Nr. 3 Ferrum phosphoricum D 12
- Nr. 8 Natrium chloratum D 6

jeweils eine Tablette alle 2 Minuten im Wechsel, bis Besserung eintritt.

7.3 Anaphylaktische Reaktion

📎 **Anaphylaktische Reaktion:** allergische Reaktion vom Sofort-Typ, bedingt durch eine überschießende Freisetzung von Entzündungsmediatoren (vor allem Histamin) nach Kontakt mit einem Allergen, gegen das der Betroffene überempfindlich ist.

⚠️ Jede anaphylaktische Reaktion kann sich schnell verschlimmern und in wenigen Minuten zu einer lebensbedrohlichen Störung entwickeln.

Symptome

Das klinische Bild der anaphylaktischen Reaktion hängt von der Menge des aufgenommenen Allergens sowie von der Kontaktstelle des Patienten mit dem Allergen ab.

In leichteren Fällen sind die betroffene Haut und Schleimhaut gerötet und geschwollen. Ist die Rachenschleimhaut betroffen, kann die Atmung erschwert sein. Bei Injektionen bilden sich innerhalb von Sekunden Quaddeln auf der Haut (Urtikaria), die sich von der Einstichstelle in Richtung Körperstamm

Notfall	Ursache
orthostatische Synkope	verzögerte Reaktion der peripheren Gefäße bei plötzlichen Lageveränderungen, z. B. Aufstehen nach längerem Liegen.
vasovagale Synkope („Angst-Schmerz-Schreck-Freude-Schock")	periphere Gefäßweitstellung bei Überaktivität des Parasympathikus, vor allem durch psychische Einflüsse. Auch bei älteren Patienten durch Vagusreizung, z. B. Druckreizung der Halsschlagader.
Adams-Stokes-Anfall	zerebrale Minderdurchblutung durch kurzzeitigen Herzstillstand; meist bei Patienten mit bekannten Rhythmusstörungen, z. B. AV-Block.
Hyperventilationssyndrom (→ 5.4)	Alkalose durch vermehrte CO_2-Abatmung, meist in Folge psychischer Einflüsse.

Häufige Ursachen von Ohnmachtsanfällen

ausbreiten. Der Patient äußert Unwohlsein und starkes Jucken der betroffenen Stellen.

Bei **starken Reaktionen** fällt durch eine periphere Gefäßweitstellung der Blutdruck ab und der Puls wird beschleunigt. Die Schleimhäute der Atemwege schwellen an, die Atmung ist zunehmend beeinträchtigt. Als äußeres Zeichen kann sich ein Quincke-Ödem (ausgeprägte Schwellung von Augenlidern und Lippen) bilden. Der Patient wird zunehmend unruhig.

Die schwerste Form der anaphylaktischen Reaktion ist der anaphylaktische Schock (→ 7.3, 7.4), bei dem der Kreislauf in kurzer Zeit zentralisiert.

Ursachen

Grundsätzlich kann eine anaphylaktische Reaktion durch fast alle Fremdstoffe ausgelöst werden. Besonders relevant für den Heilpraktiker sind Reaktionen auf **Medikamente**, vor allem, wenn diese injiziert werden. Andere häufige Auslöser sind Insektenstiche (vor allem Wespen), verschiedene Nahrungsmittel und Kosmetika.

Maßnahmen

In leichten Fällen kann auf den Notruf verzichtet werden. Vorsicht: Der Zustand des Patienten kann sich verschlimmern und es können Spätreaktionen auftreten. Wenn sich die Symptome nicht innerhalb weniger Minuten zurückbilden und der Allgemeinzustand sich nicht verbessert, muss ein Notruf getätigt werden.

Ist die Ursache der anaphylaktischen Reaktion eine Infusion, muss diese sofort gestoppt werden. Andere Allergene lassen sich meist schlecht entfernen, hier ist es umso wichtiger, die Symptome zu behandeln.

Bei niedrigem Blutdruck und Schockzeichen wird der Patient **liegend mit erhöhten Beinen** (Schocklage) gelagert, sofern die Atmung nicht beeinträchtigt ist. Bei Atemnot erfolgt die Lagerung dagegen sitzend mit erhöhtem Oberkörper.

Außerdem wird dem Patienten, wenn möglich, ein venöser Zugang gelegt und eine **zügig laufende Infusion** verabreicht. Ein bereits bestehender Zugang kann hierzu genutzt werden, auch wenn über diesen das Allergen appliziert wurde.

Antihistaminika (→ 18.6) hemmen die Entzündungsreaktion, erweitern die Bronchien und wirken beruhigend. Je nach Schwere des Zustandes können ½ bis 2 Ampullen intravenös gegeben werden.

Entwickelt sich ein anaphylaktischer Schock, kann außerdem die Gabe von Epinephrin (→ 18.8) und Dexamethason (→ 18.7) erwogen werden.

Komplementärmedizin

Akupressur

- LG 20: mittig auf dem höchsten Punkt des Scheitels
- LG 26: mittig am oberen Lippenrand
- KS 6: Innenseite des Unterarms, mittig zwischen Elle und Speiche, 3 Finger breit oberhalb der Handgelenksfalte.

Homöopathie

Apis C 200. Wiederholung nach 5 Minuten, wenn der Zustand sich nicht wesentlich gebessert hat.

Biochemie

- Nr. 3 Ferrum phosphoricum D 12
- Nr. 11 Silicea D 12

jeweils eine Tablette alle 2 Minuten im Wechsel, bis Besserung eintritt.

7.4 Schock

Schock: akutes Kreislaufversagen, bei dem es zu einem Missverhältnis zwischen Sauerstoffangebot und Sauerstoffbedarf kommt und das zu einer bedrohlichen Beeinträchtigung der Vitalfunktionen führen kann.

Wird der Schock nicht rechtzeitig behandelt, drohen irreversible Organschäden oder sogar der Tod des Patienten. Deshalb ist es bei jeder Hilfeleistung wichtig, eine Schocksymptomatik so früh wie möglich zu erkennen und rechtzeitig Gegenmaßnahmen zu ergreifen.

Es werden folgende Schockformen unterschieden:
- **Volumenmangelschock** (Hypovolämischer Schock): absoluter Volumenmangel durch Blut-, Plasma- oder Wasserverluste. Ist die Ursache ein Blutverlust, spricht man auch vom hämorrhagischen Schock

- **Kardiogener Schock:** akutes Pumpversagen des Herzens; das Blutvolumen ist dabei nicht vermindert
- **Anaphylaktischer Schock** (→ 7.3, 7.4): allergisch bedingte, generalisierte Weitstellung der peripheren Blutgefäße.
- **Septisch-toxischer Schock:** durch Bakterientoxine bedingte Weitstellung der peripheren Gefäße
- **Endokriner Schock:** Weitstellung der peripheren Gefäße durch hormonelle Fehlsteuerung, z. B. Hypoglykämie
- **Neurogener Schock:** Weitstellung der peripheren Gefäße durch gestörte neurologische Weiterleitung, z. B. bei Schädel- oder Wirbelsäulenverletzungen, auch reflektorisch durch starke Schmerzen.

Der psychogene Schock („Schreck-Schock"), der häufig im Rahmen von Notfallsituationen auftritt, führt nur kurzzeitig zu einer Schocksymptomatik und reguliert sich in aller Regel von selbst.

Symptome

Durch den Mangel an zirkulierendem Blutvolumen kommt es zum Blutdruckabfall. In der Frühphase des Schocks kann jedoch der arterielle Druck durch körpereigene Kompensationsmechanismen auch normal oder leicht erhöht sein. Die Pulsfrequenz hingegen nimmt wegen der Freisetzung von Katecholaminen immer mehr zu.

Als Parameter für die Schwere eines Schockzustandes kann der Schockindex herangezogen werden. Dieser errechnet sich aus der Pulsfrequenz, geteilt durch den systolischen Blutdruck. Physiologisch liegt dieser Wert etwa zwischen 0,4 und 0,7. Ein Schockindex über 1 deutet auf die Entwicklung eines massiven Schocks hin.

Allerdings dient der Schockindex nur dazu, die Diagnose zu stützen und sollte immer im Zusammenhang mit der Gesamtsymptomatik gesehen werden. Insbesondere in der Frühphase kann der Schockindex relativ lange unter 1 liegen.

Äußerlich sichtbare Merkmale sind eine starke Blässe der Haut und der Ausbruch von kaltem Schweiß am ganzen Körper. Auch frieren und zittern die Patienten meist wegen der mangelnden peripheren Durchblutung.

Bei Flüssigkeitsmangel bestehen außerdem starkes Durstgefühl sowie verzögerte oder fehlende Nagelbettfüllung. Die peripheren Pulse sind nicht mehr oder nur noch schwach zu tasten.

Bei den verschiedenen Schockformen treten mitunter spezifische Symptome auf, die aus der jeweiligen Ursache resultieren:

- Beim kardiogenen Schock ist der Patient meist nicht blass, sondern eher zyanotisch, da die Hautgefäße im Gegensatz zu den anderen Schockformen ausreichend mit Blut gefüllt sind. Auch zeigt sich oft eine Stauung der Halsvenen. Durch ein sich entwickelndes Lungenödem (→ 5.6) besteht außerdem Atemnot
- Der anaphylaktische Schock führt häufig zu einem nesselartigen Hautausschlag, Ödembildung (z. B. Quincke-Ödem), Juckreiz und Atemnot durch Schwellung der Rachenschleimhaut (→ 7.3)
- Beim septisch-toxischen Schock kann die Körpertemperatur durch fieberhafte Prozesse normal bis erhöht sein
- Beim neurogenen Schock wird der Patient bradykard, wenn es durch neurologische Fehlfunktionen zu einem Übergewicht des Parasympathikus kommt.
-

Ursachen

Die verschiedenen Schockformen lassen sich nach ihrer Ursache grob in drei Gruppen einteilen:

- **Flüssigkeitsverluste nach außen** (absoluter Volumenmangel, identisch mit dem Volumenmangelschock): Blut-, Plasma- oder Wasserverluste (z. B. durch Verletzungen, starke Durchfälle, starkes Schwitzen oder großflächige Verbrennungen) bedingen eine Verminderung des zirkulierenden Blutvolumens
- **Pumpversagen des Herzens** (kardiogener Schock): Durch ein akutes Herzversagen, etwa im Rahmen eines Myokardinfarktes, sinkt das Herzschlagvolumen, wodurch eine ausreichende Kreislauffunktion nicht mehr sichergestellt werden kann
- **Flüssigkeitsverluste innerhalb des Körpers** (relativer Volumenmangel): Durch eine generalisierte Gefäßweitstellung versackt das Blut in der Körperperipherie. Die Flüssigkeit geht dem Körper nicht verloren, steht aber dem Kreislauf nicht mehr zur Verfügung. In diese Gruppe gehören der anaphylaktische, septisch-toxische, endokrine und neurogene Schock.

7.4 Schock

Maßnahmen

Allgemeine Maßnahmen

Sobald die Entwicklung eines Schocks zu vermuten ist, wird umgehend ein Notruf getätigt.

Soweit möglich, wird die Schockursache beseitigt (→ spezifische Maßnahmen).

Schockpatienten werden in der Schocklage gelagert (→ 3.3.5). Ausnahme: kardiogener Schock (Herzbettlagerung → 3.3.5). Ist der Schockpatient bewusstlos, so wird er in die stabile Seitenlagerung gebracht (→ 3.3.5).

Es wird ein venöser Zugang (→ 18.2.3) gelegt. Bei absolutem und relativem Volumenmangel wird zügig Flüssigkeit gegeben. Beim kardiogenen Schock läuft die Infusion nur tropfenweise, der venöse Zugang dient in erster Linie dazu, dass der Notarzt umgehend Medikamente geben kann.

Da Schockpatienten sehr schnell auskühlen, wird der Patient zugedeckt, z. B. mit einer Rettungsdecke.

Durch die Gabe von Sauerstoff wird versucht, die Sauerstoffversorgung der Organe zu verbessern.

Spezifische Maßnahmen

Volumenmangelschock: Ist eine Blutung Ursache des Schocks, dann wird diese umgehend gestillt (→ 3.3.7). Außerdem wird dem Patienten möglichst schnell Volumen zugeführt.

Kardiogener Schock: Im Gegensatz zu allen anderen Schockformen darf beim kardiogenen Schock weder eine Schocklagerung durchgeführt, noch dem Patienten viel Flüssigkeit gegeben werden. Beides würde den Druck im Lungenkreislauf erhöhen. Stattdessen wird der Patient sitzend, mit erhöhtem Oberkörper gelagert und nach Möglichkeit das Sauerstoffangebot erhöht. Von der Verabreichung eines patienteneigenen Nitroglycerinsprays wird abgesehen, da es sonst zu einem weiteren Blutdruckabfall kommen kann.

Anaphylaktischer Schock: Ergänzend zur Schocklage und Volumenzufuhr können 150–300 µg Epinephrin (→ 18.8) i. m. und 40 mg Dexamethason (→ 18.7) i. v.

	Ursachen	Symptome	Maßnahmen
Volumenmangelschock	• Blutungen • Erbrechen, Durchfall • starkes Schwitzen • großflächige Verbrennungen	• Blässe • kalter Schweiß • Blutdruckabfall • Tachykardie • fehlende Kapillarfüllung	• ggf. Blutung stillen • Schocklagerung • ggf. Sauerstoffgabe • venöser Zugang • Volumenzufuhr • Notruf
kardiogener Schock	akutes Herzversagen, z. B. • Herzinfarkt • Lungenembolie • Myokarditis • dekompensierte Herzinsuffizienz	• Zyanose • Blutdruckabfall • Tachykardie • gestaute Halsvenen • evtl. Atemnot	• Lagerung mit erhöhtem Oberkörper • ggf. Sauerstoffgabe • venöser Zugang mit langsamer Infusion • Notruf
anaphylaktischer Schock (→ 7.3)	allergische Reaktion, z. B. auf • Wespenstich • Injektion • Nahrungsmittel	• Blässe, evtl. auch gerötete Haut • kalter Schweiß • Blutdruckabfall • Tachykardie • fehlende Kapillarfüllung • evtl. Quaddeln, Quincke-Ödem • Atemnot durch Schwellung der Rachenschleimhaut	• Allergenzufuhr stoppen • Schocklagerung, bei Atemnot Oberkörperhochlagerung • ggf. Sauerstoffgabe • venöser Zugang • Volumenzufuhr • Gabe von Antihistaminika • ggf. Injektion von Epinephrin und Dexamethason • Notruf

Gegenüberstellung der drei wichtigsten Schockformen

gegeben werden. Sind diese Medikamente nicht verfügbar, werden Antihistaminika gegeben (→ 7.3, 18.6), was aber weniger effektiv ist

Endokriner Schock: Handelt es sich um eine Hypoglykämie, wird diese therapiert (→ 4.4). Dadurch bessert sich auch die Schocksymptomatik in der Regel rasch. Andere hormonelle Entgleisungen lassen sich während der Erstversorgung nicht ursächlich behandeln.

Neurogener Schock: Neben der Behandlung des Grundleidens sollte Volumen gegeben werden.

7.5 Hypertensive Krise

Hypertensive Krise: anfallsartige Blutdruckentgleisung mit Werten über 230 mmHg systolisch und 130 mmHg diastolisch. Entscheidend ist aber nicht allein die absolute Höhe des Blutdrucks, sondern auch die Schnelligkeit, mit der er ansteigt.

Symptome

Neben der gemessenen Höhe des Blutdrucks weisen verschiedene typische Beschwerden bereits in der Frühphase auf einen gesteigerten Blutdruck hin. Dazu gehören Kopfschmerzen und Schwindel, Sehstörungen wie Augenflimmern, Ohrensausen und starkes Nasenbluten. Der Patient klagt über Übelkeit und Erbrechen, mitunter kann es auch zu Bewusstseinsstörungen und Krämpfen kommen.

Wegen des erhöhten Gefäßwiderstands schlägt der Herzmuskel kräftiger. Da wegen des hohen diastolischen Drucks die Koronararterien nicht ausreichend durchblutet werden, kann sich daraus ein akutes Koronarsyndrom (→ 6.2) entwickeln. In schweren Fällen kann es auch zu einer akuten Herzinsuffizienz und zu einem Lungenödem (→ 5.6) kommen.

⚠ Die größte Komplikationsgefahr ist die Ruptur einer Gehirnarterie und die daraus folgende Gehirnblutung. Deshalb sollte der Patient auch auf neurologische Ausfallerscheinungen untersucht werden.

Ursachen

Bei den meisten betroffenen Patienten ist eine chronische arterielle Hypertonie bekannt. Eine hypertensive Krise kann aber auch bei ansonsten normalen Blutdruckverhältnissen auftreten, etwa wenn durch Tumoren an Gehirn, Nieren oder Nebennieren vermehrt Blutdruck steigernde Hormone produziert werden. Auch verschiedene Medikamente, insbesondere Hormonpräparate, kommen als Auslöser in Frage.

Maßnahmen

Bei einer hypertensiven Krise wird sofort ein **Notruf** getätigt.

Der Patient wird mit erhöhtem Oberkörper gelagert. Blutdruck und Puls werden im Abstand von wenigen Minuten kontrolliert.

Ist der Patient im Besitz eines Nitroglyzerinsprays (→ 18.11), kann ihm dieses verabreicht werden, um den Blutdruck moderat zu senken. Es ist dabei ein Blutdruckwert von maximal 160/100 mmHg anzustreben, da eine zu starke Senkung zu einer zerebralen Minderdurchblutung und zu Gehirnschäden führen kann.

Komplementärmedizin

Akupressur

- KS 6: Innenseite des Unterarms, mittig zwischen Elle und Speiche, 3 Finger breit oberhalb der Handgelenksfalte
- H 9: Endglied des kleinen Fingers in Höhe des Nagelfalzes.

Homöopathie

Glonoinum C 30, Wiederholung nach 10 Minuten.

7.6 Herzrasen

Herzrasen (anfallsartige Tachykardie): plötzliche Erhöhung der Pulsfrequenz auf über 140/min ohne adäquate Anstrengung.

Symptome

Der Patient empfindet starkes Herzklopfen und zunehmende Angst. In manchen Fällen beginnt er deshalb zu hyperventilieren (→ 5.4). Außerdem können Schwindel und Ohnmachtsanfälle (→ 7.2) auftreten.

Da sich die Herzkammern bei hoher Pulsfrequenz nicht ausreichend füllen, fällt der Blutdruck deutlich ab. Im Gegensatz zum Schock kommt es jedoch nicht zur Zentralisation, die peripheren Pulse bleiben tastbar.

Ursachen

Meist tritt Herzrasen als Symptom einer anderweitigen Grunderkrankung, z. B. Schilddrüsenüberfunktion oder Tumore der Nebenniere, auf. Es kann jedoch auch bei sonst gesunden Personen durch eine Fehlsteuerung des Reizleitungssystems entstehen.

Maßnahmen

Um das Herzrasen zu unterbrechen, muss der Parasympathikus stimuliert werden. Dafür gibt es mehrere Möglichkeiten (→ Tabelle).

Nach Durchführung dieser Maßnahmen wird beobachtet, ob Puls und Blutdruck sich normalisieren und der Patient sich subjektiv besser fühlt.

Wenn sich der Zustand nicht bessert, wird ein Notruf getätigt, da der Patient sofort ärztlich untersucht werden muss. Treten die Anfälle häufiger auf, müssen organische Ursachen ausgeschlossen werden. Hierzu ist der Patient an einen Arzt zu verweisen.

Komplementärmedizin

Akupressur

- H 7 (ulnare Handgelenksfalte, oberhalb des Erbsenbeins)
- KS 6 (Innenseite des Unterarms, mittig zwischen Elle und Speiche, 3 Finger breit oberhalb der Handgelenksfalte)

Homöopathie

- deutliche Verschlimmerung und Schwindel beim Aufrichten, Besserung im Liegen: Aconitum C 30

- schwach tastbarer Puls, Kaltschweißigkeit, Verlangen nach frischer Luft: Veratrum album C 30
- Auslöser Angst, Kummer, Trauer: Ignatia C 30
- Auslöser freudige Ereignisse: Coffea C 30.

Das jeweilige Mittel kann nach 10 Minuten wiederholt werden. Wenn nach der zweiten Gabe keine Besserung eintritt, wird das Mittel gewechselt.

Biochemie

Nr. 5 Kalium phosphoricum D 6
eine Tablette alle 2-3 Minuten, bis Besserung eintritt.

7.7 Akuter peripherer Gefäßverschluss

Akuter peripherer Gefäßverschluss: plötzlicher Verschluss eines arteriellen oder venösen Gefäßes an den Extremitäten.

Bildet sich der Verschluss an Ort und Stelle, spricht man von einer Thrombose, hat er sich an anderer Stelle gebildet und ist an die Verschlussstelle geschwemmt worden, von einer Embolie.

Beim arteriellen Verschluss besteht die Gefahr, dass die betroffene Extremität durch den Sauerstoffmangel absterben kann. Bei einer venösen Thrombose ist das Hauptrisiko, dass sich der Thrombus löst und zu einer Lungenembolie (→ 6.3) führt.

Symptome

Periphere Gefäßverschlüsse treten vor allem an den Beinen, seltener an den Armen auf.

Methode zur Stimulation	Durchführung
direkter Vagusreiz	manuelle Reizung der Rachenhinterwand mit Finger oder Mundspatel oder schnelles Trinken von kaltem Wasser (ca. 100 ml)
Karotissinus-Druck	mehrsekündiger, fester Druck auf die A. carotis in der Nähe des Schlüsselbeins
Valsalva-Pressversuch	Patient atmet tief ein und verursacht dann durch Betätigung der Bauchpresse bei geschlossenem Mund und Nasenlöchern eine Erhöhung des thorakalen Drucks, die 5-10 Sekunden aufrechterhalten wird

Methoden zur Stimulation des Parasympathikus bei Herzrasen

Bei einem Arterienverschluss ist die betroffene Extremität unterhalb der Verschlussstelle blass und kalt, die Folgepulse lassen sich nicht mehr tasten und die Kapillarfüllung ist verzögert oder aufgehoben. Der Patient klagt zudem über starke Schmerzen und Taubheitsgefühle, die sich bessern, wenn die Extremität nach unten gelagert wird.

Bei einem Venenverschluss ist die betroffene Extremität bläulich-rot verfärbt, überwärmt und geschwollen. Es bilden sich eindrückbare Ödeme, die Folgepulse sind erhalten. Der Patient klagt über ein starkes Spannungsgefühl und Schmerzen, insbesondere die Fußsohlen sind druckempfindlich. Die Schmerzen bessern sich, wenn die Extremität hoch gelagert wird. In vielen Fällen sind diese Symptome jedoch nicht ausgeprägt oder kaum wahrnehmbar.

Ursachen

Arterielle Verschlüsse entstehen meist durch Blutgerinnsel, die sich im linken Herz gebildet haben und durch den Blutkreislauf weitergeschwemmt wurden. In erhöhtem Maße gefährdet sind Patienten mit peripherer arterieller Verschlusskrankheit, z. B. verursacht durch Rauchen.

Venöse Verschlüsse bilden sich in aller Regel durch Thrombenbildung an vorgeschädigten Venenklappen oder Operationsnarben. Sie werden begünstigt durch Bewegungsmangel, Übergewicht, auch Schwangerschaft und geschwächte Venenwände.

Auch während langer Bus- und Flugreisen kann sich, wegen der mangelnden Bewegungsmöglichkeit, eine Venenthrombose entwickeln. Auf Langstreckenflüge kommt es auch bei jungen Leuten ohne entsprechende Vorerkrankungen zu Venenverschlüssen, bei denen zudem keine typische Symptomatik vorliegt („Touristenklasse-Syndrom").

Maßnahmen

Bei jedem akuten Gefäßverschluss wird der Patient in eine geeignete Klinik transportiert. Der Patient darf die betroffene Extremität nicht mehr belasten. Da der Transport liegend durchgeführt werden muss, wird ein Krankenwagen gerufen.

Die Extremität ist bei einem arteriellen Verschluss tief und bei einem venösen Verschluss hoch zu lagern. Dabei ist die Extremität zu unterpolstern und darauf zu achten, dass kein Druck durch feste Kanten entsteht. Die Vitalwerte werden regelmäßig kontrolliert.

Komplementärmedizin

Homöopathie

- arterieller Verschluss: Aconitum C 30, evtl. Wiederholung nach 10 Minuten
- venöser Verschluss: Lachesis C 30, evtl. Wiederholung nach 10 Minuten.

8 Akute neurologische Störungen

8.1 Basisdiagnostik und Maßnahmen

☐ *Leitsymptome und spezielle Maßnahmen → Tabelle*

Akute Kopfschmerzen

Bei gelegentlich auftretenden Kopfschmerzen ist in den meisten Fällen keine Akutbehandlung notwendig. Sie können jedoch auch ein Hinweis auf schwerwiegende neurologische Störungen sein. Hinweise auf einen Notfall sind insbesondere

- plötzlich auftretende, heftige Schmerzen, die vom Patienten vorher nie in dieser Intensität empfunden wurden
- begleitende Meningismuszeichen (→ unten) und neurologische Ausfälle, z. B. Lähmungen, Empfindungsstörungen, Krämpfe
- vegetative Begleitsymptome wie Schwindel, starke Übelkeit oder Erbrechen.

Ursachen von akuten Kopfschmerzen können sein:

- Enzephalitis (→ 8.3)
- Glaukomanfall (→ 13.1.4)
- HWS-Syndrom (→ 9.2)
- hypertensive Krise (→ 7.5)
- Meningitis (→ 8.3)
- Migräneanfall (→ 8.2)
- Schädel-Hirn-Trauma (→ 16.3)
- Sinusvenenthrombose (→ 8.5)
- Sonnenstich (→ 11.5)
- Subarachnoidalblutung (→ 8.4).

Schwindel

Schwindel (Vertigo) tritt als Dreh-, Schwank- oder Liftschwindel im Rahmen von neurologischen Erkrankungen, Schädigungen des zentralen Nervensystems sowie Blutdruckentgleisungen auf, im hohen Lebensalter häufig auch ohne adäquate Ursache. Häufige Begleitsymptome sind Übelkeit und Schwerhörigkeit.

Ursachen von Schwindel können u. a. sein:

- Enzephalitis (→ 8.3)
- Meningitis (→ 8.3)
- Migräneanfall (→ 8.2)
- Morbus Menière (→ 8.6).

Meningismus

Als Meningismus wird eine akut auftretende, schmerzhafte Nackensteifigkeit bezeichnet. Er weist auf eine Reizung oder Entzündung der Gehirnhäute hin. Meist wird der Meningismus von starken Kopfschmerzen begleitet. Auch treten vegetative Symptome wie Schwindel, Übelkeit und Erbrechen auf.

Neben den vom Patienten geäußerten Schmerzen und Bewegungseinschränkungen weisen die folgenden Zeichen auf einen Meningismus hin:

- **Brudzinski-Zeichen:** Wenn der Therapeut beim liegenden Patienten den Kopf nach vorne beugt, werden die Beine in den Kniegelenken angewinkelt.
- **Kernig-Zeichen:** Der sitzende Patient kann den Unterschenkel nicht vollständig strecken.
- **Laségue-Zeichen:** Wenn der Therapeut beim liegenden Patienten das gestreckte Bein anhebt, äußert der Patient ab ca. 45° Schmerzen.

Ursachen von Menigismus können u. a. sein:

- Enzephalitis (→ 8.3)
- HWS-Syndrom (→ 9.2)
- Meningitis (→ 8.3)
- Sinusvenenthrombose (→ 8.5)
- Sonnenstich (→ 11.5)
- Subarachnoidalblutung (→ 8.4)

Notfall	Art der Beschwerden, Ursachen, Begleitsymptome	Maßnahmen
Migräneanfall → 8.2	• anfallsartiger, pulsierender Schmerz, auf eine Seite beschränkt • Schwindel, Übelkeit, Erbrechen • Geräusch- und Lichtempfindlichkeit • evtl. Sehstörungen	• Reizabschirmung, Zimmerverdunkelung • kalte Umschläge • evtl. Analgesie
HWS-Syndrom → 9.2	• vom Hinterkopf ausstrahlende Schmerzen; bestehen evtl. schon längere Zeit in geringer Ausprägung • Nackenschmerzen • Meningismuszeichen • Ausstrahlung in Schulter und Arm • Schwindel, Übelkeit	• kalte Umschläge • Ruhigstellung • evtl. Arzt aufsuchen • bei neurologischen Ausfällen: Kliniktransport mit Rettungsdienst
Schädel-Hirn-Trauma → 16.3	• Anamnese: Gewalteinwirkung auf den Kopf • sicht- und tastbare Verletzungen • evtl. Blutung aus Nase und Ohr • Schwindel, Übelkeit, Erbrechen • evtl. Bewusstseinsstörungen • Orientierungsstörungen, Amnesie, neurologische Ausfälle • Pupillenveränderungen (Seitendifferenz, verzögerte Reaktion)	• Notruf • Lagerung mit leicht erhöhtem Oberkörper (ca. 30°) • keimfreie Versorgung offener Wunden
Sonnenstich → 11.5	• Spannungskopfschmerz, der sich in kurzer Zeit verschlimmert • Anamnese: Sonneneinstrahlung über längere Zeit • hochroter, heißer Kopf • Schwindel, Übelkeit, Erbrechen • Meningismuszeichen • Körpertemperatur normal	• Lagerung mit leicht erhöhtem Oberkörper (ca. 30°) • für Schatten sorgen • kalte Umschläge auf Kopf und Nacken
Hypertensive Krise → 7.5	• Blutdruck > 230/130 mmHg • pulsierender Kopfschmerz, der sich in kurzer Zeit (Stunden) entwickelt; • Schwindel, Sehstörungen • keine Besserung durch Schmerzmittel • Herzklopfen, Augenflimmern, Ohrensausen, Nasenbluten • evtl. Herz- und Atembeschwerden	• Notruf • Lagerung mit erhöhtem Oberkörper • Überwachung der Vitalfunktionen
Subarachnoidalblutung → 8.4	• plötzliche, heftige Schmerzen • Anamnese: Auftreten nach Anstrengung, ggf. bereits nach alltäglicher wie Heben oder Pressen • Meningismuszeichen • Krämpfe, Lähmungen, schlaganfallähnliche Symptomatik • Pupillenveränderungen (Seitendifferenz, verzögerte Reaktion)	• Notruf • Lagerung mit leicht erhöhtem Oberkörper (ca. 30°) • ggf. Sauerstoffgabe • ggf. venöser Zugang
Sinusvenenthrombose → 8.5	• unspezifische Schmerzen, entwickeln sich über Tage bis Wochen und verschlimmern sich plötzlich • keine Besserung durch Schmerzmittel • evtl. Krämpfe und neurologische Ausfälle	• Notruf • Lagerung mit leicht erhöhtem Oberkörper (ca. 30°)

Notfall	Art der Beschwerden, Ursachen, Begleitsymptome	Maßnahmen
Meningitis (Hirnhautentzündung), Enzephalitis (Gehirnentzündung) → 8.3	• diffuse, dumpf-drückende Kopfschmerzen • Meningismuszeichen • Schwindel, Übelkeit, Erbrechen • Krämpfe • evtl. Fieber und schweres Krankheitsbild • Pupillenveränderungen (Seitendifferenz, verzögerte Reaktion)	• Notruf • Lagerung mit leicht erhöhtem Oberkörper (ca. 30°)
Akuter Glaukomanfall → 13.1.4	• plötzlicher einseitiger, an Auge und Schläfe lokalisierter Schmerz • Sehstörungen • Übelkeit und Erbrechen • harter Augenbulbus • Pupille geweitet und reaktionslos	schnellstmögliche augenärztliche Behandlung
Morbus Menière → 8.6	• anfallsartiger Drehschwindel mit Übelkeit und Erbrechen • einseitige Ohrgeräusche und Schwerhörigkeit	• Reizabschirmung • HNO-ärztliche Behandlung

Leitsymptome und spezielle Maßnahmen bei neurologischen Notfällen

8.2 Migräneanfall

Migräne: chronisches Krankheitsbild mit anfallsweise auftretenden, einseitig betonten Kopfschmerzen. Häufig begleitet von vegetativen Symptomen wie Schwindel, Übelkeit und Erbrechen sowie Sehstörungen.

Symptome

In etwa einem Viertel der Fälle geht den Anfällen eine **Aura** voraus. Dabei handelt es sich um einseitige sensorische und motorische Ausfallerscheinungen. Dies sind häufig Sehstörungen, z. B. Lichtblitze und Gesichtsfelddefekte.

Die Kopfschmerzen sind typischerweise **einseitig betont**. Als Begleitsymptome treten vegetative Beschwerden, u. a. Übelkeit und Erbrechen, Schwindel, Schwitzen und Tränenfluss, auf. Der Patient klagt über Sehstörungen wie Augenflimmern, verschwommenes Sehen oder Lichtblitze und leidet unter Licht- und Geräuschempfindlichkeit.

Ursachen

Die Ursachen der Migräneneigung sind nicht genau geklärt. Eine erbliche Disposition wird diskutiert.

Als auslösende Faktoren gelten unter anderem:
- psychische Einflüsse, z. B. Stress, Schlafentzug
- verschiedene Nahrungsmittel und Stimulanzien, z. B. Kaffee, Alkohol, Medikamente
- Witterungsumschwung
- Zeit vor und während der Menstruation.

Maßnahmen

Migräneanfälle beeinträchtigen den Betroffenen zwar stark, seine Vitalfunktionen sind jedoch nicht gefährdet. Sind die Beschwerden dem Patienten vertraut, kann daher nach Ausschluss anderer Ursachen auf einen Notruf verzichtet werden. **Andere Ursachen** sind auch bei bekannter Migräne dann wahrscheinlich
- wenn neurologische Ausfälle erstmalig auftreten oder anhalten, z. B. Verdacht auf Schlaganfall (→ 4.3)
- wenn Kopfschmerzen plötzlich mit vorher nicht gekannter Intensität einsetzen, z. B. Verdacht auf Subarachnoidalblutung (→ 8.4).

Da sich die Beschwerden durch Licht- und Geräuschreize verschlimmern, sollte der Patient bestmöglich abgeschirmt werden. Das Zimmer wird verdunkelt oder die Augen des Patienten bedeckt.

Schwere Migräneattacken werden **medikamentös therapiert.** Gegen die Übelkeit kann ein Antiemetikum (Metoclopramid, z. B. Paspertin®) gegeben werden. Diese bewirken auch, dass die Schmerzmittel besser vom Körper aufgenommen werden. Wenn die Beschwerden weiter bestehen, kann eine Schmerztherapie mit 500–1 000 mg Acetylsalicylsäure (→ 18.4) oder 250–500 mg Paracetamol (→18.12) erwogen werden.

Komplementärmedizin

Akupressur

- LG 20: mittig auf dem höchsten Punkt des Scheitels
- Di 4: am Handrücken, auf dem höchsten Punkt der Muskelwölbung zwischen Daumen und Zeigefinger.

Homöopathie

- plötzliche, heftige, pulsierende Schmerzen, Gesicht und Augen gerötet: Belladonna C 30
- Migräne mit starken Sehstörungen; Schwindel und große Schwäche, Übelkeit und Erbrechen, vor allen Dingen während der Periode: Cyclamen C 30
- „Wochenendmigräne", Beschwerden vor allem an freien Tagen, Kopfschmerzen und Sehstörungen, Erbrechen, das nicht erleichtert: Iris vesicolor C 30.

Das passende Mittel wird nach 5–10 Minuten wiederholt, bis die Beschwerden sich bessern. Tritt auch nach der dritten Gabe keine Besserung ein, erfolgt keine weitere Gabe.

Biochemie

Nr. 7 Magnesium phosphoricum D 6
in einer Tasse heißem Wasser auflösen und schluckweise trinken.

- Nr. 8 Natrium chloratum D 6
- Nr 10 Natrium sulfuricum D 6

jeweils eine Tablette alle 2 Minuten im Wechsel, bis Besserung eintritt.

8.3 Meningitis und Enzephalitis

Meningitis (Hirnhautentzündung): infektionsbedingte Entzündung des Nervensystems, bei der vor allem die Hirnhäute betroffen sind.

Enzephalitis (Gehirnentzündung): infektionsbedingte Entzündung des Nervensystems, bei der vor allem das Gehirn betroffen ist.

Meningoenzephalitis: infektionsbedingte Entzündung von Gehirn und Hirnhäuten. Da im Akutfall in aller Regel keine Unterscheidung getroffen werden kann, wird im Folgenden nur diese Bezeichnung gebraucht.

Symptome

Je nach Erreger entwickelt sich die Erkrankung sehr plötzlich oder nach einer längeren Vorläuferphase (Prodromalphase) mit grippalen Symptomen. Der Patient hat **hohes Fieber** und fühlt sich sehr krank. Er klagt über heftige **Kopfschmerzen** – vor allem im Hinterkopf – und Nackenschmerzen mit **Meningismuszeichen.** Daneben können Schwindel, Krämpfe und Bewusstseinsstörungen auftreten.

Entwickelt sich ein **Hirnödem,** zeigt sich dies durch eine schlaganfallähnliche Symptomatik, verzögerte Reaktion der Pupillen auf Lichteinfall, Bradykardie und steigenden Blutdruck.

Als Komplikation kann vor allem bei der Meningokokken-Meningitis eine Sepsis (Blutvergiftung) auftreten, wodurch der Kreislauf zusammenbricht und ein septischer Schock (→ 7.4) entsteht. Außerdem kann es bei Kleinkindern zum septischen Befall der Nebennieren kommen (Waterhouse-Friderichsen-Syndrom → 17.9).

Ursachen

Eine Meningoenzephalitis tritt vor allem bei Kindern und Jugendlichen sowie bei abwehrgeschwächten Erwachsenen auf. Die häufigsten Erreger sind Bakterien, z. B. Meningokokken, Pneumokokken, Borrelien und Haemophilus influenciae, und Viren, z. B. Herpessimplex-Viren, FSME-Viren. Infektionen mit Pilzen, Parasiten und anderen Erregern kommen seltener vor.

Darüber hinaus ist die Meningoenzephalitis eine mögliche Komplikation bei akuten bakteriellen Infektionen benachbarter Organe, z. B. Nasennebenhöhlen oder Mittelohr, und bei verschiedenen viralen Infektionskrankheiten, z. B. Masern oder Virusgrippe.

Maßnahmen

⚠ Nach § 24 des Infektionsschutzgesetzes (IFSG) besteht ein **Behandlungsverbot** für Heilpraktiker bei
- Meningokokken-Meningitis oder -Sepsis
- Frühsommer-Meningo-Enzephalitis (FSME)
- Erkrankungen mit Haemophilus influenzae Typ B
- verschiedenen systemischen Infektionskrankheiten, die zu einer Meningoenzephalitis führen können.

Nach § 8 IFSG besteht außerdem für Meningokokken-Meningitis und Masern eine namentliche **Meldepflicht** bei Verdacht, Erkrankung und Tod.

Da die Ursache der Meningoenzephalitis im Normalfall nicht erkennbar ist, muss der Heilpraktiker den Patienten sofort an einen Arzt verweisen und jeden Verdacht dem Gesundheitsamt melden.

Die Versorgung beschränkt sich auf die unmittelbar lebensnotwendigen Maßnahmen. Konkret bedeutet das, es wird ein **Notruf** getätigt und der Patient entsprechend seiner Bewusstseinslage gelagert: bei erhaltenem Bewusstsein mit 30° erhöhtem Oberkörper, bei Bewusstlosigkeit in der stabilen Seitenlage.

8.4 Subarachnoidalblutung

📖 **Subarachnoidalblutung:** Einblutung in den Subarachnoidalraum zwischen Arachnoidea (Spinnwebhaut) und Pia mater (weiche Hirnhaut) durch die Ruptur eines angeborenen oder erworbenen arteriellen Aneurysmas (Gefäßaussackung). Hat ein Patient ein solches Aneurysma, kann es bereits bei einer leichten Blutdruckerhöhung oder einer alltäglichen Anstrengung, z. B. Heben, Pressen beim Stuhlgang oder Koitus, reißen. Dies geschieht meist im mittleren Lebensalter (30-50 Jahre).

Symptome

Die Symptome setzen schlagartig mit großer Heftigkeit ein. Der Patient klagt über **plötzliche Kopfschmerzen,** die er in dieser Schwere vorher noch nie hatte. Meist strahlen die Schmerzen vom Hinterkopf aus und es bestehen gleichzeitig **Meningismussymptome.** Durch die Einblutung steigt der Hirndruck und die Symptome äußern sich ähnlich einem Schlaganfall (→ 4.3): Hemiparese, neurologische Ausfälle und Bewusstseinsstörungen.

Maßnahmen

Da sich der Zustand sehr schnell verschlimmern kann, ist es wichtig, sofort einen **Notruf** zu tätigen.

Solange der Patient bei Bewusstsein ist, wird er mit erhöhtem Oberkörper gelagert. Falls verfügbar, können ihm 4-6 l/min Sauerstoff über eine Nasensonde gegeben werden.

Aufgrund der Hirndrucksteigerung ist damit zu rechnen, dass der Patient eintrübt und sich der Zustand schnell verschlimmert. Deshalb ist es besonders wichtig, in Abständen von wenigen Minuten die Vitalfunktionen zu kontrollieren und auf Veränderungen entsprechend zu reagieren.

Nach Möglichkeit wird ein venöser Zugang gelegt und eine langsam laufende NaCl-Infusion angehängt.

⚠ Die Gabe von Schmerzmitteln, die die Blutgerinnung hemmen, z. B. Acetylsalicylsäure (→ 18.4) ist bei Verdacht auf eine Subarachnoidalblutung verboten.

8.5 Sinusvenenthrombose

📖 **Sinusvenenthrombose:** thrombotische Verlegung einer Sinusvene (abführendes Blutgefäß im Gehirn). Dadurch staut sich das Blut im Gehirn, ein Hirnödem kann sich entwickeln.

Symptome

Erstes Symptom sind starke, nachhaltige **Kopfschmerzen,** die vom Patienten oft auf andere Ursachen zurückgeführt werden. Je nach der Größe des verlegten Gefäßes steigt in einigen Tagen oder auch erst Wochen der Hirndruck und es entwickelt sich eine schlaganfallähnliche Symptomatik (→ 4.3).

Ursachen

Eine Sinusvenenthrombose wird in den meisten Fällen durch eitrige Entzündungen im Gesichts- und Schläfenbereich verursacht, die in die jeweils benachbarten Sinusvenen verschleppt werden und diese durch Blutgerinnsel (Thromben) verlegen.

Auch kann eine Sinusvenenthrombose wie andere Venenthrombosen durch langsamen Blutfluss und Venenwandschwäche entstehen.

Maßnahmen

Bei Verdacht auf eine Sinusvenenthrombose tätigt der Heilpraktiker sofort einen Notruf, da die Thrombose schnellstmöglich lokalisiert und die weitere Vergrößerung gestoppt werden muss.

Da die Symptomatik meist kaum von der des Schlaganfalls zu unterscheiden ist, beschränkt sich die Versorgung auf die Basismaßnahmen (→ Tabelle 8.1). Ist der Patient bei Bewusstsein, wird er mit erhöhtem Oberkörper gelagert. Zusätzlich kann ein venöser Zugang angelegt und Sauerstoff gegeben werden.

8.6 Morbus Menière

Morbus Menière *(Menière-Krankheit):* anfallsartige Erkrankung des Innenohrs mit typischer Symptomentrias: Drehschwindel, Innenohrschwerhörigkeit und Ohrgeräusch (Tinnitus).

Symptome

Die Symptome setzen meist plötzlich und ohne erkennbare Vorzeichen ein:
- heftige Drehschwindelanfälle mit Nystagmus (Augenzittern)
- Übelkeit und Erbrechen
- einseitige Schwerhörigkeit
- Ohrgeräusche
- Da die Symptome sehr plötzlich auftreten, ist der Patient meist sehr aufgeregt.

Ursachen

Die Erkrankung entsteht vermutlich durch eine Druckerhöhung im Innenohr, die auf eine verstärkte Endolympheproduktion zurückzuführen ist. Durch den höheren Druck reißt eine Membran, die den Endo- und den Perilymphraum trennt. Dadurch vermischen sich die Flüssigkeiten der Innenohrräume und lösen so die Schwindelanfälle aus. Dieser Vorgang ist jedoch nicht sicher geklärt.

Maßnahmen

Soweit möglich, wird der Patient beruhigt. Um das Schwindelgefühl zu mildern, wird das Zimmer abgedunkelt und die Augen des Patienten geschlossen oder abgedeckt.

Zur klinischen Überwachung ist der Transport in eine HNO-ärztliche Klinik notwendig. In vielen Fällen kann dieser durch Angehörige durchgeführt werden. Bei starker Übelkeit ist jedoch der liegende Transport in einem Krankenwagen notwendig. Deshalb ist es mitunter gerechtfertigt, einen Notruf zu tätigen, auch wenn die Vitalfunktionen nicht beeinträchtigt sind.

Komplementärmedizin

Akupressur

- KG 6: 2 Finger unterhalb des Nabels
- Bl 2: inneres Ende der Augenbrauen.

Homöopathie

- Drehschwindel in jeder Lage, auch beim Schließen der Augen: Conium C 12
- große Schwäche und Übelkeit, schlimmer beim Aufsetzen: Cocculus C 12
- starke Übelkeit mit vergeblichem Würgereiz, zusätzlich Kopfschmerzen, Auslöser Stress, Alkohol, Kaffee: Nux vomica C 30.
- Schwindel schlimmer beim Schließen der Augen: Silicea C 30

Das jeweilige Mittel kann nach 10 Minuten wiederholt werden. Wenn nach der zweiten Gabe keine Besserung eintritt, wird das Mittel gewechselt.

Biochemie

- Nr. 5 Kalium phosphoricum D 6
- Nr 11 Silicea D 12

jeweils eine Tablette alle 2 Minuten im Wechsel, bis Besserung eintritt.

9 Akute Rückenschmerzen

9.1 Basisdiagnostik und -maßnahmen

Akute Rückenschmerzen kommen häufig vor, jedoch liegen nur in den wenigsten Fällen schwerwiegende Ursachen zu Grunde. Trotzdem müssen neurologische Störungen in jedem Fall ausgeschlossen werden. Darum werden bei akuten Rückenschmerzen die neurologischen Funktionen untersucht: Motorik, Sensorik und die wichtigsten Reflexe.

Bei nachfolgenden Symptomen muss mit bleibenden Schäden gerechnet werden:
- starke Schmerzen, die durch Verletzungen verursacht wurden
- Gefühlsstörungen in den Extremitäten
- Bewegungseinschränkungen, Lähmungen
- unwillkürlicher Harn- und Stuhlabgang.

Diese Symptome sind Indikationen für einen Notruf.

Untersuchung der neurologischen Funktionen

Um die Motorik zu beurteilen, wird der Patient zunächst aufgefordert, die Arme und Beine zu bewegen. Anschließend bittet man ihn, nur Finger und Zehen zu bewegen, um die Feinmotorik zu überprüfen.

Die Sensorik wird überprüft, indem man die Arme und Beine an verschiedenen Stellen abwechselnd vorsichtig zwickt und leicht berührt. Der Patient soll diese Berührungen differenzieren und lokalisieren.

Bei den Eigenreflexen werden besonders die Reflexe der unteren Extremität, z. B. Patellarsehnenreflex und Achillessehnenreflex, untersucht. Die Reflexe der oberen Extremität sind meist nicht leicht auslösbar und im Notfall wenig aufschlussreich.

Ein auffallender Befund liegt immer dann vor, wenn Motorik, Sensorik oder Eigenreflexe auf einer oder beiden Seiten abgeschwächt oder nicht mehr vorhanden sind. Dies ist ein Hinweis auf geschädigte Nervenbahnen.

Die vorliegenden Ausfallerscheinungen bestimmten Rückenmarkssegmenten zuzuordnen, ist im Notfall schwierig und für die weitere Versorgung unerheblich.

Allgemeine Maßnahmen

Wenn die neurologischen Funktionen beeinträchtigt sind, ist eine genaue Diagnose durch bildgebende Verfahren notwendig. Der Patient muss liegend in eine Klinik transportiert werden, deshalb wird ein Notruf getätigt.

Bis der Rettungsdienst eintrifft, wird der Patient in einer möglichst bequemen Position gelagert. Dabei werden schmerzhafte Bewegungen vermieden.

Leichtere Schmerzen ohne neurologische Ausfälle können meist vom Heilpraktiker mit den ihm zur Verfügung stehenden Mitteln, z. B. Akupunktur, behandelt werden. Bessern sich die Beschwerden nicht oder ist eine weitere Abklärung notwendig, wird der Patient an einen Arzt überwiesen.

9.2 HWS-Syndrom

Halswirbelsäulensyndrom (HWS-Syndrom): Sammelbezeichnung für verschiedene Beschwerden, die durch Erkrankungen oder Funktionseinschränkungen der Halswirbelsäule und der Halsmuskulatur verursacht werden.

Häufige akute Ausprägungen des HWS-Syndroms sind der muskuläre Schiefhals und das HWS-Schleudertrauma.

Muskulärer Schiefhals (Torticollis): akute Schmerzen mit Fehlhaltung, Muskelhartspann und eingeschränkter Beweglichkeit.

HWS-Schleudertrauma: Zerrungen der Muskeln und Bänder an der Halswirbelsäule, die durch heftige, ruckartige Bewegungen des Kopfes v. a. bei Verkehrsunfällen entstehen.

Symptome

Im Vordergrund stehen uncharakteristische Schmerzen in der Halswirbelsäule, die evtl. in Hinterkopf, Schultern oder Arme ausstrahlen. Die Beweglichkeit des Halses ist eingeschränkt, meist besteht ein schmerzhafter Muskelhartspann. Die Beschwerden werden häufig durch „falsches Liegen" und plötzliche Bewegungen ausgelöst.

Je nach Lokalisation können begleitend Schwindel, Kopfschmerzen, Sehstörungen oder motorische und sensorische Ausfälle der oberen Extremität bestehen.

Ist die Ursache ein HWS-Schleudertrauma, treten die Beschwerden oft erst Stunden nach der verursachenden Schädigung auf.

Ursachen

Ein HWS-Syndrom entsteht meist durch Fehlbelastungen der Halswirbelsäule, die langfristig zum Verschleiß führen. Auch Erkrankungen, die zur Versteifung des knöchernen Apparates führen (z. B. Morbus

Notfall	Leitsymptome	Maßnahmen
HWS-Syndrom → 9.2	• vom Hinterkopf ausstrahlende Schmerzen; bestehen evtl. schon längere Zeit in geringerer Ausprägung • Nackenschmerzen • Meningismuszeichen • Ausstrahlung in Schulter und Arm • Schwindel, Übelkeit • Sonderform: Schleudertrauma	• kalte Umschläge • Ruhigstellung • evtl. Arzt aufsuchen • bei neurologischen Ausfällen: Kliniktransport mit Rettungsdienst
Hexenschuss → 9.3	• plötzliche Schmerzen • Beginn nach schwerem Heben, Bücken oder Drehbewegungen • Bewegungseinschränkung • Gefühlsstörungen	• evtl. Notruf • Ruhelagerung (Stufenbett) • Kälte- oder Wärmeanwendungen • ggf. Schmerzmittelgabe
Ischiassyndrom → 9.3	• Rückenschmerzen mit Ausstrahlung in die Beine • Verschlimmerung durch Bewegung • Gefühlsstörungen • Bewegungseinschränkung	• evtl. Notruf • Ruhelagerung (Stufenbett) • Kälte- oder Wärmeanwendungen • ggf. Schmerzmittelgabe
Meningitis/Enzephalitis → 8.3	• diffuser, dumpf-drückender Kopfschmerz • Meningismuszeichen • Schwindel, Übelkeit, Erbrechen • Krämpfe • evtl. Fieber, schweres Krankheitsbild • Pupillenveränderungen: Seitendifferenz, verzögerte Reaktion	• Notruf • Lagerung mit leicht erhöhtem Oberkörper (ca. 30°)
Wirbelsäulenverletzung → 16.4	• Unfallhergang, z. B. Sturz aus großer Höhe • Schmerzen in Nacken, Rücken, Becken • Bewegungseinschränkung, Lähmung • Gefühlsstörungen • evtl. Urin- und Stuhlabgang • Neurologische Ausfälle • Schocksymptome • evtl. Atem- und Kreislaufinsuffizienz	• Notruf • aktive und passive Bewegung vermeiden • bei Bewusstsein: in der vorgefundenen Lage belassen • bei Bewusstlosigkeit: vorsichtige Seitenlagerung, möglichst mit zwei Helfern • Schockbehandlung • venöser Zugang, Infusion

Leitsymptome und spezielle Maßnahmen bei akuten Rückenschmerzen

Bechterew) können eine Ursache sein. In vielen Fällen liegt den Beschwerden ein Bandscheibenvorfall im HWS-Bereich zu Grunde.

Maßnahmen

Die akuten Schmerzen bessern sich häufig durch kalte Umschläge. Außerdem sollte der Hals ruhig gestellt werden. Hierfür sind spezielle Hilfsmittel, z. B. die Stifneck®-Halsmanschette, geeignet (→ Abb. 9.1), die auch der Heilpraktiker anwenden kann.

Wenn sich die Beschwerden trotz Behandlung nicht bessern oder wenn neurologische Ausfälle bestehen, muss ein Bandscheibenvorfall ausgeschlossen werden. Der Patient wird in diesem Fall an einen Arzt überwiesen.

Treten die Beschwerden nach einem Unfall auf, muss eine Wirbelsäulenverletzung röntgenologisch ausgeschlossen werden, v. a. bei neurologische Ausfällen. Der Patient wird liegend ins Krankenhaus transportiert.

Komplementärmedizin

Akupressur

- 3E 5: 2 Finger oberhalb der ulnaren Handgelenksfalte
- Dü 3: Handkante, ein Finger unterhalb des Ansatzes des kleinen Fingers am Ende der Handtellerquerfalte.

Homöopathie

- Schmerzen nach plötzlicher ruckartiger Bewegung, Schleudertrauma: Arnica C 30, Wiederholung nach 10 Minuten. Danach ist meist eines der beiden folgenden Mittel angezeigt
- Die geringste Bewegung ist unerträglich; Berührung ist schmerzhaft, aber fester Druck bessert: Bryonia C 30, Wiederholung nach 5 Minuten
- Schmerzen vor allem bei Beginn der Bewegung, fortgesetzte Bewegung bessert: Rhus toxicodendron C 30, Wiederholung nach 5 Minuten.

Biochemie

Nr. 7 Magnesium phosphoricum D 6
in einer Tasse heißem Wasser auflösen und schluckweise trinken.

Nr. 9 Natrium phosphoricum D 6
eine Tablette alle 5 Minuten, bis Besserung eintritt.

9.3 Hexenschuss und Ischiassyndrom

Hexenschuss (Lumbago): plötzliche einschießende Schmerzen im Bereich der Lendenwirbelsäule ohne Ausstrahlung.

Ischiassyndrom: akute Rückenschmerzen mit meist einseitigen ziehenden Schmerzen in den Beinen entlang des Verlaufs des Nervus ischiadicus.

Symptome

Die Schmerzen treten plötzlich auf und verschlimmern sich meist durch Bewegung. Oft besteht ein schmerzhafter Hartspann der Muskulatur. Je nach Schwere des Geschehens bestehen einseitige Gefühlsstörungen und Lähmungserscheinungen. Infolge einer Lähmung der

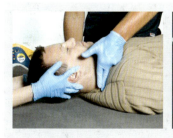
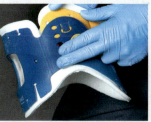
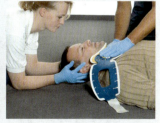

Abb. 9.1 HWS-Schiene anlegen. Links: Ein Helfer fixiert die HWS des Betroffenen. Der andere Helfer misst die HWS-Schienen-Größe mit den Fingern ab. Mitte: Auswahl und Einstellen der Schienengröße. Rechts: Ein Helfer legt die Schiene brustwärts an [FLA]

Schließmuskeln kann es zum unwillkürlichen Harn- und Stuhlabgang kommen.

Die Beschwerden werden typischerweise durch schweres Heben, Bücken oder plötzliche Drehbewegungen ausgelöst.

Ursachen

Die Ursache von Hexenschuss und Ischiassyndrom liegt meist in Bandscheibenschäden, z. B. einem Bandscheibenvorfall, die zu einer Einklemmung der austretenden Nervenbahnen führen. Differenzialdiagnostisch kommen jedoch – neben Verspannungen der Rückenmuskulatur – auch Spontanfrakturen der Wirbelkörper, z. B. bei Osteoporose und Knochentumoren, in Frage.

Maßnahmen

Bei starken Schmerzen mit neurologischen Ausfällen wird ein Notruf getätigt. Bis zum Eintreffen des Rettungsdienstes wird der Patient so wenig wie möglich bewegt. Der Helfer kann ihn vorsichtig in eine Lage bringen, in der die Schmerzen erträglich sind. Lagerungen, die von Betroffenen meist als angenehm empfunden werden, sind:
- Rückenlage auf einer harten Unterlage, mit 90° angewinkelten Beinen (Stufenlagerung)
- Bauchlage mit leicht erhöhtem Oberkörper, z. B. indem ein Kissen oder eine zusammengelegte Decke untergelegt wird

⚠ Kann eine Wirbelsäulenverletzung nicht ausgeschlossen werden, ist der Patient ohne jegliche Manipulation in der vorgefundenen Lage zu stabilisieren.

Zur Schmerzlinderung können rezeptfreie Wirkstoffe wie Paracetamol (→ 18.12) oder Diclofenac-Gel eingesetzt werden.

Komplementärmedizin

Akupressur

- 3E 5: 2 Finger oberhalb der ulnaren Handgelenksfalte
- LG 26: mittig am oberen Lippenrand.

Homöopathie

- Die geringste Bewegung ist unerträglich; Berührung ist schmerzhaft, aber fester Druck bessert: Bryonia C 30, Wiederholung nach 5 Minuten
- Schmerzen vor allem bei Beginn der Bewegung, fortgesetzte Bewegung bessert: Rhus toxicodendron C 30, Wiederholung nach 5 Minuten
- plötzliche einschießende Schmerzen mit Ausstrahlung in die Beine: Hypericum C 30, evtl. Wiederholung nach 10 Minuten.

Biochemie

Nr. 7 Magnesium phosphoricum D 6
in einer Tasse heißem Wasser auflösen und schluckweise trinken.

Nr. 5 Kalium phosphoricum D 6
eine Tablette alle 5 Minuten, bis Besserung eintritt.

10 Akute Bauchbeschwerden

10.1 Basisdiagnostik und -maßnahmen

Verschiedene Erkrankungen der Bauchorgane können zu akuten Notfällen führen. Die Beschwerden sind dabei oft uncharakteristisch und lassen selten eine konkrete Diagnose zu. Die Erstuntersuchung dient daher in erster Linie dazu, die Schwere des Geschehens und mögliche Komplikationen abzuschätzen.

Anzeichen für eine vitale Bedrohung sind:
- Blutungen aus Mund und/oder After
- starke Schmerzen, die sich in kurzer Zeit verschlimmern
- stark beeinträchtigter Allgemeinzustand
- Bewusstseinsstörungen
- Schockzeichen.

Bei allen Bauchbeschwerden wird der komplette Bauchraum abgetastet (Palpation) und mit dem Stethoskop abgehört (Auskultation). Dabei werden die Bereiche, in denen der Patient Schmerzen äußert, als letztes untersucht, da eine Palpation schmerzhafter Bereiche zu einer Abwehrspannung der Bauchdecke führt und so die weitere Untersuchung erschwert.

Blutungen aus Mund und/oder After

Blutungen aus Mund und/oder After können verschiedene Ursachen haben. Sie können, müssen aber nicht mit Bauchschmerzen einhergehen.

An *Farbe und Beschaffenheit* des Blutes lässt sich grob abschätzen, wie akut und gefährlich die Blutung ist. *Erbrechen von hell- oder dunkelrotem Blut (Hämatemesis)* und/oder eine *hell- oder dunkelrote Blutung aus dem After* weisen auf eine massive Blutung im oberen oder unteren Verdauungstrakt hin. Da die tatsächliche Blutmenge schwer abgeschätzt werden kann, ist immer mit akuter Lebensgefahr des Patienten zu rechnen.

Wird *schwärzlich verfärbtes, kaffeesatzartiges Blut* erbrochen oder mit dem Stuhl abgesetzt, deutet dies darauf hin, dass das Blut längere Zeit mit Magensäure in Kontakt gekommen ist. Es handelt sich also meist um eine Blutung, die schon seit mehreren Stunden besteht. Der Blutverlust ist meist gering, jedoch muss damit gerechnet werden, dass die Blutung fortbesteht.

Schmerzen

Bauchschmerzen werden nach der Intensität, der Art und der Lokalisation beurteilt.

Um die **Intensität** der Schmerzen beurteilen zu können, fordert man den Patienten auf, diese auf einer Skala von 1 (leichte Schmerzen) bis 10 (stärkste Schmerzen) einzuordnen. Wenn man während der weiteren Versorgung erneut nachfragt, ist so zu erkennen, ob sich der Zustand des Patienten verschlimmert hat. Wenn sich die Schmerzen in kurzer Zeit verschlimmern, spricht man von einem akuten Abdomen (→ 10.3). Die **Art** der Schmerzen wird wie folgt eingeteilt:
- *kolikartige Schmerzen:* Die Schmerzen nehmen wellenförmig zu und wieder ab. Dies weist darauf hin, dass ein „Gang" verlegt ist, in dem peristaltische Wellen ablaufen, z. B. ableitende Harnwege, Gallengang oder Darm.
- *Entzündungsschmerzen:* Die Schmerzen steigern sich zunächst langsam, dann immer stärker und bleiben schließlich auf einem Höhepunkt stehen. Dies deutet auf eine Entzündung von Bauchorganen hin
- *Perforationsschmerzen:* Die Schmerzen entwickeln sich zunächst wie Entzündungsschmerzen. Dann kommt es zu einem plötzlichen, stechenden Schmerz, der allmählich abklingt. Dies deutet darauf hin, dass ein entzündetes Organ perforiert ist. Es droht eine lebensbedrohliche Bauchfellentzündung.

Eine genaue **Lokalisation** der Beschwerden gelingt meist nur in der Anfangsphase. Später werden die Symptome immer unspezifischer und diffuser. Meist entwickelt sich eine **Abwehrspannung** der Bauchdecke, ein Mechanismus zur Schmerzabwehr. Diese verstärkt sich mit zunehmenden Schmerzen, bis die Bauchdecke bretthart wird.

Basismaßnahmen

Da viele Störungen erst mittels Sonographie oder Endoskopie sicher diagnostiziert werden können und häufig eine Operation notwendig ist, wird der Patient frühzeitig in ein Krankenhaus eingeliefert.

Wenn die Beschwerden noch nicht zu weit fortgeschritten sind und der Allgemeinzustand nicht beeinträchtigt ist, kann der Transport von Angehörigen durchgeführt werden. Bei starken Schmerzen sowie bei Blutungen muss dagegen ein Notruf getätigt werden.

Grundsätzlich gilt, dass der Patient weder essen, trinken noch rauchen soll, da dies die Verdauung anregt und das Narkoserisiko bei einer möglichen Operation erhöht.

10.2 Akute Magen-Darm-Blutung

Akute Magen-Darm-Blutung (akute gastrointestinale Blutung): Bluterbrechen (Hämatemesis) und/oder Absetzen von Blut aus dem After.

Im Notfall lässt sich weder die Blutungsquelle noch der tatsächliche Blutverlust sicher beurteilen. Auch bei einer nur geringen sichtbaren Blutmenge muss deswegen mit einem Volumenmangelschock (→ 7.4) gerechnet werden.

Symptome

Das Leitsymptom jeder akuten Magen-Darm-Blutung ist der sichtbare **Blutabgang** aus Mund und/oder After (→ 10.1). Dabei ist die Farbe des Blutes unerheblich, da die Schwere der Blutung dadurch nicht abgeschätzt werden kann.

Die Menge des abgehenden Blutes hängt von Art und Lokalisation der Blutung ab. Während z. B. bei vielen Blutungen aus dem Darmbereich häufig nur gelegentlich Blutbeimengungen zu sehen sind, können bei akuten Blutungen in der Speiseröhre schwallartig große Mengen von Blut abgesetzt werden.

Durch den Blutverlust entwickelt sich eine zunehmende **Schocksymptomatik** mit Blutdruckabfall, erhöhtem Puls, kaltem Schweiß und eventuell Bewusstseinstrübungen.

Verschiedene Begleitsymptome wie Schmerzen, die genau lokalisiert werden können, weisen auf die mögliche Blutungsquelle hin. Da diese für die Erstversorgung jedoch nicht relevant ist, kann auf eine genaue Anamnese verzichtet werden.

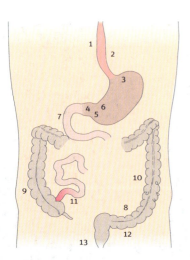

1 Ösophagus-Ca
2 Ösophagus-Varizen
3 Magenfundus-Varizen
4 Ulkus ventriculi
5 Gastrits
6 Magen Ca
7 Ulcus duodeni
8 Colon Ca
9 Polypen
10 Colitis ulcerosa
11 M. Crohn
12 Divertikel
13 Hämorrhoiden

Abb. 10.1 Mögliche Blutungsquellen bei einer GI-Blutung [GRA]

Ursachen

Blutungen aus dem oberen Verdauungstrakt entstehen häufig durch Ösophagusvarizen (Krampfadern in der Speiseröhre, als Folge von Lebererkrankungen oder Rechtsherzinsuffizienz) sowie durch blutende Geschwüre und Krebstumore des Magens.

Blutungen aus dem unteren Verdauungstrakt haben ihren Ursprung meist im Dickdarm. Mögliche Ursachen sind Krebstumore, Schleimhautpolypen, Divertikel (Aussackungen der Darmwand) sowie entzündliche Erkrankungen, z.B. Colitis ulcerosa.

⚠ Blutungen aus dem Mund können ihren Ursprung auch in den Atemwegen haben.

Maßnahmen

Da eine Magen-Darm-Blutung nur in der Klinik gestillt werden kann, ist immer ein Notruf erforderlich. Anschließend wird der Patient – sofern er bei Bewusstsein ist – in Schocklage gebracht, allerdings nur, wenn gewährleistet ist, dass hoch drängendes Blut weiterhin ausgespuckt werden kann.

Zur weiteren Schockvorbeugung ist ein venöser Zugang mit einer schnell laufenden Infusion anzulegen.

Notfall	Leitsymptome	Maßnahmen
akute Magen-Darm-Blutung → 10.2	• Abgang von rotem oder schwärzlich verfärbtem Blut aus Mund und/oder After • Schocksymptomatik	• Notruf • Schocklagerung • bei Bewusstseinsverlust: stabile Seitenlage • venöser Zugang, zügige Infusion
akutes Abdomen → 10.3	• unspezifische Bauchschmerzen, die sich rasch verschlimmern • Abwehrspannung • Übelkeit, Erbrechen • evtl. Schocksymptomatik	• Notruf • Lagerung nach Wunsch • venöser Zugang, zügige Infusion
akuter Harnverhalt → 10.4	• starker Harndrang • Blasenentleerung nicht möglich • Blase prall gefüllt und druckschmerzhaft	• Alarmierung von Bereitschafts- bzw. Notarzt • Lagerung nach Wunsch • venöser Zugang • evtl. krampflösende Medikamente
(Bauch-) Aortenaneurysmaruptur und Aortendissektion → 6.4	• plötzlicher starker Schmerz im Brust- oder Bauchbereich • später dumpfer Dauerschmerz • evtl. Ausstrahlung in Rücken, Bauch, Beine • evtl. plötzliche Bewusstlosigkeit • schneller Blutdruckabfall, Schockzeichen	• Notruf • bei stabilen Blutdruckwerten: Oberkörperhochlagerung • bei schnellem Blutdruckabfall: Schocklagerung • venöser Zugang, Infusion
akutes Koronarsyndrom → 6.2	• Schmerzen hinter dem Brustbein • evtl. Ausstrahlung in den Oberbauch, Schultern, Rücken, Hals • Atemnot • Schockzeichen	• Notarztruf • Oberkörperhochlagerung • ggf. Sauerstoffgabe • ggf. Nitrogabe • venöser Zugang, langsame Infusion
extrauterine Schwangerschaft → 15.6	• Schmerzen im Unterbauch • evtl. vaginale Blutung	• Notruf • Lagerung anhand der Symptome

Leitsymptome und spezielle Maßnahmen bei akuten Bauchbeschwerden

⚠ Bei bewusstseinsgetrübten Patienten ist mit einer Blutaspiration zu rechnen. Es ist daher wichtig, laufend das Bewusstsein zu überprüfen und, sobald der Patient eintrübt, ihn in die stabile Seitenlage zu legen.

10.3 Akutes Abdomen

📎 **Akutes Abdomen (akuter Bauch):** alle akuten Baucherkrankungen, die plötzlich einsetzen und sich schnell verschlimmern.

Beim akuten Abdomen handelt es sich um keine eigenständige Erkrankung, sondern eine Kombination von Symptomen, die bei verschiedenen Krankheitsbildern auftreten können. Da eine genaue Diagnose nur in der Klinik möglich ist, ist immer mit einer vitalen Bedrohung zu rechnen.

Symptome

Im Vordergrund stehen **plötzlich auftretende, heftige Bauchschmerzen** verschiedener Art und Intensität. Die Schmerzen können genau lokalisierbar oder diffus sein. Zusätzlich entwickelt sich eine **Abwehrspannung der Bauchdecke**, der Patient nimmt eine Schonhaltung mit angezogenen Beinen ein. Häufig kommt es zu Übelkeit und Erbrechen.

Das zunehmende Schmerzgeschehen ist meist von vegetativen Symptomen wie Übelkeit, Erbrechen, Schweißausbrüchen sowie Tachykardie und Blutdruckabfall begleitet.

Ursachen

Ein akutes Abdomen kann sich bei nahezu allen akuten Erkrankungen im Bauchraum entwickeln. Die häufigsten Ursachen sind:

- akute Blinddarmentzündung (Appendizitis), ca. 50 %
- mechanischer Darmverschluss (Ileus), ca. 25 %
- Gallenkolik, ca. 10 %.

⚠ In etwa 5 % der Fälle ist ein akutes Abdomen auf ein Geschehen außerhalb des Bauchraums zurückzuführen, z. B. akutes Koronarsyndrom (→ 6.2) oder diabetisches Koma (→ 4.5).

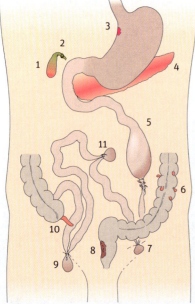

1 akute Gallenblasenentzündung
2 Gallenkolik
3 perforiertes Magengeschwür
4 akute Pankreatitis
5 Bridenileus
6 Divertikulitis
7 Leistenhernie
8 Dickdarmkrebs
9 Schenkelhernie
10 Appendizitis
11 eingeklemmter Nabelbruch

Abb. 10.2 Die häufigsten abdominellen Erkrankungen, die zum akuten Abdomen führen können [GRA]

Maßnahmen

In jedem Fall wird sofort ein Notruf getätigt, der Patient muss umgehend zur Untersuchung in ein Krankenhaus.

Bis zum Eintreffen des Notarztes wird der Patient in einer für ihn möglichst angenehmen Position gelagert. Um die Bauchdecke zu entlasten, kann der Oberkörper leicht erhöht gelagert und eine zusammengerollte Decke unter die Knie gelegt werden. Es ist jedoch immer die Wunschlage des Patienten zu bevorzugen, z. B. wenn er lieber auf der Seite liegen möchte, um die Beine stärker anziehen zu können.

Um einem Schock vorzubeugen, kann frühzeitig ein venöser Zugang mit einer zügig laufenden Infusion gelegt werden.

Komplementärmedizin

Akupressur

- KS 6: Innenseite des Unterarms, mittig zwischen Elle und Speiche, 3 Finger breit oberhalb der Handgelenksfalte
- M 36: Außenseite des Schienbeins, knapp unterhalb der Kniescheibe.

Homöopathie

- plötzlich einsetzende Beschwerden, Blässe, Schwindel: Aconitum C 30, einmalig. Wenn keine Besserung: Wechsel auf anderes Mittel
- brennende Schmerzen, starke Übelkeit, Erbrechen, sehr geschwächter Zustand: Arsenicum album C 30, Wiederholung nach 5-10 Minuten
- kolikartige Schmerzen, besser durch Zusammenkrümmen: Colocynthis C 30, Wiederholung nach 5-10 Minuten.

10.4 Akuter Harnverhalt

Akuter Harnverhalt: Unfähigkeit, die prall gefüllte Harnblase trotz Harndrangs zu entleeren.

Symptome

Der Patient klagt über heftigen, quälenden Harndrang, der sich meist über Stunden hinweg entwickelt hat. Die Blase ist prall im Unterbauch tastbar und druckschmerzhaft. In schweren Fällen kann es durch starke Schmerzen zum akuten Abdomen (→ 10.3) mit Abwehrspannung kommen.

Durch die Schmerzen ist der Allgemeinzustand des Patienten stark beeinträchtigt: er ist unruhig, blass und kaltschweißig.

Bei starker Überdehnung der Blase kann es schließlich zur Überlaufinkontinenz kommen. Dabei versagt der Schließmuskel und es treten einzelne Urintropfen aus. Dies kann jedoch nicht vom Patienten willkürlich beeinflusst werden.

Ursachen

Ein akuter Harnverhalt kommt vor allem bei Männern vor, deren Vorsteherdrüse (Prostata) vergrößert ist und die Harnröhre einengt. Seltenere Ursachen sind losgelöste Nierensteine, Verletzungen der Harnröhre, Verkrampfungen des Blasenschließmuskels und Priapismus (schmerzhafte Dauererektion des Penis).

Maßnahmen

Es muss unverzüglich ein Blasenkatheter gelegt werden, über den die Blase entleert werden kann. Da der Heilpraktiker in der Regel nicht in dieser Technik geübt ist, muss hierzu ein Arzt gerufen werden. Sofern es ohne Zeitverlust möglich ist, kann der Katheter auch von einem niedergelassenen Arzt (z. B. Bereitschaftsdienst) gelegt werden. In den meisten Fällen empfiehlt es sich allerdings, einen Notruf zu tätigen, insbesondere dann, wenn sich ein akutes Abdomen entwickelt.

Bis zum Eintreffen des Arztes wird der Patient in eine Lage gebracht, in der die Schmerzen erträglich sind, z. B. sitzend oder liegend mit angewinkelten Beinen.

Komplementärmedizin

Akupressur

- G 14: ein Fingerbreit über der Mitte der Augenbraue
- M 36: Außenseite des Schienbeins, knapp unterhalb der Kniescheibe.

Homöopathie

Colocynthis C 30, evtl. Wiederholung nach 10 Minuten.

Biochemie

Nr. 7 Magnesium phosphoricum D 6
in einer Tasse heißem Wasser auflösen und schluckweise trinken.

Nr. 10 Natrium sulfuricum D 6
eine Tablette alle 2-3 Minuten, bis Besserung eintritt.

11 Strom-, Hitze- und Kälteschäden

11.1 Allgemeine Maßnahmen

Physikalische Einwirkungen wie Strom, Hitze und Kälte können entweder direkt oder indirekt die primären Vitalfunktionen Atmung und Kreislauf, aber auch andere Regelkreise wie das Bewusstsein und den Wasser-Elektrolyt-Haushalt beeinträchtigen.

Im Vordergrund stehen bei der Versorgung stets die Basismaßnahmen:
- Sofortmaßnahmen, um die schädigende Einwirkung zu beenden
- Notruf, wenn Bewusstsein, Atmung oder Kreislauf beeinträchtigt sind
- stabile Seitenlage, wenn der Patient bewusstlos ist, aber noch atmet (→ 3.3.5)
- Herz-Lungen-Wiederbelebung bei Atem- und Kreislaufstillstand (→ 3.3.6)
- Schockbehandlung, wenn Schockzeichen vorliegen (→ 3.3.8, 7.4)

11.2 Verbrennung und Verbrühung

Verbrennung: Gewebeschädigung durch direkte Hitzeeinwirkung auf die Haut, beispielsweise durch Feuer, heiße Gegenstände, Chemikalien oder Reibungswärme.

Verbrühung: Gewebeschädigung durch heiße Flüssigkeiten, z. B. Wasser, Öl und Fett, oder Dampf.

Bei ausgedehnten Verbrennungen – bei Erwachsenen ab 15 %, bei Kindern bereits ab 8 % der Körperoberfläche – ist wegen entzündlicher Prozesse und Schock mit akuter Lebensgefahr zu rechnen.

Darüber hinaus stellen Brandverletzungen stets eine Eintrittspforte für Krankheitserreger dar. Je größer die Ausdehnung, desto höher die Infektionsgefahr.

Die Symptomatik und die Versorgung von Verbrennung und Verbrühung ist die gleiche.

Symptome

Um die Schwere von Verbrennungen zu beurteilen, werden sie in drei Grade (→ Abb. 11.2) eingeteilt:
- Bei **Verbrennungen ersten Grades** ist der betroffene Bereich entzündet; die Haut ist gerötet und überwärmt

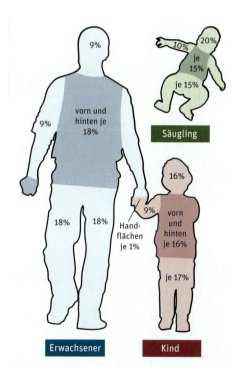

Abb. 11.1 Schema der Neunerregel. Die Körperoberfläche (KOF) wird in ein Vielfaches von 9 aufgeteilt: Kopf/Hals und Arm entsprechen je 9 % der KOF, Bein, Rumpf vorn und Rumpf hinten je 18 %. Die Handfläche des Verletzten entspricht 1 % der KOF. Wenn mehr als 15 % Körperoberfläche – bei Kindern 8 % – verbrannt sind, muss die Verbrennungswunde in einem Krankenhaus behandelt werden [SKO]

- Bei **Verbrennungen zweiten Grades** löst sich die Oberhaut (Epidermis) ab, wodurch Brandblasen entstehen. Die Hautgefäße erweitern sich durch die Hitzeeinwirkung und es tritt Flüssigkeit ins Gewebe über. Tiefere Gewebeschichten sind nicht betroffen
- Bei **Verbrennungen dritten Grades** ist die Epidermis vollständig zerstört. Es können auch tiefere Gewebsschichten geschädigt sein. Durch Eiweißverluste wird den Blutgefäßen Flüssigkeit entzogen. Weil die Hautnerven geschädigt sind, ist das betroffene Gewebe teilweise schmerzunempfindlich.

Die Ausdehnung der Verbrennung wird nach der Neunerregel nach Wallace bestimmt (→ Abb. 11.1).

Durch eine Elektrolyt- und Flüssigkeitsverschiebung in das betroffene Gewebe kann sich bei ausgedehnten Verbrennungen zweiten und dritten Grades ein Volumenmangelschock (→ 7.4) entwickeln.

Maßnahmen

Brennende Kleidung wird gelöscht, indem man eine Decke oder größere Kleidungsstücke über den Patienten breitet und damit die Flammen erstickt.

Die verbrannte Haut wird freigelegt, notfalls ist hierzu die Kleidung aufzuschneiden. Kleidungsstücke, die mit der Wunde verklebt sind, werden auf der Wunde belassen.

Offene Brandwunden werden **steril abgedeckt**. Hierzu eignet sich ein Verbandtuch, das mit Pflaster oder Mullbinden locker befestigt wird.

Bei ausgedehnten Verbrennungen werden Maßnahmen zur **Schockbehandlung** eingeleitet, auch wenn noch keine Schocksymptome vorliegen. Besonders wichtig ist dabei der Wärmeerhalt, der z. B. mit einer Rettungsdecke (Gold-Silber-Folie) oder mit Wolldecken durchgeführt wird. Wenn eine Rettungsdecke benutzt wird, weist die goldfarbene Seite zum Patienten. Auf diese Weise wird die Körperwärme erhalten, ohne sie auf die verbrannten Stellen zu reflektieren. Bei der Verwendung von Wolldecken darauf achten, dass die Wolle nicht auf den verbrannten Körperstellen liegt. Die Wunden vorher mit Verbandmaterial bedecken.

Brandverletzungen sind **nur direkt nach der Schädigung zu kühlen,** um die Hitzeeinwirkung zu unterbrechen. Eine exzessive Kühlung führt bei großflächigen Verbrennungen zur Unterkühlung und verschlechtert die Heilungsaussichten. Deshalb gelten bei der Kühlung von Brandverletzungen folgende Grundsätze:
- *keine zu kalten Flüssigkeiten benutzen.* Die Temperatur der Flüssigkeit sollte mindestens 20 °C betragen. Am besten geeignet ist sterile Kochsalzlösung; steht diese nicht in ausreichender Menge zur Verfügung, kann auch z. B. Leitungswasser verwendet werden, wobei in diesem Fall das Infektionsrisiko vernachlässigt werden kann

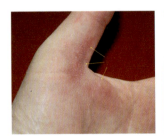
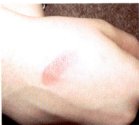
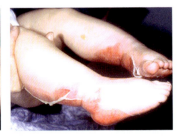

Abb. 11.2 Verbrennungsgrade. Links: Verbrennung 1. Grades an der Daumenbasis und am Handteller durch Kontakt mit einem Schürhaken. Man sieht nicht viel, aber der Schmerz sitzt tief und lässt erst nach Tagen nach. Mitte: frische Verbrennung 2. Grades durch Kontakt mit einer Kochplatte. Die gerötet erscheinende Haut wird in den nächsten Stunden Blasen bilden und sich in den Folgetagen ablösen. Rechts: beidseitige Verbrühungen durch heißes Wasser an den Füßen eines Kleinkindes. Die Verletzungen entsprechen Verbrennungen 3. Grades [ASL, WKY, RKL]

- Verbrennungen *bis zu einer Ausdehnung von 10 % der Körperoberfläche* werden nur gekühlt, bis die Schmerzen deutlich abnehmen. Die Kühlung darf nicht länger als 10 Minuten lang andauern, bei Säuglingen und Kleinkindern nicht länger als 5 Minuten
- Bei *mehr als 10 % verbrannter Körperoberfläche* wird die Haut nicht längerfristig gekühlt, sondern nur kurz überspült
- Bei *mehr als 20 % verbrannter Körperoberfläche* ist auf kühlende Maßnahmen vollständig zu verzichten.

Mittlerweile sind im Fachhandel auch Kühlvorrichtungen erhältlich, die die Kühlleistung punktuell konzentrieren und deshalb nicht zur Unterkühlung führen, z. B. WaterJel®.

Komplementärmedizin

Homöopathie

- Verbrennung 1. Grades, Haut gerötet und geschwollen: Arnica C 30
- Verbrennung 2. Grades, brennende Schmerzen, Blasenbildung: Cantharis C 30.

Biochemie

Verbrennungen 1. und 2. Grades

- Nr. 3 Ferrum phosphoricum D 12
- Nr. 5 Kalium phosphoricum D 6

jeweils eine Tablette alle 2 Minuten, bis Besserung eintritt.

Die Homöopathie betrachtet die Kühlung von Brandverletzungen nicht als sinnvoll, da auf diese Weise die Selbstheilungskräfte unterdrückt werden. Schmerzen, die unter kaltem Wasser verschwinden, kehren schnell und nachhaltig wieder, wenn die Kühlung beendet wird.

Stattdessen wird die verbrannte Haut für längere Zeit in warmes Wasser gehalten. Eine andere Möglichkeit ist es, die verbrannte Stelle nochmals für wenige Sekunden in die Nähe der Hitzequelle zu bringen. In beiden Fällen wird die bestehende Symptomatik durch einen ähnlichen Reiz überdeckt, wodurch die Schmerzen gelindert werden und sich keine Schwellung entwickelt.

Diese Vorgehensweise ist allerdings **nur bei kleineren Verbrennungen** zu empfehlen. Bei schweren Verbrennungen wird das betroffene Areal nach oben beschriebenen Maßgaben gekühlt.

11.3 Stromunfall

Stromunfall: Schädigung durch die Einwirkung von elektrischem Strom.

Stromunfälle können in Niederspannungs- und Hochspannungsunfälle unterschieden werden.

Niederspannungsunfall: Stromunfall mit einer Spannung von weniger als 1000 Volt, z. B. Haushaltsstrom.

Hochspannungsunfall: Stromunfall mit einer Spannung von mehr als 1000 Volt, z. B. Hochspannungsleitungen.

Der Strom fließt von der Eintrittsstelle aus durch den Körper bis zu einer Stelle, an der der Körper den Boden oder leitende Gegenstände berührt, also „geerdet" ist. Dadurch entstehen innere und äußere Verbrennungen. Außerdem kann es zu Krämpfen, Schädigungen des Nervensystems sowie zu Herzrhythmusstörungen bis hin zum Kreislaufstillstand kommen.

Die Schwere der Schädigung hängt von folgenden Faktoren ab:
- Stromstärke
- Spannung
- Widerstand bzw. Leitfähigkeit von Kleidung oder Gegenständen, die sich zwischen dem Patienten und den Kontaktstellen befinden
- Zeitdauer, die der Betroffene mit der Stromquelle verbunden ist.

Symptome

Der einwirkende Strom führt insbesondere zu **Bewusstseins- und Herzrhythmusstörungen.** Die Herzrhythmusstörungen wirken sich nicht immer auf den Pulsschlag aus und sind oft nicht leicht zu erkennen.

Es kommt zu Muskelkrämpfen. Deshalb kann der Betreffende die Stromquelle oft nicht selbst wieder loslassen.

An der Ein- und Austrittsstelle des Stroms kommt es zu äußerlich sichtbaren, rötlich-weißen Verbrennungen.

11 Strom-, Hitze- und Kälteschäden

Notfall	Leitsymptome	Maßnahmen
Verbrennung und Verbrühung → 11.2	• Unfallhergang • Hautrötung, evtl. Blasenbildung • Schwellung • Schmerzen, evtl. lokale Schmerzunempfindlichkeit	• Je nach Ausmaß: Notruf • brennende Kleidung löschen • evtl. Kühlung mit lauwarmem Wasser • keimfreier Verband • Schockbehandlung
Stromunfall → 11.3	• Bewusstseinsstörungen • Herzrhythmusstörungen • evtl. Kreislaufstillstand • sichtbare Verbrennungen	• Eigenschutz • Vitalzeichenkontrolle • Arzt aufsuchen • ggf. Notruf
Blitzunfall → 11.4	• Bewusstlosigkeit • Atem- und Kreislaufstörungen • stumpfe Verletzungen	• Sicherung der Vitalfunktionen • Notruf
Hitzschlag → 11.5	• Haut warm und trocken • Bewusstseinsstörungen • Kopfschmerzen • Übelkeit, Erbrechen, Schwindel	• Patienten in den Schatten bringen • kalte Umschläge • Oberkörperhochlagerung • wenn keine Besserung in wenigen Minuten: Notruf
Sonnenstich → 11.5	• Spannungskopfschmerz, der sich in kurzer Zeit verschlimmert • Anamnese: Sonneneinstrahlung über längere Zeit • hochroter, heißer Kopf • Schwindel, Übelkeit, Erbrechen • Meningismuszeichen • Körpertemperatur normal	• Lagerung mit leicht erhöhtem Oberkörper (30°) • für Schatten sorgen • kalte Umschläge auf Kopf und Nacken • wenn keine Besserung in wenigen Minuten: Notruf
Hitzeerschöpfung → 11.6	• starkes Schwitzen • Schockzeichen • evtl. Bewusstseinsstörungen	• Schockvorbeugung • bei erhaltenem Bewusstsein Getränke zuführen • ggf. venöse Infusion • keine Besserung nach Flüssigkeitsgabe: Notruf
Unterkühlung → 11.7	• niedrige Körpertemperatur • Bewusstseinsstörungen • Atmung und Puls verlangsamt	• nasse Kleidung entfernen • Wärmeerhalt, keine Wärmezufuhr • evtl. warme Getränke verabreichen • ggf. Notruf
Erfrierung → 11.8	• Haut blass oder zyanotisch • Schwellung, Blasenbildung • evtl. Gefühlsstörungen	• bei zweit- und drittgradigen Erfrierungen: Notruf • schonende Erwärmung der betroffenen Körperteile

Leitsymptome und spezielle Maßnahmen bei Strom-, Hitze- und Kälteschäden

Ursachen

Niederspannungsunfälle ereignen sich in erster Linie durch defekte Elektrogeräte und nicht ausreichend isolierte elektrische Leitungen. Da Wasser den Strom leitet, können sich auch Niederspannungsunfälle ereignen, wenn elektrische Geräte in feuchten Räumen benutzt werden. Vor allem bei Kindern kommt es häufig zu Stromschlägen, wenn mit leitenden Gegenständen, z. B. Nägel, Stricknadeln, in Steckdosen gestochert wird.

Hochspannungsunfälle kommen deutlich seltener vor. Sie ereignen sich vor allem durch Missachtung der Sicherheitsvorschriften an Hochspannungsmasten und Oberleitungen von Schienenbahnen.

Maßnahmen

Bei jedem Stromunfall gilt es zunächst, auf den **Eigenschutz** achten. Da der menschliche Körper den Strom leitet, kann der Helfer ebenfalls unter Strom gesetzt werden, wenn er den Patienten berührt.

Bei einem **Niederspannungsunfall** ist vor der Rettung die Stromzufuhr zu unterbrechen, indem man die Sicherung ausschaltet. Wenn dies nicht möglich ist, wird der Patient vorsichtig mit einem nicht leitenden Gegenstand, z. B. aus Holz, von der Stromquelle entfernt.

Die Rettung aus einem Hochspannungsbereich ist ausschließlich Aufgabe des Fachpersonals, z. B. Feuerwehr. Bei offenen Hochspannungsleitungen muss ein Sicherheitsabstand von mindestens fünf Metern eingehalten werden, da sonst der Helfer durch einen überspringenden „Spannungsbogen" geschädigt werden kann.

Der Helfer tätigt so schnell wie möglich – jedoch erst, wenn weitere Gefahrenquellen ausgeschaltet wurden – einen Notruf.

Bei Störungen von Bewusstsein, Atmung und Kreislauf sind die Basismaßnahmen (→ 3.3) durchzuführen. Doch auch wenn die Vitalfunktionen unauffällig sind, sollte ein Arzt oder Krankenhaus aufgesucht werden, um weitergehende Schäden sicher auszuschließen.

! Die nach einem Stromunfall auftretenden Herzrhythmusstörungen können auch erst nach mehreren Stunden wahrnehmbar sein und dann zu einem plötzlichen Kreislaufstillstand führen. Deshalb sollte in jedem Fall ein EKG geschrieben werden, auch wenn der Betroffene scheinbar „mit dem Schrecken davongekommen" ist.

11.4 Blitzunfall

Blitzunfall: Verletzung durch direkten Blitzeinschlag oder durch Überspringen der Spannung bei einem Blitzeinschlag in unmittelbarer Nähe. Dabei fließt Strom mit einer Spannung von mehreren Mio. Volt über die Körperoberfläche zum Boden.

Blitzunfälle kommen sehr selten vor, sind aber in vielen Fällen tödlich.

Symptome

Da der Strom nicht durch den Körper fließt, kommt es in aller Regel nicht zu inneren Verletzungen. Durch die hohe Energie sind jedoch die **Vitalfunktionen** gefährdet: Meist ist der Patient bewusstlos, es bestehen Atem- und Herzrhythmusstörungen bis hin zum Kreislaufstillstand.

Durch die Einwirkung von Lichtenergie wird der Patient geblendet. Beim Blitzeinschlag entstehende Schallwellen können stumpfe Verletzungen, z. B. eine Rippenprellung, verursachen.

Ursachen

Betroffen sind vor allem Menschen, die sich bei Gewitter in der Nähe von hohen, stromleitenden Gegenständen aufhalten, z. B. metallische Fahnen- oder Flutlichtmasten.

Maßnahmen

Da nach dem Blitzeinschlag kein Strom mehr fließt, kann der Patient ohne Gefahr berührt werden.

Bei der Erstversorgung sind vor allem die Vitalfunktionen zu sichern. Ein **Notruf** wird umgehend getätigt.

11.5 Hitzschlag und Sonnenstich

Hitzschlag: Hitzestau durch unzureichende Wärmeabgabe des Körpers bei hoher Umgebungstemperatur oder körperlicher Anstrengung. Die Schweißproduktion versiegt und es kommt zur Kreislaufzentralisation.

Sonnenstich: Reizung der Gehirnhäute durch direkte Sonnenstrahlung auf den ungeschützten Kopf.

Bei beiden Erscheinungen besteht die Gefahr eines Hirnödems, das im weiteren Verlauf zur tiefen Bewusstlosigkeit führt.

Symptome

Bei einem **Hitzschlag** ist die Haut des Patienten warm, trocken und gerötet. Das Bewusstsein ist getrübt, außerdem kommt es zu Kopfschmerzen und vegetativen Begleitsymptomen wie Übelkeit, Erbrechen oder Schwindel.

Die Symptome beim **Sonnenstich** sind ähnlich. Zusätzlich entwickelt der Patient einen Meningismus (→ 8.1). Im Gegensatz zum Hitzschlag ist die Körpertemperatur des Patienten meist normal, während der Kopf überwärmt und stark gerötet ist. Die Symptome treten häufig erst nach einigen Stunden auf und werden dann nicht mehr mit der Sonneneinstrahlung in Verbindung gebracht.

Ursachen

Ursache des Hitzschlags ist vor allem körperliche Anstrengung bei großer Hitze, z. B. Sportler oder Soldaten in voller Uniform. Häufig tritt er auch bei Kindern auf, die sich in schlecht klimatisierten Fahrzeugen befinden, insbesondere wenn diese in der Sonne abgestellt werden.

Der Sonnenstich betrifft vor allem Kleinkinder und Männer mit Glatze, die sich ohne Kopfbedeckung in der Sonne aufhalten. Auch bei Cabriofahrern, die ohne Kopfbedeckung in der Sonne unterwegs sind, ist der Sonnenstich eine häufige Erscheinung.

Maßnahmen

Es ist vor allen Dingen wichtig, den Patienten in den Schatten zu bringen und für eine kühle Umgebung zu sorgen. Kopf, Rumpf und Nacken werden mit kalten Umschlägen gekühlt.

Sofern der Patient bei Bewusstsein ist, wird er mit erhöhtem Oberkörper gelagert.

Wenn sich die Beschwerden nicht nach wenigen Minuten wieder zurückbilden, wird ein Notruf getätigt.

Komplementärmedizin

Akupressur

- LG 26: mittig am oberen Lippenrand
- LG 20: mittig auf dem höchsten Punkt des Scheitels
- N 1: Mitte der Fußsohle, am Schnittpunkt der beiden Fußballen
- KS 9: am unteren Nagelrand des Mittelfingers.

Homöopathie

- starker Schwindel und Übelkeit: Gelsemium C 30, Wiederholung nach 10 Minuten
- starke Kopfschmerzen, hochroter Kopf, deutlich erhöhter Blutdruck: Glonoinum C 30, Wiederholung nach 10 Minuten
- Stehen Schwindel und Übelkeit im Vordergrund: Aconitum C 30 einmalig.

Biochemie

- Nr. 3 Ferrum phosphoricum D 12
- Nr. 5 Kalium phosphoricum D 6

jeweils eine Tablette alle 2 Minuten, bis Besserung eintritt.

11.6 Hitzeerschöpfung

Hitzeerschöpfung (Hitzekollaps): Verlust von Wasser und Elektrolyten durch starkes Schwitzen und mangelnde Flüssigkeitszufuhr. Daraus kann sich ein Volumenmangelschock (→ 7.4) entwickeln.

Symptome

Als Zeichen eines beginnenden Schocks leidet der Patient unter Tachykardie, Blutdruckabfall, Blässe, Kaltschweißigkeit und im fortgeschrittenen Stadium Bewusstseinsstörungen. Durch den Elektrolytmangel kommt es außerdem zu Muskelkrämpfen.

Ursachen

Eine Hitzeerschöpfung kommt vor allem bei Kindern vor, da diese einen wesentlich höheren Flüssigkeitsumsatz haben als Erwachsene.

Außerdem tritt sie bei Ausdauersportlern, z. B. Langstreckenläufer, auf, wenn diese zu wenig trinken.

Maßnahmen

Im Vordergrund der Behandlung steht die **Schockvorbeugung und -bekämpfung.** Der Patient wird liegend mit erhöhten Beinen gelagert. Sofern der Patient bei Bewusstsein ist, kann man ihm gesüßte Getränke geben. Besonders geeignet sind Sportgetränke mit hohem Elektrolytgehalt.

Bei starken Symptomen oder Bewusstlosigkeit kann ein venöser Zugang gelegt und eine Infusion, z. B. Ringer-Laktat 500 ml, gegeben werden.

Ein Notruf ist dann erforderlich, wenn der Zustand sich durch Flüssigkeitszufuhr nicht bessert oder wenn die Vitalfunktionen/das Bewusstsein beeinträchtigt sind.

Komplementärmedizin

Akupressur

- LG 26: mittig am oberen Lippenrand
- Energiezuleitung: Grundglieder beider Mittelfinger mehrmals zur Hand hin schieben.

Homöopathie

Tabacum C 30, Wiederholung nach 10 Minuten.

Biochemie

Nr. 5 Kalium phosphoricum D 6
eine Tablette alle 2 Minuten, bis Besserung eintritt.

11.7 Unterkühlung

Unterkühlung: Absinken der Körperkerntemperatur unter 35 °C.

Ist der Mensch einer kalten Umgebungstemperatur ausgesetzt, verengen sich seine Hautgefäße, um weniger Wärme abzugeben. Außerdem wird durch Muskelzittern Wärme erzeugt. Bei längerem Aufenthalt in der Kälte oder wenn die Umgebungstemperatur rapide absinkt, z. B. bei einem Sturz in eiskaltes Wasser, reichen diese Mechanismen nicht mehr aus. Der Kreislauf zentralisiert, um den Körperkern und so die lebensnotwendigen Organe möglichst warm zu halten.

Symptome

Sinkt die Körpertemperatur mäßig auf 36–34 °C ab, wirkt der Betroffene erregt, er zittert, der Blutdruck fällt ab und der Puls wird schneller.

Bei tieferen Temperaturen werden die Vitalfunktionen in zunehmendem Maß beeinträchtigt: Das Bewusstsein ist getrübt, Atmung und Kreislauf werden langsamer, periphere Pulse sind nicht mehr tastbar. Die Extremitäten werden unbeweglich und steif.

Bei einer Kerntemperatur von weniger als 30 °C muss mit dem Ausfall von Vitalfunktionen gerechnet werden.

Ursachen

Besonders gefährdet sind Kinder, da sie in Folge einer proportional größeren Körperoberfläche mehr Wärme abgeben als Erwachsene. Auch alkoholisierte Personen kühlen leicht aus, weil Alkohol die Hautgefäße erweitert und gleichzeitig das Kälteempfinden herabsetzt.

Maßnahmen

Bei einer starken Unterkühlung ist frühzeitig ein **Notruf** zu tätigen, auch wenn die Vitalfunktionen nicht wesentlich beeinträchtigt sind.

Durchnässte Kleidung wird entfernt. Anschließend wird der Patient in eine Decke eingehüllt, um die Restwärme zu erhalten.

⚠ Kein Abreiben, keine passive Erwärmung, z. B. mit einer Heizdecke. Durch diese Maßnahmen wird der Kreislauf plötzlich angeregt. Kaltes Blut aus den Extremitäten fließt deshalb schneller zum Herz. Dies kann zum Kreislaufstillstand führen. Ist der Patient bei Bewusstsein, können ihm warme, gezuckerte Getränke verabreicht werden

Bei Kreislaufstillstand ist unverzüglich mit der Reanimation (→ 3.3.6) zu beginnen! Gerade unterkühlte Patienten überstehen durch den verminderten Stoffwechsel auch relativ lange Phasen ohne Herztätigkeit.

Naturheilkundliche Ergänzung

Homöopathie

Camphora C30, evtl. Wiederholung nach 10 Minuten.

11.8 Erfrierung

🔗 **Erfrierung:** Gewebsschädigung durch lokale Kälteeinwirkung.

Bei Kälteeinwirkung wird die Haut weniger stark durchblutet. Vor allem an distal gelegenen Körperregionen wie Zehen, Fingern, Ohren und Nase entstehen dadurch Gewebeschäden. Insbesondere Patienten mit peripheren Durchblutungsstörungen und Raucher sind gefährdet.

Bei tiefgehenden Erfrierungen drohen irreversible Schäden durch den voranschreitenden Gewebsuntergang. Häufig muss das betroffene Körperteil amputiert werden.

Symptome

Man unterscheidet drei Schweregrade:
- Bei Erfrierungen ersten Grades ist die Haut blass, kalt und evtl. schmerzhaft geschwollen
- Bei Erfrierungen zweiten Grades verfärben sich die betroffenen Körperteile bläulich-zyanotisch. Die Oberhaut löst sich in Blasen ab und es kommt zu Parästhesien
- Bei Erfrierungen dritten Grades stirbt das unter der Haut liegende Gewebe ab. Es wird hart, unbeweglich und verfärbt sich blauschwarz.

Maßnahmen

Bei zweit- und drittgradigen Erfrierungen wird ein Notruf getätigt, da mit Gewebeschäden zu rechnen ist.

Betroffene Körperteile dürfen nicht durch heißes Wasser oder kräftiges Abreiben erwärmt werden. Es kann sonst zu einer lokalen Verbrennung kommen. Dies verschlechtert die Prognose. Stattdessen erfolgt die Wiedererwärmung durch die eigene Körperwärme des Patienten, indem die betroffenen Körperteile zugedeckt und evtl. abgepolstert werden.

Wenn gleichzeitig mit der Erfrierung eine Unterkühlung vorliegt, muss die Unterkühlung vorrangig behandelt werden.

Komplementärmedizin

Homöopathie

Agaricus muscarius C30. Bei Fortbestehen der Beschwerden nach 1 Stunde wiederholen.

Biochemie

Nr. 10 Natrium sulfuricum D 6
eine Tablette alle 3-5 Minuten, bis Besserung eintritt.
Evtl. auch äußerlich als Salbe anwenden.

12 Vergiftungen

12.1 Basismaßnahmen

Vergiftungen treten in allen Altersgruppen und Gesellschaftsschichten auf. Fast jeder Stoff kann in entsprechend hoher Dosis giftig wirken. Die Wirkung, die ein Giftstoff im Körper auslöst, hängt von verschiedenen Faktoren ab. Neben der Art des Giftstoffes und der Dosis spielen dabei der seit der Aufnahme vergangene Zeitraum sowie der Aufnahmeweg eine Rolle.

Das Ziel der Erstversorgung besteht darin, die Vitalfunktionen des Patienten zu sichern, bis der Notarzt eintrifft. Außerdem sind, soweit möglich, Maßnahmen zu ergreifen, die die Wirkung des Giftstoffes vermindern helfen.

Notruf

Da meistens nicht klar ist, welche Menge des Giftstoffs aufgenommen wurde und wie lange dies zurückliegt, ist der weitere Verlauf schwer abzusehen. Deshalb ist bei jeder akuten Vergiftung ein **Notruf** zu tätigen, auch dann, wenn die Vitalfunktionen noch nicht beeinträchtigt sind.

Sicherung der Vitalfunktionen

Bewusstseinsgetrübte Patienten sind frühzeitig in die **stabile Seitenlage** (→ 3.3.5) zu bringen, auch dann, wenn sie auf Ansprache oder Schmerzreiz reagieren. Gerade bei Vergiftungen wird der Patient oft plötzlich bewusstlos, ohne dass Vorzeichen zu erkennen sind.

Atmung und Kreislauf können bei Vergiftungen ebenfalls plötzlich aussetzen. Deshalb werden sie in Abständen von wenigen Minuten kontrolliert.

Soweit möglich wird bei jeder Vergiftung der **Blutzuckerspiegel** kontrolliert. Eine begleitende Blutzuckerentgleisung kann für den Patienten ebenso schwerwiegende Folgen haben wie die Vergiftung selbst.

Giftnotrufzentrale

Verschiedene Kliniken betreiben Giftnotrufzentralen, bei denen rund um die Uhr telefonischer Rat eingeholt werden kann. Die Mitarbeiter haben Zugriff auf umfangreiche Datenbanken, so dass sie selbst bei seltenen, exotischen Vergiftungsarten fachkundige Auskunft geben können.

Bundesland	Ort	Nummer
Baden-Württemberg	Freiburg	0761/19240
Bayern	München Nürnberg	089/19240 0911/3982451
Berlin, Brandenburg	Berlin	030/19240
Bremen, Niedersachsen, Hamburg, Schleswig-Holstein	Göttingen	0551/19240
Hessen, Rheinland-Pfalz	Mainz	06131/19240
Mecklenburg-Vorpommern, Sachsen, Sachsen-Anhalt, Thüringen	Erfurt	0361/730730
Nordrhein-Westfalen	Bonn	0228/19240
Saarland	Homburg	06841/19240

Giftnotrufzentralen in Deutschland

12 Vergiftungen

Notfall	Leitsymptome	Maßnahmen
Alkoholvergiftung → 12.2	• Bewusstseinsstörungen • Orientierungsstörungen • verlangsamte Atmung • Blutzuckerabfall • Unterkühlung • weite Pupillen	• Notruf • venöser Zugang • Patienten zudecken • bei Bewusstlosigkeit: stabile Seitenlage
Medikamentenvergiftung → 12.3	Je nach Wirkung des Medikaments: • Bewusstseins- und Atemstörungen • Veränderung von Puls und Blutdruck, Herzrhythmusstörungen • evtl. erweiterte oder verengte Pupillen, verzögerte Lichtreaktion	• Notruf • bei Bewusstsein: Erbrechen auslösen • angebrochene Tablettenpackungen mit ins Krankenhaus geben • bei Bewusstlosigkeit: stabile Seitenlage
Vergiftung durch Heroin und andere Opioide → 12.4	• Bewusstseins- und Atemstörungen • Blutdruckabfall • evtl. Einstichstellen • stark verengte Pupillen	• Notruf • venöser Zugang • bei Bewusstlosigkeit: stabile Seitenlage
Vergiftung durch Aufputschmittel, z. B. Kokain, Amphetamine, Halluzinogene → 12.5	• aufgedrehter Zustand • evtl. Halluzinationen • Tachykardie • Hyperventilation • weite Pupillen	• Notruf • Vagusreiz • evtl. Schockbehandlung
Vergiftung durch Reinigungsmittel → 12.6	• Notfallhergang • Rückstände im Mundraum • bei Verätzungen Schmerzen, Rachenrötung • Atemstörungen	• Notruf • kein Erbrechen auslösen! • bei Schaumbildnern Simeticongabe • bei Verätzungen kaltes Wasser trinken lassen
Nikotinvergiftung → 12.7	• verstärkter Speichelfluss • Übelkeit, Erbrechen • Bewusstseins- und Atemstörungen • Schocksymptome	• Notruf • evtl. Erbrechen auslösen
Vergiftung durch Pflanzen → 12.8	• Übelkeit, Erbrechen, Durchfall • Schwindel, Verwirrtheit • Störungen von Bewusstsein, Atmung und Kreislauf	• je nach Schwere Notruf oder Überweisung an Arzt • evtl. Erbrechen lassen
Pilzvergiftung → 12.9	• Übelkeit, Erbrechen, Durchfall • Störungen von Bewusstsein, Atmung und Kreislauf	• Notruf
Vergiftung durch Pflanzenschutzmittel → 12.10	• Speichelfluss, Übelkeit, Erbrechen • Krämpfe, Bewusstseins-, Atemstörung • Knoblauchgeruch der Ausatemluft • blaue Verfärbung der Haut und Schleimhäute	• Notruf • Eigenschutz beachten, Handschuhe tragen • keine Beatmung ohne Hilfsmittel
Gasvergiftung → 12.11	• Bewusstseins- und Atemstörungen • CO: Kopfschmerzen, Schwindel, rosige Hautfarbe • CO_2: Atemstillstand, Zyanose • Rauch- und Reizgase: Husten, gerötete Augen, evtl. Rasselgeräusche	• Notruf • Eigenschutz beachten • keine Rettung ohne Frischluftzufuhr • Sauerstoffgabe, evtl. Beatmung

Leitsymptome und spezielle Maßnahmen bei Vergiftungen

🦶 Angaben, die für die Giftnotrufzentrale wichtig sind:
- *Was* wurde aufgenommen?
- *Wann* wurde das Gift aufgenommen?
- *Wie viel* Gift wurde aufgenommen?
- *Wie* wurde das Gift aufgenommen?
- *Warum* wurde das Gift aufgenommen?

Durch den Anruf bei der Giftnotrufzentrale dürfen auf keinen Fall die Maßnahmen zur Erstversorgung des Patienten vernachlässigt werden. Daher wird immer zuerst der Notruf getätigt.

Entgiftung

Erbrechen auszulösen wird heute nicht mehr empfohlen, da es oft schwierig ist, den Bewusstseinszustand des Patienten sicher zu beurteilen. Bei eingetrübten Patienten ist die Gefahr der Aspiration von Mageninhalt groß. Deshalb werden Gifte erst vom Notarzt oder in der Klinik durch eine Magenspülung entfernt.

Keinesfalls darf bei folgenden Giftstoffen Erbrechen provoziert werden:
- *Säuren und Laugen:* Gefahr weiterer Verätzung bereits geschädigten Gewebes
- *fettlösliche Substanzen,* z. B. Benzin und andere Mineralöle: Gefahr, dass sich eine schwere Pneumonie und/oder Organversagen entwickelt, schon bei Aspiration kleinster Mengen
- *schaumbildende Substanzen,* z. B. Putz- und Waschmittel: Gefahr des Erstickens durch massenhaft hochquellenden Schaum und Entwicklung einer schweren Aspirationspneumonie.

Bei oral aufgenommenen Giftstoffen kann dem Patienten – sofern er bei Bewusstsein ist – Wasser zu trinken gegeben werden. Dies führt zu einer Verdünnung des Giftstoffes und hemmt seine Aufnahme. Zusätzlich kann in Wasser aufgelöste Aktivkohle (→ 18.5, Dosierung 50 g auf einen halben Liter Wasser) gegeben werden. Aktivkohle bindet enteral aufgenommene Giftstoffe. Auch hier gilt, dass Aktivkohle dem Patienten nur verabreicht werden darf, wenn er ansprechbar ist.

⚠️ Bei manchen oral aufgenommenen Giftstoffen, z. B. schaumbildende Substanzen oder bestimmte Säuren und Laugen, die chemisch mit Wasser reagieren, darf der Betroffene nichts trinken.

Im Zweifelsfall ist der Anweisung der Giftnotrufzentrale zu folgen.

12.2 Alkoholvergiftung

📖 **Alkoholvergiftung:** durch Alkoholaufnahme bedingter Zustand, der das Bewusstsein und/oder die Vitalfunktionen des Patienten stark beeinträchtigt.

Nicht nur Menge und Alkoholgehalt der aufgenommenen Getränke ist maßgeblich, sondern auch die Aufnahmegeschwindigkeit und die individuelle Alkoholtoleranz. Diese ist z. B. niedrig bei Kindern, Frauen und bei Patienten mit Erkrankungen von Leber und zentralem Nervensystem.

⚠️ Die Wirkung von Medikamenten, insbesondere von Beruhigungsmitteln, wird durch Alkohol verstärkt.

Die Hauptgefahren einer Alkoholvergiftung sind:
- *Verlegung der Atemwege,* weil die Zunge zurückfallen und Mageninhalt aspiriert werden kann
- *Unterkühlung,* weil die Blutgefäße in der Haut weit gestellt werden und dadurch mehr Wärme abgegeben wird
- *Unterzuckerung,* weil Alkohol die Glukosefreisetzung aus Glykogen blockiert.

Von einer Alkoholvergiftung spricht man, wenn es sich um eine Vergiftung mit **Äthylalkohol** handelt. Davon abzugrenzen ist die **Methanolvergiftung**, die z. B. durch Aufnahme von methanolhaltigen Lösungs- oder Frostschutzmitteln oder auch durch gepanschten oder schwarz gebrannten Trinkalkohol geschieht. Da beim Abbau von Methanol in der Leber toxische Stoffe entstehen, können bereits geringe Mengen schwere Organschäden bis hin zum Tod verursachen.

Symptome

Der Patient ist bewusstseinsgetrübt und desorientiert. Werden Schmerzreize gesetzt, reagiert er im Frühstadium oft aggressiv. Bei einer schweren Alkoholvergiftung (ab 3 ‰) fallen die Schutzreflexe aus. Der Patient ist dann nicht mehr erweckbar, die Atmung wird langsam und unregelmäßig.

Der Blutzucker kann – vor allem bei Diabetikern und bei hochprozentigen Getränken – deutlich unter 40 mg/dl sinken.

Eine Unterkühlung wird durch Befühlen der Haut oder Messen der Körpertemperatur diagnostiziert. Abwehrmechanismen wie Muskelzittern fehlen dagegen meist, weil Alkohol auch die Kälteempfindung hemmt.

Ursachen

Alkohol ist als legales Rauschmittel sehr verbreitet. Akute Vergiftungen werden oft übersehen, weil der euphorische Rauschzustand fließend in ein narkotisches Stadium übergeht.

Vergiftungen entstehen besonders dann, wenn große Mengen Alkohol in kurzer Zeit aufgenommen werden, was häufig bei Jugendlichen vorkommt.

Kinder kommen vor allem dann mit Alkohol in Berührung, wenn alkoholische Getränke unverschlossen aufbewahrt oder Getränkereste nicht weggeräumt werden.

Maßnahmen

Damit der Patient in einem Krankenhaus behandelt werden kann, wird bei jeder Alkoholvergiftung ein Notruf getätigt.

Der Patient wird in eine dem Bewusstseinszustand entsprechende Lage gebracht. Damit er nicht auskühlt, wird er, auch bei Zimmertemperatur, zugedeckt.

Bei einer Methanolvergiftung kann dem Patienten – sofern er bei Bewusstsein ist – eine verträgliche Dosis hochprozentiger Äthylalkohol (z. B. Magenbitter) verabreicht werden. Dieser wird bevorzugt in der Leber abgebaut, so dass der Methanolabbau verzögert und damit Zeit für die klinische Weiterbehandlung gewonnen wird.

Komplementärmedizin

Homöopathie

Nux vomica C 30, Wiederholung alle 5 Minuten.

12.3 Medikamentenvergiftung

Vergiftungen durch Medikamente sind in Deutschland die häufigsten Vergiftungsnotfälle.

Medikamente, die zu lebensbedrohlichen Vergiftungen führen, sind in erster Linie Schlaf- und Beruhigungsmittel, z. B. Barbiturate und Benzodiazepine, sowie Kreislaufmedikamente, z. B. Digitalispräparate und Beta-Blocker.

Symptome

Die Symptome ergeben sich aus der jeweiligen Wirkungsweise der Medikamente. Bei **Schlaf- und Beruhigungsmitteln** ist vor allem das Bewusstsein gestört. Außerdem wirken sie auf das Atemzentrum, die Atmung ist verlangsamt oder fällt ganz aus.

Kreislaufmedikamente haben ein sehr unterschiedliches Wirkungsspektrum. Sie wirken insbesondere auf die Herzfrequenz und den Blutdruck. Bei hohen Dosen entstehen Rhythmusstörungen, die zu einem Kreislaufstillstand führen können.

Im weiteren Verlauf der Medikamentenvergiftung kann mit einer zunehmenden Einschränkung der Vitalfunktionen des Patienten gerechnet werden.

Ursachen

Während die Vergiftung bei Kindern in aller Regel unabsichtlich geschieht (z. B. durch Verwechslung mit Süßigkeiten), handelt es sich bei Erwachsenen meist um Selbstmordversuche. Dann muss von einer sehr hohen Dosierung ausgegangen werden.

Insbesondere bei älteren Patienten werden Medikamente oft versehentlich überdosiert.

Maßnahmen

Als Erstes wird ein Notruf abgesetzt.

Die Lagerung des Patienten richtet sich nach der Bewusstseinslage des Patienten. Atmung und Kreislauf werden laufend überwacht, da sich der Zustand des Patienten nach Wirkungseintritt der Medikamente innerhalb von Sekunden verschlimmern kann.

Angebrochene Medikamentenpackungen werden dem Rettungsdienst mitgegeben, damit im Krankenhaus das genaue Präparat bekannt ist. Auch das Erbrochene des Patienten sollte in einer Tüte aufbewahrt werden. Auf diese Weise kann die aufgenommene Menge abgeschätzt werden. Dies ist für die weitere Therapie wichtig.

Komplementärmedizin

Homöopathie

Nux vomica C 30, Wiederholung alle 5 Minuten.

12.4 Vergiftung durch Heroin und andere Opioide

Opioide: Sammelbegriff für natürliche und chemische Substanzen, die an Opioidrezeptoren wirken. Sie wirken zumeist schmerzstillend und betäubend. Viele von ihnen hemmen den Atemantrieb. Aufgrund ihres hohen Abhängigkeitspotenzials fallen die meisten Opioide unter das Betäubungsmittelgesetz.

Heroin: illegale Droge auf Opiumbasis mit hohem Suchtfaktor. Es wirkt vor allem betäubend und euphorisierend.

Symptome

Die meisten Opioide führen zu Bewusstseinsstörungen. Auch beeinflussen sie das Atemzentrum, die Atmung ist meist verlangsamt. Bei entsprechend hoher Dosierung kann die Atmung ganz ausfallen.

Der Blutdruck fällt ab, der Puls ist zuerst beschleunigt, später verlangsamt.

Eines der auffälligsten Erkennungszeichen einer Opoidvergiftung ist eine extreme Engstellung der Pupillen (Miosis). Bei Heroinsüchtigen sind außerdem Einstichstellen im Bereich der Unterarm- und Unterschenkelvenen wichtiger diagnostischer Hinweis.

Ursachen

Auch wenn die Verbreitung von Heroin in den letzten Jahrzehnten insgesamt abgenommen hat, gibt es in vielen Großstädten nach wie vor eine „Heroinszene". Bei Heroinsüchtigen entstehen vital bedrohliche Vergiftungen häufig durch unsauberen Stoff oder in suizidaler Absicht („goldener Schuss").

Medizinisch werden Opioide vor allem eingesetzt, um schwerste Schmerzen zu bekämpfen. Im außerklinischen Bereich werden sie überwiegend Patienten mit fortgeschrittenen Tumorleiden verabreicht.

⚠ Patienten mit schweren Schmerzzuständen werden oft mit Morphinpflastern behandelt, bei denen der Wirkstoff über die Haut aufgenommen wird. Es kommt häufig vor, dass Patienten und pflegende Personen die Wirkung dieser Pflaster nicht richtig einschätzen und sie deshalb überdosieren.

Leichter wirksame Opioide, z. B. Tramadol oder Codein, fallen nicht unter das Betäubungsmittelgesetz und werden daher häufiger verschrieben. Sie werden ebenfalls als Schmerzmittel eingesetzt, teilweise auch als Hustenstiller. Wie andere Opioide haben auch sie ein – wenn auch weniger hohes – Abhängigkeitspotenzial und können bei Überdosierung zu vitalen Störungen führen. Außerdem werden sie von Heroinsüchtigen als Ersatzdroge eingenommen.

Maßnahmen

Da dem Notarzt ein wirksames Antidot zur Verfügung steht, ist ein frühzeitiger Notruf bei jeder vermuteten Opoidintoxikation besonders wichtig. Bis zum Eintreffen des Rettungsdienstes werden die Vitalfunktionen kontrolliert und ggf. stabilisiert. Vor allem die Atmung wird laufend überwacht.

Ist die Atmung deutlich verlangsamt, kann Sauerstoff gegeben werden. Außerdem kann ein venöser Zugang gelegt werden, damit so schnell wie möglich das Gegenmittel verabreicht werden kann.

Materialien, die Rückschlüsse auf die aufgenommene Menge zulassen, z. B. Spritzbesteck und Medikamentenschachtel, werden dem Rettungsdienst mitgegeben.

12.5 Vergiftung durch Aufputschmittel

Zu den hier beschriebenen Aufputschmitteln gehören Kokain, Amphetamine und Halluzinogene.

Kokain: weit verbreitetes, illegales Rauschmittel mit hohem Suchtfaktor. Es verstärkt die Wirkung verschiedener Katecholamine und regt dadurch den Sympathikus an.

Amphetamine, z. B. Speed, Extasy: Synthetische Drogen mit stimulierender Wirkung. Sie fördern die Ausschüttung von Katecholaminen und wirken dadurch ebenfalls anregend auf den Sympathikus.

Halluzinogene, z. B. LSD, Mescalin: Sammelbegriff für verschiedene Substanzen, die vorwiegend auf die Psyche wirken. Die körperlichen Erscheinungen sind daher weniger ausgeprägt als bei Kokain und Amphetaminen.

Vital bedrohliche Vergiftungen kommen deutlich seltener vor als bei Opioiden. Besonders bei Mischintoxikationen mit Heroin und/oder Alkohol ist der Verlauf jedoch oft schwer zu kontrollieren.

Symptome

Der Patient befindet sich in einem aufgedrehten psychischen Zustand, eventuell reagiert er aggressiv und hat Halluzinationen. Daneben bestehen Tachykardie, Hypertonie und Hyperventilation. Weitere Zeichen für eine Aktivität des Sympathikus sind Mundtrockenheit und erweiterte Pupillen (Mydriasis).

Bei starker Überdosierung von Amphetaminen kann es durch Flüssigkeitsverluste zu schweren Schockzuständen bis hin zum Kreislaufstillstand kommen.

Ursachen

Die Verbreitung von Aufputschmitteln ist keineswegs auf das „klassische" Drogenmilieu beschränkt. Vor allem Kokain kommt als anregende und euphorisierende Droge auch in sozial und finanziell gut gestellten Kreisen vor.

Amphetamine und Halluzinogene sind besonders unter Jugendlichen und jungen Erwachsenen verbreitet.

Maßnahmen

Als erstes wird ein Notruf getätigt und die Vitalfunktionen engmaschig kontrolliert und ggf. aufrechterhalten. Entwickelt sich ein Volumenmangelschock, wird der Patient in die Schocklagerung gebracht und ihm wird eine Infusion gelegt.

Wenn der Patient bei Bewusstsein ist, kann ein Vagusreiz ausgelöst werden, indem man ihn kaltes Wasser trinken lässt oder mit einem Spatel auf den Zungengrund drückt. Dadurch wird der Einfluss des Sympathikus abgeschwächt.

Bei oraler Aufnahme kann Aktivkohle verabreicht werden, um den Giftstoff zu binden. Drogenreste und Erbrochenes werden in einer Plastiktüte aufbewahrt und in die Klinik mitgegeben.

12.6 Vergiftung durch Reinigungsmittel

Vergiftungen durch Reinigungsmittel sind besonders häufig im Kindesalter.

Schaum bildende Substanzen, z. B. Putzmittel, Seifen, Shampoos, Wasch- und Spülmittel: Beginnen durch die Bewegung des Magens stark zu schäumen. Dadurch wird der Magen überbläht, und der Patient muss sich übergeben. Weil dabei fast zwangsläufig auch Schaum in die Atemwege gelangt, drohen Schäden der unteren Atemwege.

Säuren und Laugen, z. B. Essigreiniger, Spülmaschinen-Tabs, Terpentin: Verätzen die Speiseröhre und den Magen. Diese können perforieren, es kommt zu lebensgefährlichen Entzündungen der Brust- und Bauchhöhle.

Symptome

Vergiftungen mit Schaum bildenden Substanzen sind oft schwierig zu erkennen. Da meistens Kleinkinder betroffen sind, die den Hergang nicht beschreiben können, bleiben als wichtige Indizien umgekippte Putzmittelbehälter, Verunreinigungen des Mundraums und Schaum, der bei der Mundrauminspektion zu sehen ist.

Bei einer Speiseröhrenverätzung mit Säuren oder Laugen bestehen starke, brennende Schmerzen vor allem im Mund und Rachen, aber auch im weiteren Verlauf der Speiseröhre bis hin zum Magen. Das verätzte Gewebe ist gerötet und mit weißlichen Belägen durchsetzt. Aufgrund der starken Schmerzen kann sich im Rahmen einer Speiseröhrenverätzung ein Schock entwickeln. Wenn die Atemwege ebenfalls betroffen sind, leidet der Patient zunehmend unter Atemnot mit starken Kehlkopfschmerzen.

Ursachen

Schaum bildende Substanzen sind in praktisch jedem Haushalt zu finden. Vergiftungen kommen fast ausschließlich bei Kleinkindern bis zu drei Jahren vor, vor allem, wenn die Substanzen in Reichweite der Kinder aufbewahrt werden.

Säuren- und Laugenverätzungen kommen ebenfalls häufig bei Kindern vor. Durch falsche Lagerung, z. B. in nicht beschrifteten Getränkeflaschen, treten sie mitunter auch bei Jugendlichen oder Erwachsenen auf.

Maßnahmen

Bei jeder Aufnahme von Reinigungsmitteln wird ein Notruf getätigt, da die Schwere der Schädigung meist nicht abzuschätzen ist.

Bei Schaum bildenden Substanzen sollte den Patienten keine Flüssigkeit verabreicht werden, weil dadurch noch mehr Schaum gebildet wird. Als rezeptfreies Antidot steht für diese Vergiftungen Simeticon (SAB-Simplex® → 18.15) zur Verfügung, das die Schaumbläschen zum Zerplatzen bringt. Die Initialdosis im akuten Notfall beträgt 1–3 Esslöffel, sie kann je nach Bedarf gesteigert werden, da es keine im Notfall relevanten Nebenwirkungen gibt.

Bei Verätzungen ist der Eigenschutz wichtig: Der Helfer trägt Schutzhandschuhe, um sich nicht selbst zu verätzen.

Bei einer Speiseröhrenverätzung gibt man dem Patienten – sofern er bei Bewusstsein ist – schluckweise kaltes Wasser zu trinken. Dadurch wird das verätzte Gewebe gespült und von der ätzenden Substanz gereinigt. Erwachsene trinken ca. 200 ml, Kinder die Hälfte. Werden größere Mengen getrunken, kann dies durch Überfüllung des Magens Erbrechen auslösen, wodurch das betroffene Gewebe weiter geschädigt wird.

⚠ Manche Säuren und Laugen, z. B. ungelöschter Kalk, reagieren chemisch mit Flüssigkeiten. Handelt es sich um eine Verätzung mit einer solchen Substanz – was allerdings im Haushaltsbereich selten vorkommt – darf nicht gespült werden. Im Zweifelsfall vorher bei der Giftnotrufzentrale (→ 12.1) nachfragen.

12.7 Nikotinvergiftung

📎 **Nikotinvergiftung:** Vergiftungserscheinungen durch die Aufnahme großer Mengen Nikotin, meist durch orale Aufnahme von Tabakprodukten.

Nikotin wirkt auf die Rezeptoren des vegetativen Nervensystems und führt so zu einer Überaktivität des Parasympathikus. Es wird über die Mundschleimhaut in wesentlich höherer Konzentration aufgenommen als über die Atemwege.

Symptome

Typische Symptome sind verstärkter Speichelfluss, Übelkeit und Erbrechen. Bei schweren Vergiftungen können Krämpfe, Bewusstseins- und Atemstörungen sowie Schocksymptome auftreten.

Ursachen

Nikotinvergiftungen kommen hauptsächlich bei Kindern vor, die Zigaretten, Zigarren oder Tabak in den Mund nehmen und zerkauen.

Seltener entsteht eine Nikotinvergiftung durch Überdosierung von Nikotinkaugummis und Nikotinpflastern.

Maßnahmen

Die Versorgung richtet sich nach den Symptomen. Ein Notruf wird getätigt, wenn nach der oralen Aufnahme von Tabakprodukten Vergiftungserscheinungen auftreten, auch wenn diese nicht vital bedrohlich sind.

📌 In den meisten Fällen wird der Tabak wegen seines bitteren Geschmacks sofort wieder ausgespuckt. Dadurch gelangen meistens keine nennenswerten Mengen in den Verdauungstrakt.

Erbrechen auslösen ist also nur dann sinnvoll, wenn feststeht, dass eine größere Menge, z. B. eine ganze Zigarette, verschluckt worden ist.

12.8 Vergiftung durch Pflanzen

Giftpflanzen werden in gering giftige, giftige und sehr giftige Pflanzen eingeteilt. Wie schwer sich die Vergiftung auswirkt, hängt von der Giftigkeit der Pflanze und der aufgenommenen Menge ab.

Pflanze		Einstufung	Giftige Teile	Wirkung
Aronstab		sehr giftig	Beeren, Blätter, Wurzelstock	• Haut- und Schleimhautentzündungen • Erbrechen • Krämpfe • Koma
Bilsenkraut		sehr giftig	alle Pflanzenteile	• Schwindel • Übelkeit • Herzrhythmusstörungen • Atemlähmung
Christrose		sehr giftig	alle Pflanzenteile	• Übelkeit, Erbrechen • Herzschwäche • Atemnot
Eberesche (Vogelbeere)		giftig	Beeren	• Erbrechen • Darmentzündung
Eibe		sehr giftig	außer dem Fruchtfleisch alle Pflanzenteile, auch die Kerne	• Erbrechen • Schwindel • Bewusstlosigkeit • Atemlähmung
Einbeere		giftig	Beere, Wurzeln	• Übelkeit, Erbrechen • Krämpfe • Atemlähmung
Eisenhut		sehr giftig	alle Pflanzenteile, vor allem Blätter	• Übelkeit, Erbrechen • Atem- und Herzlähmung
Liguster		giftig	Blätter, Rinde, Beeren	• Erbrechen, Durchfall • Krämpfe • Kreislaufstörungen

12.8 Vergiftung durch Pflanzen

Pflanze		Einstufung	Giftige Teile	Wirkung
Maiglöckchen	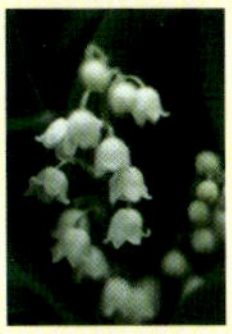	giftig	alle Pflanzenteile	• Übelkeit, Erbrechen • Krämpfe • Herzstillstand
Herbstzeitlose	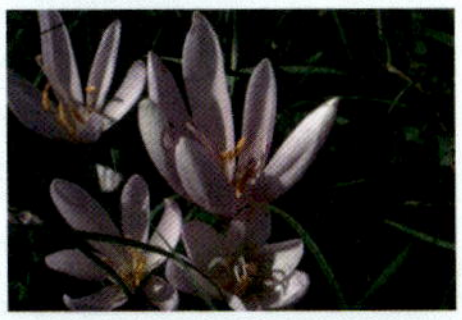	sehr giftig	alle Pflanzenteile	• Übelkeit • Atemlähmung
Seidelbast	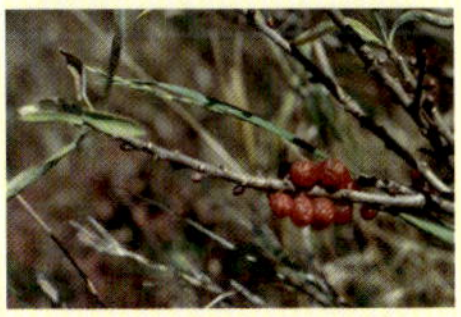	sehr giftig	alle Pflanzenteile	• Übelkeit, Erbrechen • Atemnot • Kollaps
Stechapfel	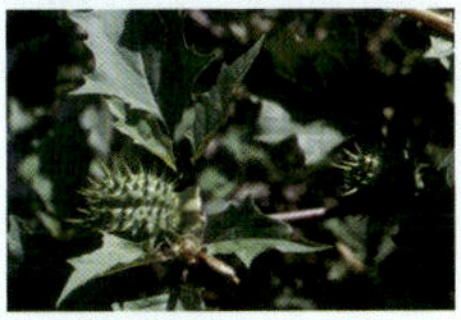	sehr giftig	Blätter und Samen	• Erregung, Euphorie • Halluzinationen
Tollkirsche	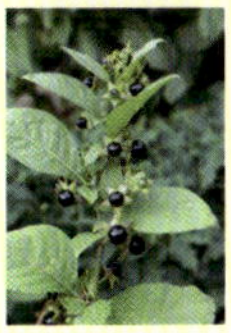	sehr giftig	alle Pflanzenteile	• Erregung, Euphorie • Halluzinationen • Krämpfe

Abb. 12.1 Liste giftiger Pflanzen (Auswahl) [HER]

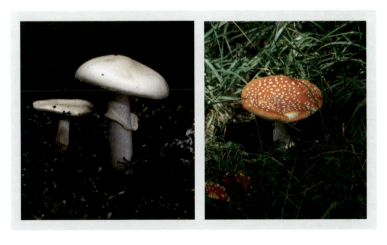

Abb. 12.2 Knollenblätterpilz und Fliegenpilz [WKY, HER]

Symptome

Die Symptome sind sehr unterschiedlich und ergeben sich aus dem Wirkungsspektrum der jeweiligen Pflanze (→ Abb. 12.1).

Die meisten Vergiftungen durch Pflanzen führen nur zu leichten gastrointestinalen Beschwerden wie Übelkeit, Erbrechen und Durchfall. Eine vitale Bedrohung macht sich in den meisten Fällen zuerst durch Schwindel und Verwirrtheitszustände bemerkbar, ehe Atmung und Kreislauf beeinträchtigt sind.

Ursachen

Pflanzenvergiftungen kommen vor allem bei Kindern vor. Giftige Pflanzen werden aus Neugier oder durch Verwechslung mit essbaren Pflanzen gegessen.

Vor allem die Giftigkeit von Ziergewächsen im Garten wird dabei häufig unterschätzt.

Maßnahmen

Die Versorgung richtet sich nach den Symptomen. Hat der Patient eine Pflanze mit bekannter Giftwirkung gegessen oder ist nicht sicher, welche Pflanze gegessen wurde, wird ein Notruf getätigt.

Sofern der Patient bei Bewusstsein ist, wird Erbrechen ausgelöst, um die Pflanzen frühzeitig aus dem Magen zu entfernen.

Komplementärmedizin

Homöopathie

Arsenicum album C 30, Wiederholung nach 10 Minuten.

12.9 Pilzvergiftung

🔗 **Pilzvergiftung:** Vergiftung durch den Verzehr von Pilzen, die Gifte enthalten.

Zu den Pilzvergiftungen werden auch allergische Reaktionen, individuelle Überempfindlichkeiten auf Pilze und Erkrankungen nach dem Verzehr verdorbener Pilze gezählt.

Ob sich eine vitale Bedrohung für den Patienten entwickelt, hängt von der Giftigkeit des Pilzes sowie der aufgenommenen Menge ab.

Symptome

In den meisten Fällen führen Pilzvergiftungen zu gastrointestinalen Symptomen: Übelkeit, Erbrechen, Darmkrämpfe, Durchfall. Darüber hinaus kann es auch zu Muskelkrämpfen, Bewusstseinsstörungen sowie Atem- und Kreislaufstörungen bis hin zum Tod kommen.

Die Symptome zeigen sich in vielen Fällen erst nach einer Latenzzeit von mehreren Stunden, beim Knollenblätterpilz (→ Abb. 12.2) bis zu 48 Stunden.

Ursachen

Pilzvergiftungen entstehen meist durch Verwechslung mit Speisepilzen. Da manche Pilze nur im rohen Zustand giftig sind, kann jedoch auch die falsche Zubereitung essbarer Pilze zu Vergiftungen führen.

Maßnahmen

Der Patient wird anhand der vorhandenen Symptome versorgt. Besonders wichtig ist ein frühzeitiger Notruf, da jederzeit mit einem Ausfall der Vitalfunktionen gerechnet werden muss.

Bei Pilzvergiftungen ist es nicht sinnvoll, Erbrechen auszulösen, da die Vergiftungserscheinungen meist erst dann auftreten, wenn die Pilze den Magen bereits passiert haben.

12.10 Vergiftung durch Pflanzenschutzmittel

Vergiftungen durch Pflanzenschutzmittel werden v. a. durch Alkylphosphate ausgelöst.

🔗 **Alkylphosphate** (Phosphorsäureester): hochgiftige Wirkstoffe, die den Abbau von Acetylcholin im Nervensystem hemmen und so eine dauerhafte Aktivität des Parasympathikus verursachen.

⚠️ Alkylphosphate sind Kontaktgifte und können bei Haut- und Schleimhautkontakt auch den Helfer schädigen.

Bekannt ist vor allem das früher frei verkäufliche E 605 (Parathion). Andere Derivate sind z. B. Phoxim, Dichlorvos (DDVP) oder Chlorpyrifos. Die meisten Alkylphosphate sind in Deutschland nicht mehr zugelassen; allerdings kommen gelegentlich noch Restbestände in der Landwirtschaft zum Einsatz.

Symptome

Je nach Schwere der Vergiftung können Bewusstsein, Atmung und Kreislauf beeinträchtigt sein. Durch die Erregung des Parasympathikus bestehen Krämpfe, starker Speichelfluss, Übelkeit und Erbrechen.

Charakteristisch für eine Alkylphosphatvergiftung ist ein stechender, knoblauchähnlicher Geruch der Ausatemluft und eine blaue Verfärbung kontaminierter Haut und Schleimhäute sowie des Erbrochenen durch Farbstoffe, die den Mitteln zugesetzt werden.

Maßnahmen

Weil Alkylphosphate Kontaktgifte sind, kommt dem Eigenschutz besondere Bedeutung zu. Der Patient darf nur mit Schutzhandschuhen versorgt werden. Eine Beatmung darf nicht ohne Hilfsmittel, z. B. Beatmungsbeutel, durchgeführt werden.

Da die Giftwirkung nur durch spezielle Antidote unterbrochen werden kann, ist möglichst frühzeitig ein Notruf zu tätigen.

12.11 Gasvergiftung

Gasvergiftung: Vergiftung, die durch das Einatmen von Gasen verursacht wird.

Gase und Gasgemische, die häufig zu gefährlichen Vergiftungen führen, sind:

Kohlenmonoxid (CO): kommt in Autoabgasen und bei der unvollständigen Verbrennung von Holz, Kohle, Gas und Kunststoffen vor. Kohlenmonoxid ist leichter als Luft und breitet sich deshalb in geschlossenen Räumen schnell aus. Es verdrängt in den Erythrozyten den Sauerstoff. Dadurch entsteht eine Gewebehypoxie. Außerdem ist Kohlenmonoxid hochexplosiv.

Kohlendioxid (CO_2): physiologischer Bestandteil der Ausatemluft, tritt gehäuft bei Gärprozessen auf. Kohlendioxid ist schwerer als Luft und sammelt sich zunächst am Boden („CO_2-See"). Bei entsprechend hoher Konzentration steigt der Spiegel an und verdrängt den Sauerstoff, der Betroffene erstickt.

Rauchgas (Brandgas): Gemisch verschiedener Gase, die bei der Verbrennung organischer Stoffe auftreten, z. B. Zimmerbrand, meist mit einem hohen Anteil von CO. Die Vergiftungserscheinungen entstehen aufgrund geschädigten Lungengewebes.

Reizgase: Chemische Noxen, die vor allem in der Industrie, aber auch in Haushaltsartikeln, z. B. Toilettenreiniger, vorkommen. Wichtige Vertreter dieser Gruppe sind z. B. Ammoniak, Formaldehyd, Schwefelwasserstoff und Chlorgas. Vergiftungserscheinungen entstehen ebenfalls durch eine Schädigung des Lungengewebes sowie durch die Wirkung des Gases in anderen Organen.

Symptome

Eine CO-Vergiftung führt zu Kopfschmerzen, Sehstörungen, Schwindel und Krämpfen. Bei hoher CO-Konzentration wird der Patient bewusstlos, die Atmung wird langsam und insuffizient. Es können sich tonisch-klonische Krampfanfälle (→ 4.2) entwickeln. Obwohl ein Sauerstoffmangel besteht, hat der Patient eine rosige oder auch rote Gesichtsfarbe, da die Erythrozyten mit CO gesättigt sind.

	Kohlenmonoxid (CO)	Kohlendioxid (CO_2)
Vorkommen	• unvollständige Verbrennungen • Autoabgase	• Ausatemluft • Verbrennungen, Gärprozesse
Eigenschaften	• leichter als Luft • Ausbreitung im Raum • hochexplosiv	• schwerer als Luft • Bildung von CO_2-Seen
Gefahr	verdrängt O_2 von Erythrozyten	Ansammlung im Blut → Ersticken

Unterschiede Kohlenmonoxid und -dioxid

Bei der CO_2-**Erstickung** fällt durch die rapide CO_2-Erhöhung im Blut der Atemantrieb aus. Es besteht **keine Atemnot.** Wenn der Patient in den CO_2-See „eintaucht", wird er vielmehr plötzlich bewusstlos und hat einen Atemstillstand mit rasch zunehmender Zyanose.

Werden **Rauch- oder Reizgase** eingeatmet, führt dies zunächst zu einem Hustenreiz, der oft erst längere Zeit nach dem Einatmen auftritt. Oft sind gleichzeitig die Augen deutlich gerötet und gereizt. Im weiteren Verlauf kann sich ein toxisches Lungenödem (→ 5.6) auch noch nach einer beschwerdefreien Zeit von bis zu 24 Stunden der Fall sein.

Ursachen

CO-Vergiftungen geschehen häufig in suizidaler Absicht, z. B. werden Abgase ins Wageninnere geleitet. Oft besteht in diesen Fällen gleichzeitig eine Alkohol- oder Medikamentenvergiftung. Unabsichtliche CO-Vergiftungen entstehen vor allem durch Schwelbrände sowie durch defekte Lüftungsanlagen in Motorfahrzeugen.

CO_2-Vergiftungen geschehen am häufigsten in der Landwirtschaft, z. B. in Gärkellern, Futtersilos, Jauchegruben. Seltener kommen sie in schlecht belüfteten Heizungsräumen vor.

Rauchgasinhalationen entstehen durch den Aufenthalt in brennenden Räumen, Reizgasinhalationen durch unachtsamen Umgang mit entsprechenden Materialien oder bei Verkehrsunfällen mit Gefahrguttransportern.

Maßnahmen

Bei jeder Gasvergiftung ist der **Eigenschutz** des Helfers sehr wichtig. Es gilt der Grundsatz: Keine Rettung ohne ausreichende Frischluftzufuhr!

Es wird immer ein Notruf getätigt. Befindet sich der Betroffene in einem brennenden Haus oder einem geschlossenen Raum, der nicht von außen belüftet werden kann, so wird unverzüglich die Feuerwehr alarmiert, die die Rettung mit geeigneter Atemschutzausrüstung durchführt.

Wenn der Betroffene nach vorheriger Raumbelüftung aus dem Gefahrenbereich gerettet wurde, sind sofort Maßnahmen einzuleiten, um die **Vitalfunktionen** aufrecht zu erhalten. Vor allem eine effektive Sauerstoffzufuhr, ggf. durch eine künstliche Beatmung, ist wichtig.

Steht kein Beatmungsbeutel zur Verfügung, wird Mund-zu-Mund beatmet. Das vom Patienten ausgeatmete Gas ist bei normaler Umgebungsluft für den Helfer ungefährlich.

13 Notfälle an Augen, Nase und Ohren

13.1 Augennotfälle

13.1.1 Basismaßnahmen

Notfälle an den Augen sind zwar nicht vital bedrohlich, da es jedoch zu schweren Schäden des Sehvermögens bis hin zur Erblindung kommen kann, bedürfen sie einer schnellen Behandlung.

Als Notfall werden behandelt:

- Augenverletzungen
- plötzliche Sehstörungen ohne erkennbare Ursache
- plötzliche Augenschmerzen ohne erkennbare Ursache.

Bei jedem Augennotfall wird der Patient in eine Augenklinik gebracht. Um unnötige Wartezeiten zu vermeiden, wird er nach Möglichkeit dort vorher telefonisch angemeldet. Wenn die nächste Augenklinik weit entfernt ist, kann die Erstversorgung auch von einem niedergelassenen Augenarzt übernommen werden, es sollte jedoch vorher dort telefonisch nachgefragt werden, ob der Arzt die Erstversorgung übernehmen kann oder ob er es für sinnvoller hält, die Klinik aufzusuchen.

Bei Schmerzen, Sehstörungen und Lichtempfindlichkeit werden die Augen abgedeckt, z. B. mit einem Dreiecktuch, das locker umgebunden wird, oder mittels Wundkompressen, die auf die Augen gelegt werden. Da die Augen sich normalerweise synchron bewegen und das betroffene Auge die Bewegungen des gesunden Auges mitmacht, werden zur optimalen Abschirmung beide Augen bedeckt.

13.1.2 Augenverletzung

Es werden stumpfe und perforierende Augenverletzungen unterschieden.

Stumpfe Augenverletzung (Augenprellung): Prellung des Augapfels durch stumpfe Gewalteinwirkung, z. B. Schlag.

Perforierende Augenverletzung (Fremdkörperverletzung): Verletzung von Hornhaut oder Bindehaut durch eindringende Fremdkörper, z. B. Glassplitter, Äste oder Steine.

Symptome

Je nach Verletzungsmuster bestehen Schmerzen im Auge oder um das Auge herum. Das Auge ist gerötet. Lider und Weichteile können geschwollen sein, eventuell bilden sich Hämatome („Veilchen").

Als Reaktion auf die Verletzung kommt es zu Tränenfluss, der Patient sieht verschwommen.

Sowohl bei stumpfen als auch bei perforierenden Verletzungen können Einblutungen in der Iris sowie eine entrundete und reaktionslose Pupille zu erkennen sein.

Maßnahmen

Lose Fremdkörper können vorsichtig mit der Spitze einer keimfreien Kompresse entfernt werden. Dazu wird das Lid angehoben. Manuelles Reiben wird vermieden. Auch der Patient wird aufgeklärt, dass er nicht im Auge reiben soll.

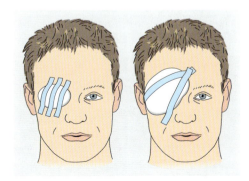

Abb. 13.1 Augenverband [GRA]

Feststeckende Fremdkörper werden an Ort und Stelle belassen. Um weitere Verletzungen zu vermeiden, kann der Fremdkörper umpolstert werden.

Um Infektionen vorzubeugen, wird das betroffene Auge mit einer sterilen Kompresse bedeckt (→ Abb. 13.1). Anschließend kann das Auge gekühlt werden, etwa mit einem feuchten Tuch oder einer Kältekompresse. Dabei wird jedoch darauf geachtet, dass die kühlende Auflage nicht auf eventuelle Fremdkörper drückt.

Der Patient wird schnellstmöglich zu einem Augenarzt gebracht, bei größeren Verletzungen kann auch ein Notruf getätigt werden.

Komplementärmedizin

Akupressur

- Bl 2: inneres Ende der Augenbrauen
- G 14: ein Fingerbreit über der Mitte der Augenbraue.

Homöopathie

- Arnica C 30 als erstes Mittel bei allen Augenverletzungen

- Folgemittel bei Prellung, Schmerzen im Augapfel und in den Knochen um das Auge: Symphytum C 30
- Folgemittel bei Einblutungen, starkem Tränenfluss, Sehstörungen: Euphrasia C 30
- bei anhaltendem Fremdkörpergefühl im Auge: Aconitum C 30.

13.1.3 Verätzung der Augen

Verätzungen durch Säuren oder Laugen können das Auge schwer schädigen. Der Schweregrad der Verätzung hängt von Art, Konzentration und pH-Wert der Lösung ab.

Symptome

Das betroffene Auge ist gerötet, es bestehen Schmerzen und starker Tränenfluss. Das Sehvermögen ist stark eingeschränkt.

Maßnahmen

Um das Ätzmittel aus dem Auge zu entfernen, muss das Auge sofort ausgiebig gespült werden (→ Abb. 13.2). Zur Spülung eignet sich jede neutrale wässrige

Notfall	Leitsymptome	Maßnahmen
Augenverletzung → 13.1.2	• Schmerzen • Tränenfluss • gerötetes Auge • Verschwommene Sicht • Lidschwellung • Hämatom und Einblutung • evtl. Pupillenveränderung	• keimfreier Verband • Kühlung • lose Fremdkörper vorsichtig entfernen • feststeckende Fremdkörper abpolstern • schnellstmögliche augenärztliche Behandlung, ggf. Notartruf
Verätzung der Augen → 13.1.3	• Schmerzen • starker Tränenfluss • gerötetes Auge • Lichtscheu • Sehstörungen	• Notartruf • ausgiebige Spülung des betroffenen Auges • keimfreier Verband
Akuter Glaukomanfall → 13.1.4	• plötzlicher, einseitiger, an Auge und Schläfe lokalisierter Schmerz • Sehstörungen (Farbensehen) • Übelkeit und Erbrechen • harter Augenbulbus • Pupille weit und reaktionslos	schnellstmögliche augenärztliche Behandlung
Netzhautablösung → 13.1.5	plötzliches Sehen von Lichtblitzen, dunklen Punkten, Schatten im Gesichtsfeld	schnellstmögliche augenärztliche Behandlung

Leitsymptome und spezielle Maßnahmen bei Augennotfällen

Lösung, z. B. Leitungswasser. Fehlende Sterilität kann vernachlässigt werden.

Die Augenlider werden vom Helfer mit den Fingern gespreizt (**Eigenschutz:** Handschuhe tragen!). Dann wird die Flüssigkeit so in den inneren Augenwinkel gegossen, dass sie über den Augapfel und den äußeren Augenwinkel abfließt. Die Flüssigkeit darf nicht in das unverletzte Auge fließen, sonst droht auch hier eine Verätzung.

⚠ Ungelöschter Kalk darf nicht mit Flüssigkeit in Berührung kommen, da dies zu einer chemischen Reaktion führt. In diesem Fall nicht spülen!

Eine schwere Augenverätzung ist Anlass für eine notärztliche Behandlung. Auch wenn unklar ist, wie schwer die Verätzung ist: Ein Notruf ist immer gerechtfertigt.

13.1.4 Akuter Glaukomanfall

📎 **Glaukom (Grüner Star):** Erhöhung des Augeninnendrucks, verursacht durch nicht ausreichend abfließendes Kammerwasser. Durch den hohen Druck wird der Sehnerv geschädigt. Wird das Glaukom nicht rechtzeitig behandelt, droht Erblindung.

Ein Glaukom entwickelt sich meist über einen längeren Zeitraum. Bei einem akuten Glaukomanfall dagegen erhöht sich der Augeninnendruck plötzlich.

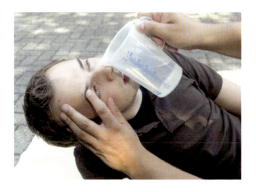

Abb. 13.2 Augenspülung: Das Auge am besten mit einem Tupfer offen halten. Die Spüllösung oder klares Wasser aus 10 cm Entfernung von innen nach außen laufen lassen. Werden Säuren, Laugen oder andere Chemikalien ausgespült, muss der Helfer zum Selbstschutz Handschuhe tragen. [FLA]

Symptome

Der Patient klagt über plötzlich auftretende, heftige Schmerzen des betroffenen Auges. Die Schmerzen können in den gesamten Kopf ausstrahlen und sind meist von Übelkeit und Erbrechen begleitet.

Das Auge ist gerötet, die Pupille ist erweitert und reagiert nicht auf Lichtreize. Das Sehvermögen ist eingeschränkt, typischerweise sieht der Patient farbige Ringe um Lichtquellen. Beim Druck auf das geschlossene Auge fühlt sich der Augapfel steinhart an, v. a. im Vergleich zum anderen Auge.

Ursachen

Ein akuter Glaukomanfall kommt häufig bei Patienten vor, bei denen der Augeninnendruck chronisch erhöht ist, die also bereits unter einem Glaukom leiden. Ein Anfall kann jedoch auch ohne entsprechende Vorerkrankungen auftreten. Typische Auslöser sind Situationen, die zu einer Pupillenerweiterung führen, z. B. Pupillen erweiternde Medikamente, Dunkelheit, Angst- und Schreckreaktion.

Maßnahmen

Das Auge muss umgehend augenärztlich behandelt werden. Daher ist ein sofortiger Transport in eine Augenklinik zu veranlassen.

Der Patient kann von Angehörigen transportiert werden. Bei starker Übelkeit und Erbrechen sowie bei schlechten Kreislaufverhältnissen sollte der Transport liegend in einem Rettungswagen durchgeführt werden, deshalb wird ein Notruf getätigt.

Naturheilkundliche Ergänzung

Akupressur

- Bl 2: inneres Ende der Augenbrauen
- G 14: ein Fingerbreit über der Mitte der Augenbraue.

Homöopathie

Glonoinum C 30, nach 5–10 Minuten wiederholen.

13 Notfälle an Augen, Nase und Ohren

Notfall	Leitsymptome	Maßnahmen
Nasenbluten → 13.2.2	leichte bis starke Blutung aus der Nase	• Kopf vornüber beugen • Nasenflügel zusammenpressen • kalte Umschläge in den Nacken • evtl. HNO-ärztliche Behandlung
Fremdkörper in der Nase → 17.2.1	Behinderung der Nasenatmung	• Ausschnäuzen mit zugehaltenem Nasenloch • evtl. HNO-ärztliche Behandlung
Fremdkörper im Ohr → 17.3	• eingeschränktes Hörvermögen • sichtbarer Fremdkörper • evtl. Schmerzen und Ausfluss	• Ohrspülung mit geeignetem Material • evtl. HNO-ärztliche Behandlung
Trommelfellruptur → 13.2.3	• eingeschränktes Hörvermögen • evtl. Schwindel und Gleichgewichtsstörungen • sichtbare Verletzung im Otoskop	HNO-ärztliche Behandlung
Knall- und Barotrauma → 13.2.4	• plötzlicher Hörverlust • evtl. Schwindel und Gleichgewichtsstörungen	HNO-ärztliche Behandlung
Hörsturz → 13.2.5	• plötzlicher, einseitiger Hörverlust • Ohrgeräusche • evtl. Schwindel	• venöser Zugang • Infusion • HNO-ärztliche Behandlung
Morbus Menière → 8.6	• anfallsartiger Drehschwindel mit Übelkeit und Erbrechen • einseitige Ohrgeräusche und Schwerhörigkeit	• Reizabschirmung • HNO-ärztliche Behandlung
Schädel-Hirn-Trauma → 16.3	• Anamnese: Gewalteinwirkung auf den Kopf • sicht- und tastbare Verletzungen • Blutung aus Nase und Ohr • Schwindel, Übelkeit, Erbrechen • evtl. Bewusstseinsstörungen • evtl. kurzzeitige Bewusstlosigkeit • Orientierungsstörungen, Amnesie, neurologische Ausfälle • Pupillenveränderungen (Seitendifferenz, verzögerte Reaktion)	• Notruf • Lagerung mit leicht erhöhtem Oberkörper (ca. 30°) • keimfreie Versorgung offener Wunden
Hypertensive Krise → 7.5	• Blutdruck > 230/130 mmHg • Pulsierender Kopfschmerz, der sich in kurzer Zeit (Stunden) entwickelt • Schwindel, Sehstörungen • keine Besserung durch Schmerzmittel • Herzklopfen, Augenflimmern, Ohrensausen, Nasenbluten • evtl. Herz- und Atembeschwerden	• Notruf • Lagerung mit erhöhtem Oberkörper • Überwachung der Vitalfunktionen

Leitsymptome und spezielle Maßnahmen bei Notfällen an Nase und Ohren

13.1.5 Netzhautablösung

ⓘ **Netzhautablösung:** Ablösung der Netzhaut von den darunter liegenden Schichten. Ohne frühzeitige augenärztliche Behandlung erblindet der Patient.

Symptome

In der Frühphase sieht der Patient Lichtblitze oder dunkle Pünktchen im Gesichtsfeld, die sich bei Bewegungen des Auges mitbewegen und oft als „fliegende Mücken" beschrieben werden. Ist die Netzhaut bereits großflächig abgelöst, sieht der Patient einen vorhangartigen, dunklen Schatten. Das Sehvermögen ist entsprechend eingeschränkt.

Die Netzhautablösung verursacht keine Schmerzen.

Ursachen

Eine Netzhautablösung kann durch verschiedene Erkrankungen des Auges entstehen, z. B. Durchblutungsstörungen bei Diabetes, Entzündungen und Tumore der Netzhaut. Auch durch starke Augenprellungen, z. B. durch einen Squashball, kann sich die Netzhaut ablösen.

Maßnahmen

Bei Verdacht auf eine Netzhautablösung muss der Patient sofort augenärztlich versorgt werden. Der Transport kann von Angehörigen durchgeführt werden.

13.2 Notfälle an Nase und Ohren

13.2.1 Basisdiagnostik und -maßnahmen

Notfälle an Nase und Ohren führen normalerweise nicht zu einer vitalen Gefährdung. Verschiedene Symptome, die sich an Nase und Ohren zeigen, können jedoch auf eine schwerwiegende Störung hinweisen. Insbesondere trifft dies auf Kopfverletzungen und zerebrale Erkrankungen zu.

Symptome, die in dieser Hinsicht näher abgeklärt werden sollten, sind:
- Blutungen aus Nase und Ohren
- plötzlich auftretende Hörstörungen.

Basismaßnahmen

Viele Notfälle an Nase und Ohren sind durch die Erstversorgung des Heilpraktikers behandelbar. In manchen Fällen ist es jedoch notwendig, einen Hals-Nasen-Ohren-Arzt (HNO-Arzt) zu konsultieren. Die Dringlichkeit ergibt sich dabei aus der Situation.

13.2.2 Nasenbluten

ⓘ **Nasenbluten (Epistaxis):** plötzliche Blutung aus einem oder beiden Nasenlöchern, meist verursacht durch Verletzungen der gefäßreichen Nasenschleimhaut.

Normalerweise wird die Blutung durch das körpereigene Gerinnungssystem nach wenigen Minuten gestillt, es entsteht kein nennenswerter Blutverlust. Bei großen Verletzungen, insbesondere aber wenn eine Blutungsneigung besteht, z. B. bei Einnahme von gerinnungshemmenden Mitteln, können erhebliche Mengen Blut verloren gehen.

Darüber hinaus kann in den Rachen fließendes Blut aspiriert werden oder Erbrechen hervorrufen.

Symptome

Sofern das Nasenbluten nicht Ausdruck einer anderweitigen Störung ist, steht die (leichte bis starke) Blutung im Vordergrund.

⚠️ Ist das Nasenbluten die Folge einer Verletzung, muss der Patient untersucht werden, um ein Schädel-Hirn-Trauma auszuschließen. Oft steht starkes Nasenbluten so im Vordergrund, dass andere Symptome, z. B. Pupillenveränderungen oder leichte Bewusstseinsstörungen, übersehen werden.

Ursachen

Nasenbluten kann durch Gewalteinwirkung auf die Nase, starkes Schnäuzen oder Niesen entstehen. Auch bei Patienten mit hohem Blutdruck können durch den hohen Gefäßdruck die Blutgefäße reißen. Vor allem bei Kindern blutet die Nase manchmal auch ohne erkennbare Ursache.

Maßnahmen

Zur Linderung des Nasenblutens wird der Kopf des Patienten vornüber gebeugt und es wird eine saugfähige Kompresse an die Nase gehalten (→ Abb. 13.3). Auf diese Weise wird verhindert, dass Blut in den Rachen fließt und zum Erbrechen reizt. Durch festen Druck auf beide Nasenflügel kann die Blutung gestillt werden. Der Druck muss über mindestens 10 Minuten aufrecht erhalten werden. Am besten weist man hierzu den Betroffenen selbst an.

Kalte Umschläge in den Nacken führen dazu, dass die Blutgefäße in der Nase reflektorisch eng gestellt werden. Dadurch kommt die Blutung schneller zum Stillstand.

Wenn die Blutung auch nach einem Zeitraum von 30 Minuten noch andauert, ist der Patient sofort einem HNO-Arzt vorzustellen.

Wenn viel Blut verloren geht und der Blutdruck deutlich abfällt, wird der Patient auf einen Schock behandelt und ein Notruf getätigt.

Komplementärmedizin

Akupressur

- H 9: Endglied des kleinen Fingers in Höhe des Nagelfalzes.

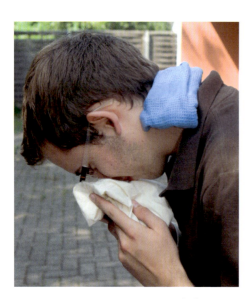

Abb. 13.3 Versorgung bei Nasenbluten [FLA]

Homöopathie

- Ferrum phosphoricum C30, Wiederholung alle 5 Minuten
- Wenn nach der dritten Gabe noch immer Nasenbluten besteht: Millefolium C 30.

Biochemie

- Nr. 3 Ferrum phosphoricum D 12
- Nr. 4 Kalium chloratum D 6
- Nr. 6 Kalium sulfuricum D 6

jeweils eine Tablette alle 2 Minuten im Wechsel, bis Besserung eintritt.

13.2.3 Trommelfellruptur

Trommelfellruptur: Einriss des Trommelfells, Hörvermögen ist eingeschränkt.

Eine Trommelfellruptur verheilt in aller Regel ohne bleibende Schäden von selbst. Durch die offene Verbindung nach außen besteht in der Heilungsphase jedoch die Gefahr einer bakteriellen Mittelohrentzündung.

Symptome

Der Riss des Trommelfells verursacht Schmerzen im Ohr. Außerdem ist das Hörvermögen auf der betroffenen Seite eingeschränkt oder aufgehoben. Bei der Inspektion mit dem Otoskop ist der Einriss zu sehen.

Wirkt sich die Störung auch auf das Innenohr aus, können zusätzlich Schwindel und Gleichgewichtsstörungen bestehen.

Ursachen

Eine Trommelfellruptur kann durch stumpfe Gewalteinwirkung auf den Kopf, z. B. eine Ohrfeige, oder durch direkte Verletzung, z. B. Ohrreinigung mit spitzen Gegenständen, entstehen. Seltener ist sie die Folge einer Mittelohrentzündung oder eines Barotraumas (→ 13.2.4).

Maßnahmen

Ist das Trommelfell eingerissen, muss das Ohr auf der betroffenen Seite vor Verunreinigungen geschützt werden. Deshalb ist eine ärztliche Behandlung notwendig. Bei stark eingeschränktem Hörvermögen sowie bei Schwindel und Gleichgewichtsstörungen wird der Patient sofort – wenn nötig durch den Rettungsdienst – zum HNO-Arzt gebracht.

13.2.4 Knall- und Barotrauma

Knalltrauma: akute Schädigung des Innenohrs durch starke Schalldruckwellen, z. B. Explosion. Das Trommelfell und andere Schall leitende Organe bleiben unverletzt.

Barotrauma: akute Schädigung des Innen- oder Mittelohrs durch mangelnden Ausgleich von hohen Druckunterschieden, z. B. beim Tauchen oder im Flugzeug.

Symptome

Als Folge der schädigenden Einwirkung kommt es zu einer plötzlichen einseitigen Schwerhörigkeit. Gleichzeitig können Schwindel und Gleichgewichtsstörungen auftreten.

Maßnahmen

Der Patient wird schnellstmöglich zu einem Hals-Nasen-Ohren-Arzt gebracht.

13.2.5 Hörsturz

Hörsturz: plötzlicher, einseitiger Hörverlust ohne erkennbare Ursache.

Es wird vermutet, dass der Hörsturz die Folge von Durchblutungsstörungen im Innenohr ist. Dies ist jedoch nicht sicher geklärt.

In den meisten Fällen bessern sich die Beschwerden innerhalb weniger Tage auch ohne Behandlung.

Symptome

Das Hörvermögen verschlechtert sich plötzlich, gleichzeitig kommt es im betroffenen Ohr zu Ohrgeräuschen (Tinnitus). Der Patient verspürt ein Druckgefühl („wie Watte im Ohr"), aber keine Schmerzen.

Wenn das Gleichgewichtsorgan betroffen ist, kommt es außerdem zu Schwindel und Gleichgewichtsstörungen.

Maßnahmen

Der Hörsturz wird heute nicht mehr als Notfall, aber als HNO-ärztlicher Akutfall angesehen. Es ist daher ratsam, einen Hals-Nasen-Ohren-Arzt zu konsultieren.

Zur Erstversorgung kann der Heilpraktiker 500 ml sterile Kochsalzlösung intravenös verabreichen, um die Fließgeschwindigkeit des Blutes zu verbessern.

Bei einem Hörsturz werden vom HNO-Arzt in aller Regel einige Tage lang Kortikoide und durchblutungsfördernde Mittel verabreicht. Die Wirksamkeit dieser Behandlung ist jedoch nicht gesichert und vor allem wegen der hohen Spontanheilungsrate des Hörsturzes umstritten.

Der Heilpraktiker kann daher die Behandlung des Hörsturzes auch selbst übernehmen. Auf Grund seiner Sorgfaltspflicht sollte er dies aber nur dann tun, wenn er sich der Wirksamkeit seiner Behandlung sicher ist. Außerdem sollte ein Audiogramm durchgeführt werden, um das Ausmaß des Hörverlustes zu diagnostizieren, weshalb im Normalfall der Patient trotzdem zu einem HNO-Arzt geschickt wird.

Komplementärmedizin

Akupressur

- LG 15: mittig 2 Finger breit unter dem Hinterhauptsbein
- 3E 18: auf dem Warzenfortsatz.

Phytotherapie

Gingko biloba (z. B. Gingkobeta® Tropfen) zur Förderung der Durchblutung. Dos. 3 × 5 Tropfen tgl.

Biochemie

- Nr. 4 Kalium chloratum D 6
- Nr. 11 Silicea D 12

jeweils eine Tablette alle 2 Minuten im Wechsel während der ersten Stunden. Dann jeweils zwei Tabletten alle halbe Stunde.

13 Notfälle an Augen, Nase und Ohren

14 Psychiatrische Notfälle

14.1 Basismaßnahmen

Psychische Probleme sind häufig eine Indikation für den Besuch des Patienten beim Heilpraktiker. Die Grenzen zwischen psychischen Störungen, bei denen eine heilpraktische Behandlung indiziert ist, und manifesten Psychosen, die in psychiatrische Behandlung gehören, sind dabei oft fließend. Umso wichtiger ist es, dass der Therapeut rechtzeitig die Situationen erkennt, aus denen sich ein Notfall entwickeln kann.

Ein psychiatrischer Notfall liegt dann vor, wenn durch die Erkrankung oder das Verhalten des Patienten eine Eigen- oder Fremdgefährdung besteht.

Eine ausführliche Anamneseerhebung ist in Notfällen nicht möglich und für die Erstversorgung auch nicht relevant. Vielmehr wird der Patient symptomorientiert behandelt.

Für einen Patienten, der sich in einer psychischen Ausnahmesituation befindet, ist es besonders wichtig, dass er sich ernst genommen fühlt. Der Helfer muss hier besonders sorgfältig und einfühlsam vorgehen, um den Patienten nicht zu übereilten Handlungen zu veranlassen. Er sollte beruhigend, aber nicht beschwichtigend mit ihm reden.

Besteht eine Eigen- oder Fremdgefährdung, muss der Patient auf jeden Fall in psychiatrische Behandlung übergeben werden. Am besten ist es, wenn dies auf freiwilliger Basis geschieht. Hier ist der Heilpraktiker gefordert, den Patienten von der Notwendigkeit dieser Maßnahme zu überzeugen.

Wenn der Patient nicht mit der psychiatrischen Behandlung einverstanden ist, ist ggf. eine Zwangseinweisung erforderlich. Diese wird normalerweise durch das Vormundschaftsgericht angeordnet. Wenn die Zeit nicht ausreicht, um diese Anordnung einzuholen, kann die Zwangseinweisung auch durch die Polizei verfügt werden. Dies erfordert jedoch eine ärztliche Einweisung. Für den Helfer heißt dies, dass er einen Notruf tätigt, in dem er auf die Notwendigkeit einer Zwangseinweisung hinweist.

14.2 Akute Erregungs- und Angstzustände

Vorgehen → 14.1

Erregungszustand: psychisch bedingte Erregung mit Aggressivität gegen sich selbst oder gegen Menschen und Gegenstände in der Umgebung.

Angstzustand: Gefühl des Ausgeliefertseins gegenüber bestimmten Einflüssen.

Beide Zustände können ineinander übergehen.

Symptome

Besonders deutlich ist die veränderte Bewusstseinslage des Patienten, die sich entweder mit aggressiver oder zurückgezogener und ängstlicher Grundhaltung zeigt.

Die Erregung oder Angst wirkt sich auch auf den Kreislauf aus, Puls und Blutdruck sind erhöht.

Es bestehen vegetative Begleitsymptome wie starkes Schwitzen oder Zittern. Oft ist der Patient nicht klar orientiert oder er hat Wahnvorstellungen.

Ursachen

Erregungs- und Angstzustände entstehen häufig bei Patienten mit psychischen Erkrankungen, z. B. Schizophrenie, affektive Psychosen oder hirnorganischen Erkrankungen. Sie können aber auch im Rahmen einer Alkohol-, Medikamenten- oder Drogenabhängigkeit sowie bei Entzug auftreten.

Maßnahmen

Soweit es möglich ist, wird der Patient durch angemessene Ansprache beruhigt. Anschließend ist eine psychiatrische Behandlung in einer geeigneten Klinik notwendig.

14.3 Angedrohter Suizid und Suizidversuch

Vorgehen → 14.1

Es werden Suizid und Suizidalität unterschieden.

Suizid: ausgeführte Handlung in Selbsttötungsabsicht, z. B. Vergiftung, Erhängen.

Suizidalität: „Neigung zum Selbstmord". Handlungen oder Äußerungen, die auf eine bevorstehende Selbsttötung hindeuten.

Symptome

Neben vorliegenden Gründen und der Äußerung von Selbstmordgedanken gilt es als Warnzeichen für einen bevorstehenden Suizid, wenn der Patient angespannt oder zunehmend in sich gekehrt ist und sich von sozialen Kontakten zurückzieht. Es kann jedoch auch sein, dass er – nachdem der Entschluss zum Suizid gefallen ist – „loslässt" und dann einen gelösten Eindruck macht. In den meisten Fällen ist ein drohender Suizid jedoch nicht zu erkennen.

Maßnahmen

Im Umgang mit suizidgefährdeten Patienten sowie bei einem bereits unternommenen Suizidversuch ist es neben der Durchführung der Basismaßnahmen vor allem wichtig, dem Patienten Ruhe und Sicherheit zu vermitteln. Vorwürfe, Belehrungen und Drohungen sind fehl am Platz.

Wurde ein Selbstmordversuch unternommen, ist der Patient an Hand der bestehenden Verletzungen und Störungen symptomatisch zu versorgen.

Bei suizidgefährdeten Patienten ist stets die psychiatrische Behandlung in einer geeigneten Klinik notwendig.

15 Gynäkologische Notfälle

15.1 Basisdiagnostik und -maßnahmen

Gynäkologische Erkrankungen werden dann zu einem Notfall, wenn:
- akute vaginale Blutungen zu starken Blutverlusten führen
- starke Schmerzen der Genitalorgane bestehen
- während einer Schwangerschaft Störungen auftreten, die das Kind schädigen können.

Auch wenn keine vitale Bedrohung besteht, ist jede Frau mit einem gynäkologischen Notfall sofort zu einem Frauenarzt zu überweisen, ggf. auch in die Klinik zu bringen (Notruf).

15.2 Vaginale Blutung

Vaginale Blutungen außerhalb des Menstruationszyklus können sowohl aus den inneren Genitalien als auch aus den Harnwegen stammen. Ob sie vital bedrohlich sind, hängt vor allem von ihrer Intensität ab.

Symptome

Neben der Stärke der Blutung (Schmierblutung, leichte oder starke Blutung), wird die Kreislaufsituation beurteilt. Niedriger Blutdruck und schneller Puls deuten darauf hin, dass die Patientin viel Blut verliert und sich deshalb ein Volumenmangelschock (→ 7.4) entwickelt.

⚠ Liegt die Blutungsquelle in der Gebärmutter, kann die Patientin große Mengen Blut verlieren, ohne dass dies äußerlich erkennbar ist.

Je nach Ursache können stetige oder wehenartige Schmerzen bestehen.

Um eine mögliche Schwangerschaft auszuschließen, werden während der Anamnese die letzte Periode und Sexualkontakte erfragt.

Ursachen

Sowohl Verletzungen als auch verschiedene Erkrankungen der Genitalorgane können zu akuten Blutungen führen, z. B. Endometriose, extrauterine Schwangerschaft (→ 15.6), Zervixkarzinom. Auch bei in die Vagina eingeführten Verhütungsmitteln, z. B. Spirale oder Intrauterinpessar, sind Blutungen möglich.

Bei fortgeschrittener Schwangerschaft ist eine vorzeitige Plazentaablösung möglich.

Maßnahmen

Bei jeder akuten vaginalen Blutung muss die Patientin von einem Gynäkologen untersucht werden. Handelt es sich um leichte Schmierblutungen, ist dies in den nächsten Tagen ausreichend. Bei stärkeren Blutverlusten, vor allem aber, wenn sich ein Schock entwickelt, wird der Notarzt gerufen. Das gleiche gilt, wenn die Patientin schwanger ist oder wenn eine Schwangerschaft nicht ausgeschlossen werden kann. Andernfalls besteht Gefahr für Mutter und Kind.

Bis zum Eintreffen des Notarztes wird die Patientin mit übereinander geschlagenen, leicht erhöhten Beinen und einer sterilen Vorlage vor der Vagina gelagert (Fritsch-Lagerung, → Abb. 15.1). Wenn nötig, wird eine Schockbehandlung durchgeführt.
Es ist nicht nötig, die Vagina genau zu untersuchen, da die Blutungsquelle ohne geeignetes Inspektionsmaterial meist ohnehin nicht zu entdecken ist.

15.3 Vena-Cava-Kompressionssyndrom

ⓘ **Vena-Cava-Kompressionssyndrom** (Rückenlage-Schock-Syndrom): Schwindelanfall bis hin zur Ohnmacht in der Spätschwangerschaft (nach der 27. Schwangerschaftswoche). Die untere Hohlvene (V. cava inferior) der Schwangeren wird durch die vergrößerte Gebärmutter abgedrückt und das Herzminutenvolumen nimmt ab, da weniger Blut zurück zum Herz fließt. Sofortige Besserung tritt durch eine Lageänderung der Patientin ein.

Symptome

Die Patientin klagt über Schwindel, ggf. wird sie sogar ohnmächtig. Sie ist blass oder zyanotisch, hat einen schnellen Puls und niedrigen Blutdruck.

Maßnahmen

Legt sich die Patientin auf die Seite, möglichst auf die linke, fließt das Blut wieder ungehindert zum Herzen zurück. Dies verbessert in aller Regel den Zustand sofort und verhindert eine Schädigung des Kindes.

Bessert sich der Zustand nicht in wenigen Minuten oder besteht weiterhin Schocksymptomatik, wird ein Notruf getätigt und die Patientin auf Schock behandelt.

Eine gynäkologische Abklärung ist in jedem Fall erforderlich, um eine Schädigung des Kindes auszuschließen.

Komplementärmedizin

Akupressur

LG 26: mittig am oberen Lippenrand.

Bach-Blüten

Rescue Remedy: 4-5 Tropfen auf die Lippen geben.

Phytotherapie

Korodin® Kreislauftropfen: 5 Tropfen; evtl. Wiederholung nach 30 Minuten.

Notfall	Leitsymptome	Maßnahmen
vaginale Blutung → 15.2	• Blutung • Schmerzen • evtl. Schocksymptome	• bei starkem Blutverlust und Schocksymptomen Notruf, ansonsten Überweisung an den Gynäkologen • Lagerung mit überschlagenen Beinen und (steriler) Vorlage • evtl. Schockbehandlung
Vena-Cava-Kompressionssyndrom → 15.3	• Vorkommen in der Spätschwangerschaft (> 27. Woche) • Blässe, evtl. Zyanose • Schocksymptome	• Lagerung auf der linken Seite • evtl. Schockbehandlung • ärztliche Behandlung, evtl. Notruf
Schwangerschaftsinduzierte Hypertonie und Eklampsie → 15.4	• Vorkommen in der Spätschwangerschaft (> 20. Woche) • Ödeme • Proteinurie • Hypertonie • evtl. Krampfanfälle	• Notruf Während des Anfalls: • Patientin vor Verletzungen schützen • falls vorhanden, Bedarfsmedikation verabreichen Nach dem Anfall: • auf Verletzungen untersuchen • Ruhepause gewähren
plötzliche Geburt → 15.5	• plötzliche Wehentätigkeit • Blasensprung	• Notruf • Unterstützung des Geburtsvorganges
extrauterine Schwangerschaft → 15.6	• Schmerzen im Unterbauch • evtl. vaginale Blutung	• Notruf • Lagerung anhand der Symptome

Leitsymptome und spezielle Maßnahmen bei gynäkologischen Erkrankungen

15.4 Schwangerschaftsinduzierte Hypertonie und Eklampsie

📎 **Schwangerschaftsinduzierte Hypertonie** (SIH, früher EPH-Gestose, Präeklampsie): nach der 20. Schwangerschaftswoche auftretende Erkrankung unbekannter Ursache. Leitsymptome sind Ödeme, Proteinurie und Hypertonie.

Eklampsie: lebensbedrohliche Verschlimmerung der SIH mit plötzlich auftretendem generalisierten Krampfanfall und extremen Blutdruckanstieg.

Sowohl durch die Krampfanfälle als auch durch den, wegen der Proteinurie entstehenden, Eiweißmangel droht eine vitale Gefährdung von Mutter und Kind.

Symptome

Die Hauptmerkmale der SIH sind ein hoher Blutdruck, Eiweißausscheidung im Urin und Ödeme im Gewebe, vor allem sichtbar an den Augenlidern. Diese Symptome können sich über mehrere Tage entwickeln.

Ein Eklampsieanfall zeigt sich auf die gleiche Weise wie ein generalisierter Krampfanfall anderer Ursache (→ 4.2).

Maßnahmen

Schwangere, die Symptome einer SIH aufzeigen, müssen umgehend ihren behandelnden Gynäkologen aufsuchen. Bei einer Eklampsie wird sofort ein Notarzt alarmiert.

Wenn es zum Krampfanfall kommt, wird dieser wie jeder andere Krampfanfall (→ 4.2) versorgt.

15.5 Plötzliche Geburt

📎 **Plötzliche Geburt:** überraschendes Einsetzen der Geburt bei sonst normalem Schwangerschaftsverlauf.

Sturzgeburt: „Herausstürzen" des Kindes ohne vorherige Wehentätigkeit.

Symptome

Es kommt zu einer plötzlichen Wehentätigkeit mit Abständen von wenigen Minuten zwischen den einzelnen Wehen. Durch den entstehenden Druck in der Gebärmutter kommt es zum Blasensprung, das Fruchtwasser geht ab.

Im weiteren Verlauf ist der kindliche Kopf im Scheideneingang zu sehen und es kommt zur Austreibung des Kindes (→ Abb. 15.2).

Ursachen

Ein schneller Geburtsverlauf kommt vor allem bei Frauen vor, die schon mehrfach entbunden haben.

Maßnahmen

⚠ Die Geburtshilfe ist dem Heilpraktiker gesetzlich untersagt. Dies gilt jedoch ausdrücklich nicht für den Notfall. Trotzdem tätigt er zu allererst einen Notruf und veranlasst – soweit es noch möglich ist – einen umgehenden Transport in eine geeignete Klinik.

Bei normalem Schwangerschaftsverlauf und bei Ausschluss einer Risikoschwangerschaft, z. B. Zwillinge, Plazentavorfall oder Steißlage, ist auch die plötzliche Geburt ein natürlicher Vorgang, deren Beginn auch ohne Zutun des Helfers vonstatten geht.

Bis der Notarzt eintrifft, wird die Schwangere beruhigt, ggf. eignen sich diagnostische Maßnahmen – z. B. wiederholte Puls- und Blutdruckkontrollen –, um Ruhe und Sicherheit zu vermitteln. Manchen Schwangeren hilft es, wenn sie zu langsamem und tiefem Atmen aufgefordert werden, allerdings werden immer die Wünsche oder Erfahrungen der Patientin berücksichtigt.

Solange die Wehen in regelmäßigen Abständen einsetzen und der kindliche Kopf nicht zwischen

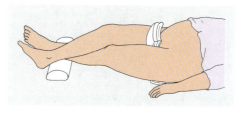

Abb. 15.1 Die Fritsch-Lagerung [GRA]

den Beinen der Schwangeren zu sehen ist, wird die Schwangere nach ihrem Wunsch gelagert.

Wenn die Abstände zwischen den Wehen kürzer werden und der kindliche Kopf erscheint, wird die Patientin flach auf dem Rücken gelagert und ihre Beine werden gespreizt. Der Helfer bereitet sich darauf vor, den Kopf des Kindes in Empfang zu nehmen und zu stützen. Während der Kopf durch den Scheideneingang tritt, wird mit einer Hand der Damm unterhalb der Scheidenöffnung gestützt, um einen Dammriss zu verhindern.

Nachdem der kindliche Kopf ausgetreten ist, wird er gestützt und vorsichtig abgesenkt. Dadurch kommt die vordere Schulter zum Vorschein. Anschließend wird der Kopf leicht angehoben, die hintere Schulter und der Rumpf erscheinen. **Während der Wehen** kann das Austreten des kindlichen Körpers mit sanftem Zug unterstützt werden.

Nachdem das Kind vollständig geboren wurde, wird seine Atmung kontrolliert. Setzt die Atmung nicht spontan ein, wird das Kind beatmet. Im Normalfall führt spätestens dieser Reiz dazu, dass das Kind zu Atmen beginnt. Ein „Klaps auf den Po" ist nicht notwendig.

Wenn das Kind ausreichend atmet, wird es der Mutter auf den Bauch gelegt. Wenn möglich, wird es vorher noch abgetrocknet. Außerdem muss es zugedeckt werden, damit es nicht auskühlen kann.

Mit dem Durchschneiden der Nabelschnur kann man sich Zeit lassen, bis der Notarzt eintrifft.

Aus restlichen Gründen empfiehlt es sich, die exakte Geburtszeit (also den Zeitpunkt, wenn das Kind den Körper der Mutter vollständig verlassen hat) zu notieren.

15.6 Extrauterine Schwangerschaft

Extrauterine Schwangerschaft: Einnistung einer befruchteten Eizelle außerhalb der Gebärmutter.

Die beiden häufigsten Formen sind die Eileiter- und die Bauchhöhlenschwangerschaft.

Eileiterschwangerschaft: Die Eizelle bleibt im Eileiter stecken und wird dort von aufsteigenden Spermien befruchtet.

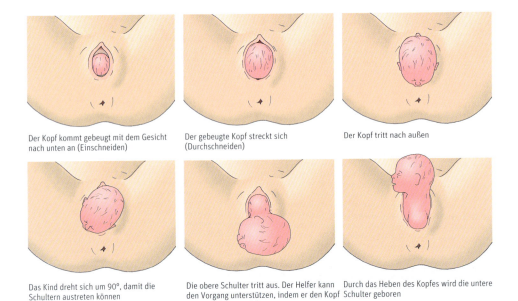

Der Kopf kommt gebeugt mit dem Gesicht nach unten an (Einschneiden)

Der gebeugte Kopf streckt sich (Durchschneiden)

Der Kopf tritt nach außen

Das Kind dreht sich um 90°, damit die Schultern austreten können

Die obere Schulter tritt aus. Der Helfer kann den Vorgang unterstützen, indem er den Kopf leicht nach unten zieht

Durch das Heben des Kopfes wird die untere Schulter geboren

Abb. 15.2 Die letzten Stadien der Austreibungsperiode [GRA]

15.6 Extrauterine Schwangerschaft

Bauchhöhlenschwangerschaft: Die befruchtete Eizelle durchdringt die Wand des Eileiters und nistet sich in der freien Bauchhöhle ein. Meistens wird sie dort resorbiert, ohne dass es zu Beschwerden kommt.

Zeitpunkt und Art der Beschwerden hängen von der Lokalisation der extrauterinen Schwangerschaft ab. Eine Eileiterschwangerschaft verursacht wesentlich schneller und heftiger Symptome, da der Platz für das befruchtete Ei begrenzt ist und sich das Wachstum der Zelle gravierender auswirkt.

Nach der Befruchtung der Eizelle fallen Schwangerschaftstests positiv aus und die Regelblutung bleibt aus. Das Notfallbild der extrauterinen Gravidität entwickelt sich etwa 4-7 Wochen nach der Befruchtung.

Symptome

Die Patientin klagt über diffuse Unterbauchbeschwerden auf der betroffenen Seite, die mitunter als Blinddarmentzündung fehl diagnostiziert werden. Bei einer Einnistung im Eileiter können die Schmerzen von vaginalen Blutungen (→ 15.2) begleitet sein.

Im weiteren Verlauf entwickelt sich ein akutes Abdomen (→ 10.3).

Wichtig für die Diagnose ist vor allem die Frage nach einer möglichen Schwangerschaft bzw. nach dem Ausbleiben der Periode.

Ursachen

Eine extrauterine Gravidität ist meist die Folge einer Eileiterentzündung oder einer operativen Behandlung der Fortpflanzungsorgane. Sie kann jedoch auch durch eine zur Empfängnisverhütung eingesetzte Spirale verursacht sein.

Maßnahmen

Es wird sofort ein **Notruf** getätigt. Bis zum Eintreffen der Rettungskräfte wird die Patientin nach Wunsch gelagert. Außerdem werden die Vitalwerte gemessen und im Abstand von einigen Minuten kontrolliert.

Die Verdachtsdiagnose „extrauterine Schwangerschaft" sollte der Patientin nicht mitgeteilt werden, bevor sie durch die ärztliche Untersuchung gesichert ist. Da der Missverlauf einer Schwangerschaft für die meisten Frauen sehr belastend ist, ist ein sensibler Umgang mit der Patientin und eine gute psychische Betreuung sehr wichtig.

15 Gynäkologische Notfälle

16 Verletzungen

16.1 Kopf-bis-Fuß-Untersuchung bei Traumapatienten

Mit weniger als einem Viertel aller gemeldeten Notfälle machen Verletzungen einen wesentlich geringeren Teil aus, als allgemein vermutet wird. Dennoch ist eine schnelle fachgerechte Versorgung in vielen Fällen unverzichtbar, nicht nur weil sich aus größeren Verletzungen ein Schock entwickeln kann. Doch auch kleinere, scheinbar harmlose Wunden können zu einem ernsthaften gesundheitlichen Problem führen, wenn eindringende Mikroorganismen eine Infektion verursachen.

Um diese Gefahren auszuschließen, sollte der Heilpraktiker verletzte Patienten gründlich untersuchen und bei Bedarf frühzeitig den Rettungsdienst oder den Notarzt anfordern.

Kleinere Verletzungen sind normalerweise leicht zu diagnostizieren. Bei größeren Unfällen kommt es dagegen oft vor, dass einzelne Verletzungen übersehen werden – vor allem dann, wenn sie weniger schmerzhaft sind als andere. Deshalb sollte bei allen größeren Unfällen, sowie immer dann, wenn der Unfallhergang unklar ist, der **ganze Körper auf Verletzungen untersucht** werden.

Der Patient wird dabei von **Kopf bis Fuß** inspiziert und grob abgetastet. Dabei achtet der Heilpraktiker auf Schmerzen, Instabilitäten und abnorme Beweglichkeit sowie auf Wunden, Prellmarken und Blutergüsse (Hämatome). Um Infektionen zu vermeiden, trägt er dabei Schutzhandschuhe.

Untersuchung des Kopfes

Der Schädel des Patienten wird grob abgetastet, um Beulen und Wunden zu erkennen. Die Pupillen werden kontrolliert (→ 4.1), ein auffälliger Befund kann auf eine Gehirnblutung mit eventueller Steigerung des Hirndrucks hinweisen. Der äußere Gehörgang, die Nasenlöcher und das Gaumendach werden mit einer Lichtquelle auf Blutungen und den Austritt von Gehirnflüssigkeit (Liquor) untersucht.

Untersuchung von Hals und Rücken

Wenn der Verdacht besteht, dass das Rückenmark verletzt ist, darf der Patient sich nicht bewegen. Die weitere Untersuchung von Hals und Rücken ist dem Notarzt vorbehalten.

Wenn der Patient auf Befragen keine Schmerzen äußert und keine neurologischen Ausfälle vorliegen, wird die Wirbelsäule kurz mit nur leichtem Druck abgetastet, um eventuelle Schwellungen zu erkennen. Außerdem wird die Kleidung angehoben und überprüft, ob Prellmarken oder Hämatome zu sehen sind.

⚠️ Wenn auf Grund des Unfallhergangs von einer Wirbelsäulenverletzung ausgegangen werden muss, z. B. nach einem Sturz aus großer Höhe oder einem Motorradunfall, dürfen Hals und Rücken nicht abgetastet werden. Dies gilt auch dann, wenn weder Schmerzen noch neurologische Ausfälle bestehen.

Untersuchung des Brustkorbs

Der Brustkorb des Patienten wird inspiziert und abgetastet. Um die Stabilität des Brustkorbes zu prüfen, wird der komplette Brustkorb von beiden Seiten und von vorne ganz leicht zusammengedrückt. Dabei ist Vorsicht geboten, da sich gebrochene Rippen bei zu starkem Druck in die Lunge bohren können.

⚠️ Sobald der Patient während der Untersuchung des Brustkorbes Schmerzen äußert, wird der Druck reduziert.

Die Lunge wird mit einem Stethoskop abgehört und abgeklopft, um eine Minderbelüftung auszuschließen, die ggf. von einem Pneumo- oder Hämatothorax verursacht wurde.

Untersuchung des Bauchraums

Der Bauchraum des Patienten wird auf offene Wunden, Prellmarken und Hämatome inspiziert. Außerdem wird der gesamte Bauch abgetastet, um eine mögliche Abwehrspannung zu erkennen. Welche inneren Organe betroffen sein können, lässt sich durch die Untersuchung jedoch nur grob abschätzen.

Untersuchung des Beckens

Das Becken des Patienten wird inspiziert und von vorne und von der Seite leicht komprimiert. Dabei wird auf Schmerzen und Instabilität des Beckens geachtet.

Untersuchung der Arme und Beine

Arme und Beine werden grob abgetastet, wobei auf Schmerzen, Schwellungen und Instabilitäten geachtet wird. Die peripheren Pulse am Handgelenk und am Fuß werden getastet, um die Durchblutung zu beurteilen. Außerdem werden Motorik, Sensorik und wenn möglich Eigenreflexe überprüft (→ 9.1).

16.2 Wunden und Blutungen

Die Erstversorgung von Wunden und Blutungen ist ein klassischer Bereich der Ersten Hilfe. Die Wundversorgung hat das Ziel, dass die Wunde komplikationslos verheilt und weitere Schäden vermieden werden. So ist sie die Basis für die erfolgreiche Wiederherstellung der Gesundheit.

Jeder Heilpraktiker sollte in der Lage sein, kleinere Verletzungen, die keiner ärztlichen oder rettungsdienstlichen Hilfe bedürfen, selbst zu behandeln. Große Wunden und Verletzungen werden immer einem Arzt vorgestellt, ggf. muss bei starker Blutung auch ein Notarzt gerufen werden.

16.2.1 Wundarten

Wunden werden nach dem Entstehungsmechanismus und der Beschaffenheit unterteilt.

Platzwunde: Hautverletzung mit unregelmäßigen Wundrändern durch stumpfe Gewalteinwirkung. Tiefere Gewebsschichten bleiben unverletzt. Je nach Lokalisation kann die Wunde schwach oder stark bluten.

Schürfwunde: oberflächliche Hautverletzung ohne oder mit nur geringem Blutverlust.

Stichwunde: kleine, aber tiefe Wunde, die durch spitze Gegenstände verursacht wurde. Wie stark tiefere Gewebsschichten und innere Organe geschädigt wurden, lässt sich meist nicht abschätzen. Stichwunden neigen stark zu Infektionen.

Schnittwunde: durch scharfkantige Gegenstände verursachte Wunde mit glatten Wundrändern. Es kommt meist zu einer starken Blutung, wobei die Tiefe oft nicht abzuschätzen ist.

Risswunde: Wunde mit unregelmäßigen Wundrändern, die sich häufig auf tiefere Gewebsschichten erstreckt. Meist verursacht durch starke Hautspannung. Risswunden neigen stärker zur Narbenbildung als Schnittwunden.

Quetschung: durch stumpfe Gewalteinwirkung aus zwei Richtungen verursachte Wunde mit Hautdefekt und Quetschung tiefer Gewebeschichten.

Bisswunde: Wunde durch den Biss von Tieren oder Menschen. Tiefe und Ausdehnung können variieren. Bisswunden neigen durch zahlreiche Keime im Speichel stark zu Infektionen.

Ablederung: großflächige Ablösung der Haut. Ablederungen der behaarten Kopfhaut bezeichnet man als **Skalpierung.**

Thermische Verletzung: Verbrennungen (→ 11.2) und Erfrierungen (→ 11.8).

Verätzung: chemische Verletzung der Haut und tieferer Gewebeschichten durch Säuren und Laugen. Das Erscheinungsbild ähnelt einer Verbrennung.

Amputation: Abtrennung eines Körperteils, entweder vollständig oder mit Restverbindung.

Fremdkörperverletzung: Verletzung durch spitze Fremdkörper, die in der Wunde stecken bleiben. Verletzungen durch große Fremdkörper werden als **Pfählung** bezeichnet.

Schusswunde: Verletzung durch eindringende Projektile. Die Größe der äußerlich sichtbaren Verletzung erlaubt meist keine Prognose über innere Verletzungen.

Notfall	Leitsymptome	Maßnahmen
Wunden und Blutungen	• Wundbild • Blutung • Schmerzen • evtl. Schocksymptome	• Blutstillung • Wundreinigung bzw. Desinfektion • keimfreie Versorgung • ggf. Fremdkörper umpolstern • ggf. Amputat versorgen • Arztbesuch, evtl. Notruf
Kopfverletzung, Schädel-Hirn-Trauma	• Anamnese: Gewalteinwirkung auf den Kopf • sicht- und tastbare Verletzungen • Blutung aus Nase und Ohr • Schwindel, Übelkeit, Erbrechen • evtl. Bewusstseinsstörungen • evtl. kurzzeitige Bewusstlosigkeit • Orientierungsstörungen, Amnesie, neurologische Ausfälle • Pupillenveränderungen (Seitendifferenz, verzögerte Reaktion)	• Notruf • Lagerung mit leicht erhöhtem Oberkörper (ca. 30°) • keimfreie Versorgung offener Wunden
Verletzung von Wirbelsäule und Becken	• Unfallhergang, z. B. Sturz aus großer Höhe • Schmerzen in Nacken, Rücken oder Becken • Bewegungseinschränkung, Lähmung • Gefühlsstörungen • evtl. Urin- und Stuhlabgang • neurologische Ausfälle • Schocksymptome • evtl. Atem- und Kreislaufinsuffizienz	• Notruf • aktive und passive Bewegung vermeiden • bei Bewusstsein: Belassen in der vorgefundener Lage • bei Bewusstlosigkeit: vorsichtige Seitenlagerung mit zwei Helfern • Schockbehandlung • venöser Zugang, Infusion
Brustkorbverletzung	• Unfallhergang • evtl. äußere Verletzungen • Atemnot • evtl. paradoxe Atmung • evtl. hypersonorer oder gedämpfter Klopfschall • evtl. gestaute Halsvenen • evtl. Schocksymptomatik	• Notruf • bei Bewusstsein: Lagerung mit erhöhtem Oberkörper • bei Bewusstlosigkeit: Seitenlagerung mit verletzter Seite unten • evtl. Schockbehandlung
Bauchverletzung	• Unfallhergang • evtl. Blutungen, Prellmarken, Hämatome • Abwehrspannung • evtl. Schocksymptomatik	• Notruf • Lagerung mit angewinkelten Beinen, evtl. Schocklagerung • evtl. Schockbehandlung
Extremitätenverletzung	• Schmerzen • Schwellung • Bewegungseinschränkung • evtl. sichere Frakturzeichen	• Arzt bzw. Krankenhaus aufsuchen, evtl. Notruf • Ruhigstellung • Kühlung • sterile Versorgung offener Wunden • evtl. Schockbehandlung

Leitsymptome und spezielle Maßnahmen bei verschiedenen Verletzungen

Verletzte Haut stellt immer eine Eintrittspforte für Krankheitserreger dar. Eine Infektion ist umso wahrscheinlicher, je ausgedehnter und verschmutzter die Wunde ist. Bei tiefen Wunden, insbesondere bei Stich- und Bissverletzungen, besteht ein hohes Infektionsrisiko, da Keime nicht ausreichend durch Blutung ausgeschwemmt werden können.

16.2.2 Verbandmaterial

Im medizinischen Fachhandel ist ein breites Sortiment an Materialien zur Wundversorgung erhältlich, die jeweils für verschiedene Bedürfnisse geeignet sind. Zur Erstversorgung werden jedoch nur einige wenige benötigt.

Grundsätzlich unterscheidet man zwischen:

- Materialien, die zur **Wundauflage** geeignet sind, z. B. Kompressen, Verbandpäckchen, Verbandtücher, Wundschnellverbände
- Materialien, die nur zur **Befestigung** dienen und nicht mit der Wunde in Berührung kommen, z. B. Mullbinden, Dreiecktücher, Heftpflaster.

Bei der Lagerung sowie im Umgang mit den Verbandmaterialien gelten die Vorschriften des Medizinproduktegesetzes (MPG), die genauen Lagerungsbedingungen sind der Gebrauchsanweisung des Herstellers zu entnehmen. Allgemein ist wichtig, dass die Materialien trocken gelagert werden, die Verpackung unversehrt bleibt und das Verwendbarkeitsdatum nicht überschritten wird. Andernfalls kann der Anwender für entstehende Schäden, z. B. eine Infektion wegen mangelnder Sterilität, haftbar gemacht werden.

📌 Das Verbandmaterial sollte regelmäßig überprüft und bei Bedarf ersetzt werden. Schreiben Sie sich dazu einen regelmäßigen Termin, z. B. alle sechs Monate, in den Kalender. Auch der Inhalt von KFZ-Verbandkästen muss regelmäßig kontrolliert werden. Da der Inhalt eines KfZ-Verbandkastens für die Versorgung der meisten Alltagsverletzungen ausreicht, kann er als Richtlinie für die benötigten Verbandmaterialien dienen, die der Heilpraktiker in seiner Praxis vorrätig haben sollte. Die Liste kann selbstverständlich erweitert und angepasst werden. Ein Vorschlag für die Ausstattung einer Heilpraktiker-Notfalltasche findet sich in Kapitel 1.2.

Inhaltsliste eines KFZ-Verbandkastens (→ Abb. 16.1)

Nach DIN EN 13 164:
- 1 Heftpflaster DIN 13 019 – 5 m x 2,5 cm
- 8 Wundschnellverbände DIN 13 019 – E 10 cm x 6 cm
- 3 Verbandpäckchen mittel DIN 13151 – M
- 1 Verbandpäckchen groß DIN 13 151 – G
- 2 Verbandtücher DIN 13 152 – BR
- 1 Verbandtuch DIN 13 152 – A
- 6 Kompressen 100 mm x 100 mm
- 1 Rettungsdecke – 2,1 m x 1,6 m
- 2 Fixierbinde DIN 61634 – FB 6
- 3 Fixierbinde DIN 61634 – FB 8
- 2 Dreiecktücher DIN 13168 – D
- 1 Schere DIN 58279 – B 190
- 4 Einmalhandschuhe nach DIN EN 455-1 und DIN EN 455-2
- 1 Erste Hilfe-Broschüre – Anleitung zur Ersten Hilfe bei Unfällen
- 1 Inhaltsverzeichnis.

16.2.3 Allgemeine Versorgung

Blutstillung

Bei arteriellen Blutungen, aber auch bei Verletzung größerer Venen, geht in kurzer Zeit viel Blut verloren. Durch den hohen Blutverlust kann ein Volumenmangelschock entstehen. Deshalb werden starke Blutungen möglichst schnell mit einem Druckverband (→ 3.3.7) gestillt und der Patient auf einen Schock behandelt (→ 3.3.8).

Bei den meisten kleinen Verletzungen im Alltag tritt nur ein geringer Blutverlust auf. Die natürliche Blut-

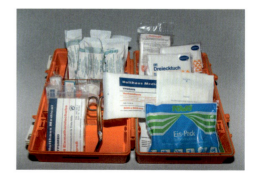

Abb. 16.1 Verbandskasten [FLA]

gerinnung setzt nach wenigen Minuten ein und die Blutung kommt von selbst zum Stillstand. Eine kurze Blutung ist sogar sinnvoll, sie fördert die Keimausschwemmung aus der Wunde und verringert so die Infektionsgefahr.

⚠ Wenn der Patient unter Störungen der Blutgerinnung leidet, z. B. durch Erkrankungen, Vitamin-K-Mangel oder die Einnahme von Antikoagulantien, setzt die Gerinnung verzögert ein und auch kleine Wunden oder Blutungen können zu einem starken Blutverlust führen. Wenn die Wunde nicht zu bluten aufhört und der Verband durchtränkt wird, wird daher ein Druckverband (→ 3.3.7) angelegt.

Wundreinigung und Desinfektion

Damit sich der Helfer bei der Versorgung blutender Wunden nicht infiziert, trägt er zu seinem eigenen Schutz Einmalhandschuhe.

Die Wunde des Patienten wird nicht mit unsterilem Verbandmaterial oder den Händen berührt; auch die Schutzhandschuhe sind nicht steril.

Ist die Wunde stark verschmutzt, wird sie möglichst manuell gereinigt. Lose Fremdkörper wie Zweige, Steine oder Glassplitter werden mit einer Pinzette entfernt, weitere grobe Verschmutzungen werden vorsichtig mit einer sterilen Kompresse abgetupft. Wenn dies nicht möglich ist, kann die Wunde mit einer keimfreien Flüssigkeit, z. B. sterile Kochsalzlösung, gespült werden. Wichtiger als die penible Reinigung ist eine fachgerechte Desinfektion, da sie die in ggf. noch vorhandenen Schmutzpartikeln enthaltenen Keime abtötet.

Jodhaltige Desinfektionsmittel werden bei normalen Alltagsverletzungen nicht mehr verwendet. Stattdessen werden verträglichere Präparate zur Desinfektion verwendet, z. B. Octenisept®.

⚠ Desinfektionsmittel, die Farbstoffe enthalten, sind dazu gedacht, den desinfizierten Bereich zu markieren z. B. bei Operationen. Zur Desinfektion von Wunden sind sie nicht geeignet, da sie das Wundbild verfälschen und dadurch die chirurgische Versorgung erschwert wird.

Keimfreie Wundversorgung

Um eine Verunreinigung mit Krankheitserregern zu vermeiden, wird die Wunde nach der Reinigung und der Desinfektion mit einer sterilen Kompresse bedeckt. Kompressen gibt es in verschiedenen Größen. Die gebräuchlichste, die sich auch in der DIN-Ausstattung von Verbandkästen befindet, ist 10 x 10 cm groß. Ausgedehntere Verletzungen können mit einem Verbandtuch bedeckt werden.

Zur Befestigung können je nach Verfügbarkeit Mullbinden, Dreiecktücher, Pflaster oder Netzschlauchverbände benutzt werden. Die Handhabung dieser Materialien ist nicht schwierig, dennoch sollte sie regelmäßig geübt werden, z. B. in Erste-Hilfe-Kursen.

Bei Verbänden an Armen oder Beinen darf kein zu fester Zug ausgeübt werden, da sonst die Extremität gestaut oder sogar abgebunden ist und nicht mehr adäquat mit Blut versorgt wird. Um dies auszuschließen, werden nach dem Anlegen des Verbandes der periphere Puls und die Hautfarbe distal des Verbandes kontrolliert. Ist der Verband zu fest, verfärbt sich die Haut weiß und es ist kein Puls mehr tastbar. Wenn die Venen gestaut sind, treten sie auch bei Hochlagerung der Extremität deutlich hervor, evtl. verfärbt sich die Haut dunkelrot.

Wenn die Extremität gestaut oder abgebunden wurde, wird der Verband gelockert.

Arztbesuch

Bei kleineren Verletzungen ist in der Regel kein Arztbesuch notwendig. In folgenden Fällen ist es jedoch grundsätzlich erforderlich, den Patienten an einen Arzt zu verweisen:
- Bei starken Blutverlusten oder Schockzeichen (Notarztruf erforderlich)
- Bei großen, klaffenden Wunden und Quetschungen, da diese chirurgisch versorgt werden müssen (Notarztruf erforderlich)
- Bei allen größeren, in der Wunde feststeckenden Fremdkörper (Notarztruf erforderlich)
- Bei Amputationsverletzungen (Notarztruf erforderlich)
- Bei Verätzungen (Notarztruf erforderlich)
- Wenn Unklarheit über den Tetanus-Immunstatus besteht
- Wenn sich die Wunde entzündet oder nicht in kurzer Zeit verheilt.

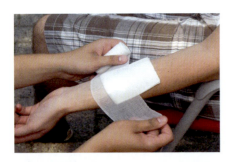

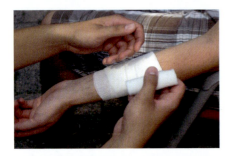

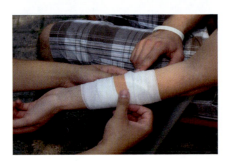

Abb. 16.2 Anlegen eines Verbands am Unterarm. Nach Säuberung und Desinfektion wird eine sterile Wundauflage mit einer Mullbinde fixiert. Es wird von distal mit nur leichtem Zug gewickelt. Der Verband soll zwar halten, darf aber nicht einschnüren [FLA]

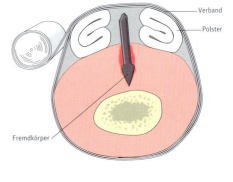

Abb. 16.3 Fremdkörperverletzung. Den Fremdkörper in der Wunde belassen, ansonsten kann es zu schweren Blutungen kommen. Die Wundumgebung umpolstern und die Wunde steril abdecken [GRA]

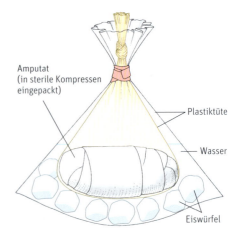

Abb. 16.4 Transport eines Amputats [GRA]

Komplementärmedizin

Homöopathie

- Arnica C30 fördert die Blutgerinnung und Wundheilung. Erstes Mittel bei blutenden Wunden
- Wenn Arnica keine ausreichende Wirkung zeigt: Bellis perennis C30
- Staphisagria C 30, Folgemittel bei Schnittverletzungen, ca. 5 Minuten nach Arnica, wenn Schmerzen bestehen
- Ledum C30: erstes Mittel bei Stichverletzungen; Folgemittel von Arnica, wenn sich Hämatome bilden.

16.2.4 Spezielle Wundversorgung

Fremdkörperverletzung

Kleine Fremdkörper, z. B. Holzspäne, können vorsichtig mit einer Pinzette herausgezogen werden. Größere, feststeckende Fremdkörper dürfen nicht aus der Wunde entfernt werden. Die Wunde könnte dadurch vergrößert werden, außerdem kann ein Teil des Fremdkörpers abbrechen und im Gewebe verbleiben.

Der Patient muss einen Arzt aufsuchen, am besten eine Unfallambulanz. Bei großen Fremdkörpern, insbesondere wenn dadurch die Vitalfunktionen beeinträchtigt sind, wird ein Notruf getätigt. Bis zur ärztlichen Versorgung wird die Wunde mit sterilen Kompressen bedeckt. Diese werden lose mit Pflasterstreifen befestigt. Anschließend wird der Fremdkörper seitlich mit Mullbinden abgepolstert, damit er nicht bewegt wird, herausbricht oder -fällt. Dabei darf auf keinen Fall Druck auf den Fremdkörper ausgeübt werden (→ Abb. 16.3). Wenn dies nicht möglich ist, wird auf das Abpolstern verzichtet.

Komplementärmedizin

Homöopathie

Silicea C 30 einmalig, fördert die Austreibung von Fremdkörpern.

Verätzung der Haut

- *Verätzung der Speiseröhre → 12.6*
- *Augenverätzung → 13.1.3*

Bei der Versorgung von Hautverätzungen trägt der Helfer die ganze Zeit Handschuhe, um sich nicht selbst zu verätzen. Kontaminierte Kleidung des Patienten wird entfernt, die verätzte Haut wird ausgiebig mit steriler Kochsalzlösung oder ersatzweise mit anderen neutralen Flüssigkeiten, z. B. Leitungswasser, gespült.

Anschließend wird das verätzte Gebiet mit sterilem Material, z. B. Verbandtuch, bedeckt. Nach der Erstversorgung wird der Patient umgehend einem Arzt vorgestellt, bei großflächigen Verätzungen wird ein Notruf getätigt.

Komplementärmedizin

Homöopathie

Causticum C 30, Wiederholung alle 5-10 Minuten, solange die Beschwerden bestehen.

Amputation

Es wird ein Notruf getätigt. Dann wird die Wunde des Patienten keimfrei versorgt und falls nötig ein Druckverband (→ 3.3.7) angelegt. Je nach Zustand des Patienten werden die Basismaßnahmen durchgeführt und ggf. der Schock des Patienten behandelt.

Ob abgetrennte Körperteile wieder replantiert werden können, hängt von der Art der Verletzung, dem Zeitpunkt der klinischen Versorgung und nicht zuletzt davon ab, dass das Amputat bis dahin bestmöglich gekühlt wird.

Das Amputat wird zunächst in keimfreies Material, z. B. Verbandtuch, eingewickelt und in eine wasserdichte Tüte eingepackt. Diese Tüte wird fest verschlossen und in einen zweiten Behälter gelegt, der vorher mit einer möglichst kalten Flüssigkeit, z. B. Eiswasser, gefüllt wurde (→ Abb. 16.4).

Bisswunden

Da Bisswunden – sowohl bei Tier- als auch bei Menschenbissen – aufgrund der im Speichel enthaltenen Mikroorganismen stark zu Infektionen neigen, wird die Wunde ausgiebig desinfiziert und keimfrei verbunden. Wenn die Wunde nicht oder nur geringfügig blutet, kann die Blutung evtl. durch leichtes Massieren des umgebenden Gewebes angeregt werden. Die Wunde darf dabei jedoch nicht gequetscht werden.

Handelt es sich um eine tiefe Wunde, wird der Patient an einen Arzt überwiesen. Das gleiche gilt für alle Wunden im Gesichtsbereich, da Bisswunden oft schlecht verheilen und so entstellende Narben entstehen können.

Bei Bisswunden durch Tiere muss außerdem an eine mögliche Tollwutgefahr gedacht werden. Auch wenn Deutschland inzwischen offiziell als wildtollwutfrei gilt, sollte eine Passivimmunisierung durchgeführt werden, sofern eine Infektion des Tieres nicht sicher ausgeschlossen werden kann. Tollwutverdacht besteht in folgenden Fällen:

- Bei jedem Biss durch ein Wildtier
- Wenn das beißende Tier nicht eingefangen werden konnte
- Wenn sich ein Haustier tollwutverdächtig, also ungewöhnlich zutraulich oder aggressiv, verhält

⚠ Nach dem Infektionsschutzgesetz (IFSG) muss der Heilpraktiker jeden Biss durch ein tollwütiges oder tollwutverdächtiges Tier an das Gesundheitsamt melden.

Komplementärmedizin

Homöopathie

Ledum C30 einmalig.

Insektenstiche

Insektenstich im Mundraum → 5.3

Insektenstiche erfordern keine Wundversorgung. Wenn der Stachel noch in der Wunde steckt, kann er aber mit einer Pinzette oder einer festen Kante, z. B. Messerrücken oder EC-Karte (vorher desinfizieren), entfernt werden. Um die Schmerzen zu lindern, wird die Einstichstelle mit kalten Umschlägen gekühlt. Eine halbe Zwiebel oder eine Zitronenscheibe, auf den Einstich gelegt, wird vom Patienten als wohltuend empfunden und zieht das Gift aus der Wunde.

Komplementärmedizin

Homöopathie

Bienen- oder Wespenstich: Apis C 30, Wiederholung alle 5–10 Minuten, solange die Beschwerden bestehen.

Zeckenbisse

Der wirksamste Schutz gegen Infektionskrankheiten, die durch Zecken übertragen werden (z. B. Borreliose, FSME), ist eine sofortige Entfernung der Zecke. Hierzu wird die Zecke mit einer Zeckenzange (→ Abb. 16.5) oder Pinzette möglichst nah am Kopf gefasst und langsam herausgezogen (ohne Drehbewegung). Wenn bei der Entfernung der Kopf der Zecke abreißt, kann er mit einer festen Kante, z. B. Messerrücken oder EC-Karte (vorher desinfizieren) angehoben und entfernt werden. Gelingt dies nicht, fällt der Kopf nach einigen Tagen von selbst heraus, es besteht jedoch in diesem Fall erhöhte Infektionsgefahr.

Komplementärmedizin

Homöopathie

Ledum C30 einmalig.

16.3 Kopfverletzung, Schädel-Hirn-Trauma

Augenverletzung → 13.1.2
Zahnverletzung → 17.2.2

Kopfverletzungen entstehen durch Gewalteinwirkung auf den Kopf. Sie umfassen verschiedene Schweregrade, von einer oberflächlichen Kopfplatzwunde bis zu einer schweren Schädelverletzung mit Beteiligung des Gehirns.

Schädelprellung: Verletzung des knöchernen Schädels mit oder ohne äußerliche Wunden. Das Gehirn ist nicht beteiligt.

Schädel-Hirn-Trauma (SHT): Verletzung des knöchernen Schädels, bei der das Gehirn mitbeteiligt ist.

Schädelbasisbruch: Bruch der knöchernen Schädelbasis mit Verbindung zwischen Gehirn und benachbarten Strukturen, z. B. Nase, Ohr.

Die früher übliche Einteilung des Schädel-Hirn-Traumas in Gehirnerschütterung (Commotio cerebri) und Gehirnprellung (Contusio cerebri) kann nur durch bildgebende Verfahren (Röntgen, CT) gesichert werden und gilt daher als veraltet. Heute wird das Schä-

del-Hirn-Trauma anhand des Glasgow-Coma-Scale (GCS → 4.1) in drei Schweregrade eingeteilt:
- Schädel-Hirn-Trauma 1. Grades: GCS > 12 Punkte
- Schädel-Hirn-Trauma 2. Grades: GCS 9–12 Punkte
- Schädel-Hirn-Trauma 3. Grades: GCS < 9 Punkte.

Diese Einteilung ist allerdings nur für die klinische Prognose wichtig. Für die Erstversorgung hat sie keine Konsequenz.

Durch ein starkes Schädel-Hirn-Trauma kann es zu Gehirnblutungen kommen. Diese führen zu einer Steigerung des Hirndruckes und somit zu lebensbedrohlichen Schäden. Unterschieden werden das epidurale, das subdurale und das intrazerebrale Hämatom (→ Abb. 16.6).

Epidurales Hämatom: Blutung oberhalb der harten Hirnhaut (Dura mater). Epidurale Hämatome sind meist arteriell und führen zu einer raschen Steigerung des Hirndrucks mit Bewusstlosigkeit und neurologischen Ausfällen. Die Prognose ist günstig, wenn die Blutung rechtzeitig chirurgisch ausgeräumt wird.

Subdurales Hämatom: Blutung zwischen harter Hirnhaut und Spinnwebhaut (Arachnoidea). Tritt meist als chronisch subdurale Blutung auf, Risikopatienten sind Menschen mit gestörter Blutgerinnung. Die Blutung entwickelt sich über Wochen und Monate hinweg, das meist leichte Trauma ist oft schon vergessen, wenn die Symptome auftreten. Die Prognose ist günstig, wenn die Blutung frühzeitig operativ entfernt wird, oft aber ist es schon zu bleibenden Schäden gekommen, wenn die Symptome erkannt und behandelt werden.

Intrazerebrale Hämatome: Blutung von Gefäßen innerhalb des Gehirns. Sie verursachen ein schlaganfallähnliches Bild (→ 4.3). Die Prognose ist von der Größe der Verletzung und der Lokalisation der Blutung abhängig.

Symptome

Äußerlich bestehen Kopfplatzwunden, Schwellungen oder tastbare Instabilitäten der Schädeldecke. Bei schweren Defekten der Schädeldecke kann mitunter Gehirnmasse nach außen austreten.

Typisch für ein Schädel-Hirn-Trauma ist eine **Bewusstlosigkeit,** die meist nur kurz anhält. Weiter bestehen anhaltende Kopfschmerzen, Übelkeit, plötzliches

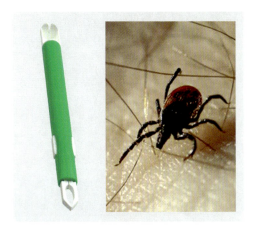

Abb. 16.5 Zecken. Zecken lieben warme Hautstellen, z. B. die Achselhöhlen. Da der Biss kaum schmerzt, bleiben sie an solchen Körperstellen oft tagelang unentdeckt. Zum Entfernen gibt es Zeckenzangen.
Mit der Zeckenzange kann die Zecke, mit 2-3 Umdrehungen langsam herausgedreht werden [SCI, ISP]

Erbrechen, Schwindel sowie eine Überempfindlichkeit gegen Licht und Geräusche. Häufig erinnert sich der Patient nicht mehr an den Unfallhergang oder die unmittelbare Zeit danach (retro- beziehungsweise postgrade **Amnesie**).

⚠ Die äußerlich sichtbaren Verletzungen geben oft keinen Aufschluss darüber, wie schwer die Schädigung ist. Oberflächliche Kopfplatzwunden können sehr stark bluten, ohne dass das Gehirn beteiligt ist, andererseits kann eine Gehirnblutung auch ganz ohne äußere Verletzungen vorliegen. Achten Sie daher immer auf die Bewusstseinslage und die Orientierung des Patienten.

Zeichen für einen Schädelbasisbruch sind, auch bei erhaltenem Bewusstsein, Blutungen und Liquoraustritt aus Nase und Ohr, Einblutungen auf dem Gaumendach sowie eine blutige Umrandung beider Augenhöhlen (Brillenhämatom).

Ursachen

Hauptursache von Kopfverletzungen sind Stürze, insbesondere bei höheren Geschwindigkeiten (z. B. Radfahrer ohne Helm) sowie Schläge oder Stöße mit harten Gegenständen.

Maßnahmen

⚠️ Um eine Hirnblutung auszuschließen, muss jeder Patient, dessen Gehirn ggf. verletzt wurde, in einem Krankenhaus überwacht werden, auch wenn die Symptome auf den ersten Blick geringfügig sind. Ein Notruf wird deshalb immer in folgenden Fällen getätigt:
- bei jeder Bewusstlosigkeit, auch wenn sie nur kurze Zeit andauert
- bei anhaltendem Schwindel, Übelkeit oder Erbrechen
- bei Orientierungsstörungen (POST-Schema → 4.1)
- bei Blutungen aus Ohr, Nase oder am Gaumendach.

Der Patient wird entsprechend dem aktuellen Bewusstseinszustand gelagert. Ist er bei Bewusstsein, erfolgt die Lagerung liegend mit leicht erhöhtem Oberkörper (ca. 30°, z. B. indem ein Kissen untergelegt wird). Der Kopf liegt gerade in Mittelposition, damit venöses Blut ungehindert aus dem Gehirn abfließen kann.

Bis der Rettungsdienst eintrifft, kontrolliert der Helfer regelmäßig Bewusstsein, Atmung, Puls und Blutdruck und reagiert entsprechend auf Veränderungen. Wenn möglich, wird dem Patienten Sauerstoff verabreicht.

Offene Wunden werden mit einem sterilen Verband versorgt. Eventuell austretende Gehirnmasse darf nicht zurückgedrückt werden. Sie wird mit einer nur locker fixierten, sterilen Auflage bedeckt.

Patienten mit Schädel-Hirn-Trauma werden grundsätzlich liegend transportiert. Daher wird von einem eigenmächtigen Transport ins Krankenhaus abgeraten, auch dann, wenn die Entfernung nicht groß ist.

Komplementärmedizin

Akupressur

- Di 4: am Handrücken, auf dem höchsten Punkt der Muskelwölbung zwischen Daumen und Zeigefinger
- KS 6: Innenseite des Unterarms, mittig zwischen Elle und Speiche, 3 Finger breit oberhalb der Handgelenksfalte.

Homöopathie

Arnica C 200 einmalig.

16.4 Verletzungen von Wirbelsäule und Becken

Wirbelsäulenverletzung: Verletzung von Wirbelkörpern und/oder Bandscheiben mit oder ohne neurologischen Ausfällen. Hauptgefahr ist eine irreversible Schädigung des Rückenmarks.

Beckenverletzung: Verletzung des Beckenknochens, durch die lebensbedrohliche innere Blutungen entstehen und innere Organe (Blase, Darm, Geschlechtsorgane) gequetscht werden können.

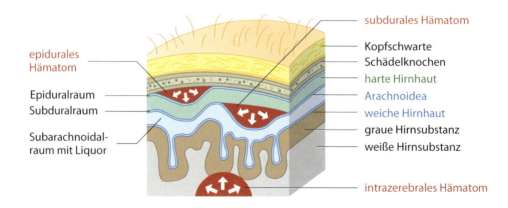

Abb. 16.6 Intrakranielle Blutungen. Blutungen in den Schädelinnenraum treten als epidurale, subdurale oder intrazerebrale Blutung auf [ASM]

Symptome

Bereits der Unfallhergang, z. B. Sturz aus großer Höhe, liefert Hinweise auf eine mögliche Verletzung des Rückenmarks oder des Beckens. Der Patient äußert **Schmerzen im Nacken, Rücken oder Becken**. Die **Sensibilität** und **Motorik** der Extremitäten (→ 9.1) ist gestört oder aufgehoben.

Durch Lähmung der Schließmuskeln können unwillkürlich Harn oder Stuhl abgehen.

Auch wenn der Patient alle Extremitäten spürt und bewegen kann, kann eine Rückenmarksverletzung nicht ausgeschlossen werden. Mit letzter Gewissheit lässt sich eine Wirbelkörperfraktur nur durch bildgebende Verfahren feststellen, der Patient muss dazu in ein Krankenhaus gebracht werden.

Ursachen

Verletzungen von Wirbelsäule und Becken sind häufig die Folge von Motorradunfällen oder von Stürzen aus großer Höhe. Doch auch andere Gewalteinwirkungen können zu Verletzungen führen. Wenn die Knochenstruktur geschädigt ist, z. B. bei Osteoporose oder Knochenmetastasen, kann dies schon bei geringfügigen Einwirkungen oder auch spontan geschehen.

Maßnahmen

Wenn der Verdacht auf eine Wirbelsäulen- oder Beckenverletzung besteht, wird ein **Notruf** getätigt. Der Patient muss fachgerecht umgelagert und in ein Krankenhaus transportiert werden.

Um weitere Schäden zu vermeiden, wird der Patient **in der vorgefundenen Lage belassen.** Dies gilt jedoch nicht bei Bewusstlosigkeit: Hier ist die stabile Seitenlage als lebensrettende Maßnahme unerlässlich. Um die Seitenlage möglichst schonend zu gestalten, wird sie von zwei Helfern durchgeführt. So kann während des Drehens der Kopf in einer geraden Linie zum Körper gehalten und Manipulationen der Wirbelsäule auf ein Minimum beschränkt werden.

Bei bewusstlosen Zweiradfahrern muss auf jeden Fall der **Helm abgenommen** werden, da es sonst nicht möglich ist, die Atemwege freizuhalten. Auch dies geschieht am besten mit zwei Helfern, wobei ein Helfer während der Helmabnahme den Kopf des Patienten in der Mittelstellung hält und vor dem Herunterfallen schützt (→ 3.3.2).

⚠️ Damit die adäquate Versorgung von Patienten mit Wirbelsäulen- und/oder Beckenverletzungen möglich ist, wird jedem Heilpraktiker der regelmäßige Besuch einer Erste-Hilfe-Fortbildung empfohlen.

Entwickelt der Patient einen Schock, so legt der Helfer einen venösen Zugang und verabreicht dem Patienten Flüssigkeit, z. B. 500 ml sterile Kochsalzlösung. Der Patient wird nicht in die Schocklagerung gebracht, da sonst die Gefahr besteht, dass die Wirbelsäule bewegt und die Verletzung verschlimmert wird.

Komplementärmedizin

Akupressur

LG 26 (mittig zwischen Oberlippe und Nase)

Homöopathie

- Arnica C 30 als erstes Mittel
- Hypericum C 30 als Folgemittel ca. 5 Minuten nach Arnica, wenn ziehende oder schießende Schmerzen entlang der Wirbelsäule bestehen.

16.5 Brustkorbverletzung

Brustkorbverletzung (Thoraxtrauma): Verletzung des knöchernen Brustkorbs und der Brustorgane durch äußere Gewalteinwirkung.

Der Brustkorb schützt Lunge und Herz, zwei lebenswichtige Organe. Deshalb können Brustkorbverletzungen zu lebensbedrohlichen Störungen führen. Bereits leichte Verletzungen können die Atmung beeinträchtigen, weil es zu einer schmerzhaften Bewegungseinschränkung kommt.

Häufig kommt es zu Rippenbrüchen, seltener zu Brüchen des Brustbeins. Sind mehrere Rippen gebrochen, spricht man von einer Rippenserienfraktur. Je nach Art und Heftigkeit der Gewalteinwirkung sind innere Organe beteiligt. Eine häufige Komplikation ist ein traumatischer Pneumothorax (→ 5.5), der entweder durch äußere Stichverletzungen entsteht oder durch gebrochene Rippen, die die Pleura durchspießen. Dabei kann auch Blut in den Pleuraraum einfließen und das Lungengewebe verdrängen (Hämatothorax).

Durch direkte Verletzungen von Herz und Brustaorta kann der Patient innerhalb kürzester Zeit innerlich verbluten.

Symptome

Neben ggf. äußerlich sichtbaren Verletzungen, Prellmarken und Hämatomen, leidet der Patient unter Atemnot, deren Ausprägung vom Ausmaß der Schädigung abhängt. Der Patient nimmt eine Schonhaltung ein und benutzt die Atemhilfsmuskulatur. Bei Rippenserienfrakturen kommt es zu einer paradoxen Atmung: Der Brustkorb senkt sich im Bereich der Bruchstelle während der Einatmung und hebt sich bei der Ausatmung. Gestaute Halsvenen weisen auf einen erhöhten pulmonalen Druck hin.

Instabilitäten beim Abtasten des Brustkorbs sowie Schmerzen, die bei leichter Kompression von vorne und von beiden Seiten geäußert werden, weisen auf Rippen- oder Sternumfrakturen hin. Bei Pleuraverletzungen können verschiebliche Luftblasen unter der Haut (Hautemphysem) tastbar sein.

Klopft man den Brustkorb ab, weist ein einseitig hypersonorer (bei Pneumothorax) oder gedämpfter (bei Hämatothorax) Klopfschall darauf hin, dass die Lunge nicht ausreichend belüftet wird. Hört man die Lunge mit dem Stethoskop ab, ist das Atemgeräusch auf der betroffenen Seite abgeschwächt oder nicht vorhanden.

Wenn innere Organe verletzt sind, muss mit der raschen Entwicklung von Schocksymptomen oder einem Kreislaufstillstand gerechnet werden.

Ursachen

Brustkorbverletzungen entstehen häufig durch Verkehrsunfälle. Schwere Schäden durch den Aufprall auf die Lenksäule sind durch den Einsatz von Airbags seltener geworden, doch auch ein straff gespannter Sicherheitsgurt kann zu Verletzungen führen.

Weitere Ursachen sind Sport- und Freizeitverletzungen, Arbeitsunfälle sowie Stich- und Pfählungsverletzungen.

Maßnahmen

Leidet der Patient aufgrund der Brustkorbverletzung unter Atemnot oder weist Schockzeichen auf, wird umgehend ein Notruf getätigt. Ansonsten richtet sich die Notwendigkeit eines Notrufs nach dem Ausmaß der Schmerzen.

Offene Verletzungen werden keimfrei versorgt, aber nicht luftdicht verschlossen.

Wenn der Patient bei Bewusstsein ist, wird er mit aufrechtem Oberkörper gelagert, um die Atmung zu erleichtern. Bewusstlose Patienten werden in die stabile Seitenlage gebracht. Die verletzte Seite wird nach unten gelagert, damit sich die unverletzte Seite weiterhin ausdehnen kann.

Nach Möglichkeit wird dem Patienten Sauerstoff gegeben und ein venöser Zugang gelegt. Bis zum Eintreffen des Rettungsdienstes werden Atmung, Puls und Blutdruck überwacht und der Patient beruhigt.

Komplementärmedizin

Homöopathie

- Arnica C 30 bei stumpfen Verletzungen
- Ledum C 30 bei Stichverletzungen
- Veratrum album C 30, wenn sich ein Schock entwickelt.

16.6 Bauchverletzung

Bauchverletzung (Abdominaltrauma): Verletzung der Bauchorgane durch äußere Gewalteinwirkung.

Da die Bauchorgane nicht, wie es beim Brustkorb der Fall ist, durch ein knöchernes Gerüst geschützt sind, ist die Gefahr von schweren Verletzungen groß.

Durch die Verletzung stark durchbluteter Organe (z. B. Leber und Milz) sowie der sie versorgenden Blutgefäße können in kurzer Zeit lebensbedrohliche innere Blutungen entstehen.

Eine Besonderheit ist die zweizeitige Milzruptur, die auftritt, wenn die Milz aufgrund eines langwierigen Krankheitsgeschehens, z. B. bei Pfeiffer-Drüsenfieber, stark vergrößert ist. Bereits durch einen kleinen Sturz kann die Milz verletzt werden, wodurch es zu einer Einblutung in die Milzkapsel kommt. Erst nach einiger Zeit reißt schließlich auch die Milzkapsel und entlässt das Blut in die freie Bauchhöhle.

Symptome

Die Symptome des akuten Abdominaltraumas sind unspezifisch und lassen sich selten einem bestimmten Organ zuordnen. Einen Anhaltspunkt bieten Art und Intensität von Schmerzen, Schmerzlokalisation oder sichtbare Wunden und Prellmarken oder Hämatome.

Bei starken Schmerzen entwickelt der Patient eine zunehmende Abwehrspannung der Bauchdecke. Deshalb sind Palpation, Perkussion und Auskultation meist wenig ergiebig. Außerdem entwickeln Patienten mit inneren Blutungen ggf. einen Volumenmangelschock aufgrund des hohen Blutverlustes. Im Fall der zweizeitigen Milzruptur entwickelt sich die Schocksymptomatik erst einige Stunden nach der eigentlichen Verletzung.

Ursachen

Bauchverletzungen sind meist die Folge einer stumpfen Gewalteinwirkung, etwa bei Stürzen oder Autounfällen. Auch gewaltsame Auseinandersetzungen (Tritte und Stöße) haben häufig eine Bauchverletzung zur Folge.

Maßnahmen

Beim geringsten Verdacht auf eine innere Blutung wird unverzüglich ein Notruf getätigt. Bis der Rettungsdienst eintrifft, werden die Vitalzeichen kontrolliert und Entgleisungen behandelt. Wegen der Gefahr des Volumenmangelschocks wird dem Patienten ein Zugang gelegt und zügig Volumen, z. B. sterile Kochsalzlösung, gegeben.

Zur Entlastung der Bauchdecke kann der Patient die Beine anwinkeln, ggf. verschafft eine Knierolle Linderung. Wenn sich ein Schock entwickelt, wird der Patient in die Schocklagerung mit erhöhten Beinen gelegt (→ 3.3.5), auch auf die Gefahr, dass dadurch mehr Blut in die Bauchhöhle fließen könnte.

Der Patient darf weder essen, trinken noch rauchen. Außerdem sollten keine Schmerzmittel verabreicht werden, bevor der Notarzt den Patienten untersucht hat.

16.7 Extremitätenverletzungen

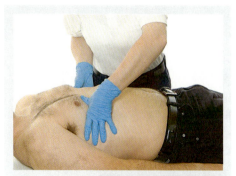
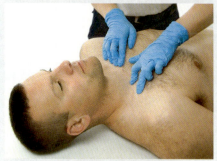
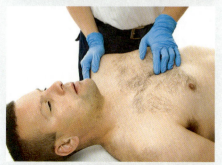
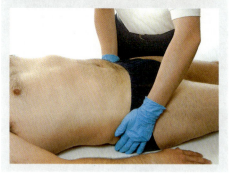

Abb. 16.7 Abtasten eines Traumapatienten
a) Thorax
b) Schlüsselbein
c) Sternum
d) Becken [FLA]

Knochenbruch (Fraktur): Teilweiser oder vollständiger Bruch eines Knochens, meist mit Verletzung von Muskeln, Blutgefäßen und anderen umgebenden Strukturen.

Prellung (Kontusion): Weichteilverletzung durch stumpfe Gewalteinwirkung. Der Knochen bleibt unverletzt.

Verstauchung (Distorsion): Schädigung der Gelenkkapsel und des Bandapparates durch Überdehnung eines Gelenks. Bei sehr starker Überdehnung kommt es zum **Kapsel- oder Bänderriss.**

Verrenkung (Luxation): Trennung der Gelenkflächen eines Gelenks durch Hebelwirkung oder Überbeanspruchung.

Muskel(faser)- und Sehnenriss: Schädigung von Muskeln oder Sehnen durch Überbeanspruchung.

Um welche Art der Verletzung es sich handelt, ist oft nicht festzustellen. Für die genaue Diagnose ist eine Röntgenuntersuchung erforderlich.

Symptome

Bei allen Extremitätenverletzungen kommt es zu Schmerzen, entzündungsbedingten Schwellungen und Bewegungseinschränkungen. Die Ausprägung dieser Symptome lässt nicht auf die Art und Schwere des Geschehens schließen.

Sichere Frakturzeichen, also Symptome, die klar für einen Knochenbruch sprechen, liegen vor, wenn
- die betreffende Extremität abnorm verdreht oder beweglich ist
- sich im Verlauf eines Knochens eine Stufe oder ein „zusätzliches Gelenk" gebildet hat
- Knochenteile durch die Weichteile spießen und von außen zu sehen sind
- beim Versuch der aktiven Bewegung ein Knirschen zu hören ist, das durch das Aneinanderreiben von Knochenenden zu Stande kommt (Krepitation).

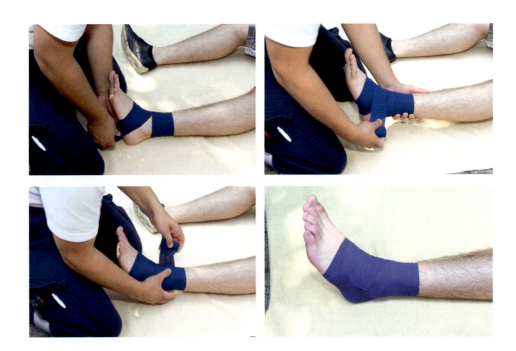

Abb. 16.8 Anlegen eines Stützverbandes. Die elsatische Binde wird unter leichtem Zug achterförmig mehrmals um das Gelenk geführt. Der „Zwischenräume" - hier die Ferse - wird zum Schluss mit eingewickelt. Der Verband soll stützen, aber nicht einschnüren [FLA]

⚠ Das Fehlen von sicheren Zeichen schließt einen Knochenbruch nicht aus.

Ursachen

Knochenbrüche, Verrenkungen und Verstauchungen entstehen meist durch Stürze oder direkte Gewalteinwirkung auf den Knochen. Außerdem kann es zu Spontanfrakturen kommen, wenn die Knochensubstanz, z. B. durch Osteoporose, Kalziummangel oder Tumore, geschädigt ist.

Muskel- und Muskelfaserrisse, Verstauchungen sowie Bänder- und Sehnenrisse sind typische Sportverletzungen, die bei Überbeanspruchung oder mangelndem Aufwärmen auftreten.

Maßnahmen

Besteht – auf Grund des Unfallhergangs oder der Symptome – der Verdacht auf einen Knochenbruch, wird die betroffene Extremität ruhig gestellt. Dies geschieht am besten durch den Rettungsdienst, deshalb wird in jedem Fall ein Notruf getätigt.

Von eigenmächtigen Schienungsversuchen ist abzusehen, da dies meist schmerzhaft ist. Ein verletzter Unterarm kann allerdings vorsichtig mit zwei Dreiecktüchern über die beiden benachbarten Gelenke ruhiggestellt werden, wenn dies ohne Schmerzen möglich ist. Ansonsten wird die verletzte Extremität vorsichtig umpolstert und in der Lage stabilisiert, etwa durch große, stützende Gegenstände.

Offene Frakturen werden mit sterilen Kompressen bedeckt. Diese werden anschließend nur leicht befestigt, ohne Druck auf die Wunde auszuüben.

Gegen die Schwellung und die Schmerzen wird das verletzte Gebiet ausgiebig gekühlt. Auch hier darf kein Druck auf eine vermutete Bruchstelle ausgeübt werden. Auch sollten Eis oder andere gefrorene Gegenstände zur Vermeidung von Erfrierungen nicht direkt auf die Haut, sondern auf ein dazwischen liegendes Stofftuch, z. B. Dreiecktuch, gelegt werden.

Bis zum Eintreffen des Rettungsdienstes werden die Vitalzeichen des Patienten regelmäßig überprüft und ggf. Entgleisungen therapiert. Der Patient wird beruhigt, um einem Schock vorzubeugen.

Bei starken Schmerzen können rezeptfreie Medikamente wie Paracetamol (→ 18.12) oder Diclofenac-Salbe (nicht bei Frakturen!) eingesetzt werden.

Acetylsalicylsäure ist dagegen nicht geeignet, da es die Blutgerinnung hemmt und ggf. Einblutungen verschlimmert.

Komplementärmedizin

Homöopathie

- Arnica C 30 als erstes Mittel bei Verletzungen, Wiederholung nach 10 Minuten bei Zerschlagenheitsgefühl, Besserung bei Hochlagerung und Kühlung
- Rhus toxicodendron C 30, Folgemittel, wenn die Beschwerden sich durch Ruhe verschlimmern und durch Bewegung bessern.

17 Notfälle im Kindesalter

17.1 Besonderheiten

Mehr noch als andere Notfallsituationen ist ein Notfall im Kindesalter – nicht nur für den Heilpraktiker – eine besondere und belastende Situation. Zu der psychischen Belastung kommt erschwerend die Reaktion des Kindes hinzu, das verängstigt ist und oft die Situation nicht erfassen kann. Es fühlt sich bedroht und erkennt nicht, dass man helfen möchte. Deshalb ist es unkooperativ, die Untersuchung und Behandlung ist dann schwieriger als bei Erwachsenen. Auch sind die Eltern meist aufgeregt und benötigen Beistand. Oft misstrauen sie dem Helfer oder setzen ihn – wenn auch ungewollt – unter Druck. Deshalb muss bei Notfällen im Kindesalter Ruhe bewahrt und allen Betroffenen Sicherheit vermittelt werden.

Die typischen Ursachen von Notfällen im Kindesalter sind andere als bei Notfällen im Erwachsenenalter. Herz-Kreislauf-Erkrankungen, bei Erwachsenen die häufigste Notfallursache, kommen im Kindesalter selten vor. Häufigste Notfallursache bei Kindern sind Verletzungen. Bei Säuglingen und Kleinkindern sind auch Verlegungen der Atemwege und Ertrinkungsunfälle Hauptnotfallursachen.

17.1.1 Anatomische und physiologische Besonderheiten

Kinder sind keine kleinen Erwachsenen. Sie unterscheiden sich anatomisch und physiologisch. Deshalb sind Notfallsituationen oft anders zu beurteilen und zu behandeln. Die elementarsten Unterschiede sind die Atemparameter, die Kreislaufsituation, das Verhalten der Körpertemperatur und der Verlauf und die Ursache von Verletzungen.

Atmung

- Je kleiner das Kind, desto geringer ist sein Atemvolumen. Dafür ist die physiologische Atemfrequenz umso höher, je kleiner das Kind ist (→ Tabelle)
- Das Kind kann sein Atemzugvolumen nur unwesentlich erhöhen. Deshalb versucht es, einen erhöhten Sauerstoffbedarf, z. B. bei Atemnot, in erster Linie dadurch zu kompensieren, dass es schneller atmet
- Bei Kindern hat der anatomische Totraum einen höheren Anteil am Atemvolumen als beim Erwachsenen, d. h. prozentual betrachtet erreicht

	Puls/min	Blutdruck [mmHg]	Atemzugvolumen [ml]	Atemfrequenz/min
Neugeborenes (0-4 Wochen)	ca. 140	60/40	40	40
Säugling (1-12 Monate)	120-130	90/50	50	30
Kleinkind (1-3 Jahre)	100-120	100/60	100	25
Kindergartenkind (3-5 Jahre)	90-100	105/60	200	20
Schulkind (6-12 Jahre)	80-90	110/65	300	16
Jugendlicher (12-18 Jahre)	70-80	120/70	400	14
Erwachsener	60-80	120/80	700	12

Vitalwerte in verschiedenen Altersstufen

weniger eingeatmete Luft die Lunge und beteiligt sich am Gasaustausch. Atmet das Kind nun schneller, verbleibt mehr Luft im Totraum und die Atmung wird dadurch immer ineffektiver.

- Säuglinge können nicht durch den Mund atmen. Wenn die Nasenflügel bei der Einatmung deutlich angezogen werden, ist dies bereits ein Zeichen für eine vorliegende Atemnot
- Die Luftröhre und die Bronchien des Kindes sind wesentlich enger als die des Erwachsenen. Deshalb führt eine Schwellung der Atemwege, z. B. bei Asthma bronchiale, Insektenstichen oder starken Erkältungen, schneller zu ihrer Verlegung
- Wenn Mund und Nase in Wasser eintauchen, wird bei jedem Menschen reflektorisch die Atmung angehalten. Säuglinge, die sich noch nicht selbstständig aufrichten können, „ertrinken" deshalb schon, wenn sie mit dem Gesicht in eine Wasserpfütze fallen
- Bei Säuglingen und Kleinkindern liegt der Kehlkopf höher und ist etwas weiter nach vorne verlagert als bei Erwachsenen. Wenn der Hals zu stark überstreckt wird, führt dies dazu, dass die Luftröhre abknickt und die Atemwege verlegt werden. Deshalb darf der Hals zum Freimachen der Atemwege nur leicht überstreckt werden („Schnüffelstellung"). Dies wird bereits erreicht, indem man z. B. ein 1-2 cm dickes Buch unter die Schultern des Kindes legt.

Kreislauf

Die Durchblutung der Organe wird bei Kindern weniger von der Herzkraft und dem Blutdruck in den Gefäßen beeinflusst. Bei höherem Sauerstoffbedarf, z. B. durch körperliche Anstrengung, erhöht sich vor allem die Herzfrequenz des Kindes.

Temperaturhaushalt

- Je kleiner der Körper eines Kindes ist, desto größer ist seine Hautoberfläche im Verhältnis zum Volumen und desto mehr Wärme gibt er ab. Deswegen kommt es bei Kindern leichter zu Unterkühlungen. Auch können Säuglinge Wärmeverluste noch nicht durch Kältezittern kompensieren
- Unbekleidete Säuglinge können bereits bei Zimmertemperatur bedrohlich auskühlen (→ Tabelle)
- Auch bei Hitze ist die Temperaturregulation von Säuglingen und Kleinkindern unzureichend. Deshalb kommt es schneller zu einem Hitzschlag als bei Erwachsenen.

Verletzungen

- Die Schädeldecke ist bei Säuglingen und Kleinkindern noch nicht vollständig verknöchert, sondern besteht zum Teil aus kollagenem Bindegewebe (Fontanellen) und Knorpel. Eine Gewalteinwirkung auf den Kopf führt deshalb leichter zu Gehirnverletzungen als bei Erwachsenen
- Die Knochenhaut ist bei Kindern im Verhältnis wesentlich dicker. Knochenbrüche entstehen deshalb häufig als Grünholz-Fraktur, bei der die Knochenenden in der ursprünglichen Position bleiben. Dadurch ist der Heilungsverlauf günstiger. Allerdings werden Knochenbrüche als solche dadurch schwerer erkannt.

17.1.2 Grundsätze bei Kindernotfällen

⚠ Kinder müssen im Notfall anders behandelt werden als Erwachsene:
- Kinder verstehen den Zweck der durchzuführenden Maßnahmen oft nicht. Um ihnen ihre Angst zu nehmen, müssen alle Maßnahmen vorher al-

	Neutraltemperatur (Umgebungstemperatur, bei der ein Gleichgewicht zwischen Wärmebildung und -abgabe herrscht)	Kritische Temperatur (Umgebungstemperatur, bei der Störungen der Vitalfunktionen zu erwarten sind)
Erwachsener	28 °C	1 °C
Säugling	32 °C	20 °C
Neugeborener	34 °C	23 °C

Neutraltemperatur und kritische Temperatur in verschiedenen Lebensaltern

tersgerecht erklärt werden, d. h. es geht nicht darum, medizinisch möglichst genau die Dinge zu schildern, sondern sie dem Kind so zu vermitteln, dass es die Maßnahmen versteht
- Der Helfer muss die Ängste des Kindes ernst nehmen. Versucht er, real vorhandene Befürchtungen abzuwiegeln, verliert das Kind das Vertrauen in ihn. Die Fragen des Kindes werden wahrheitsgemäß beantwortet. Behauptet man beispielsweise, dass es nicht weh tut, den Bauch abzutasten, und das Kind verspürt dann Schmerzen, fühlt es sich belogen. Deshalb ist es besser zu sagen, dass das Abtasten vielleicht ein bisschen unangenehm werden kann, aber es gleich vorbei ist
- Bei der Untersuchung und Behandlung eines Kindes wird möglichst immer seine Bezugsperson einbezogen. Kinder haben stets mehr Angst vor Dingen und Personen, die sie nicht kennen. Beispielsweise kann die Mutter des Kindes einen Verband unter Anleitung des Helfers anlegen. Maßnahmen, die dem Kind unbekannt sind, können vorher an Anderen oder einem Stofftier demonstriert werden.

17.2 Spezielle Notfälle im Kindesalter

In diesem Kapitel werden Notfälle beschrieben, die typischerweise oder überwiegend bei Kindern vorkommen. Weitere häufige Notfallsituationen bei Kindern, die an anderer Stelle im Buch besprochen werden, sind:

- *Akutes Abdomen* → *10.3*
- *Asthmaanfall* → *5.2*
- *Erfrierungen* → *11.8*
- *Ertrinkungsunfall* → *5.7*
- *Extremitätenverletzung* → *16.7*
- *Hitzeerschöpfung* → *11.6*
- *Hitzschlag und Sonnenstich* → *11.5*
- *Insektenstich im Mundraum* → *5.3*
- *Medikamentenvergiftung* → *12.3*
- *Nasenbluten* → *13.2.2*
- *Nikotinvergiftung* → *12.7*
- *Unterkühlung* → *11.7*
- *Vergiftung durch Pflanzen* → *12.8*
- *Vergiftung durch Reinigungsmittel* → *12.6*
- *Verbrennung und Verbrühung* → *11.2*
- *Wunden und Blutungen* → *16.2*.

17.3 Fremdkörper in Ohr und Nase

Gelangen **Fremdkörper in die Nase,** so schwillt die Nasenschleimhaut an. Deshalb können die Fremdkörper oft nicht leicht wieder entfernt werden. Die Nasenschleimhaut kann sich entzünden. Eine vitale Bedrohung ist jedoch nicht zu erwarten.

Fremdkörper im Ohr oder starke Ansammlungen von Ohrenschmalz verlegen den Gehörgang und vermindern so das Hörvermögen. Entzündungen oder andere Schäden entstehen nur dann, wenn der Fremdkörper lange im Gehörgang verbleibt oder wenn Gehörgang oder Trommelfell durch manuelle Entfernungsversuche verletzt werden.

Symptome

Bei Fremdkörpern in der Nase ist die Nasenatmung einseitig behindert. Meist leidet das Kind aber nicht unter Atemnot, da es durch das andere Nasenloch ungehindert atmen kann.

Fremdkörper im Ohr reizen zum Kratzen und Bohren. Das Kind hört auf der betroffenen Seite schlechter als auf der anderen Seite. Bei der Inspektion mit dem Otoskop ist der Fremdkörper zu erkennen. Entwickelt sich aufgrund des Fremdkörpers im Ohr eine Gehörgangsentzündung, kommt es zu Ausfluss aus dem Ohr und das Kind hat Schmerzen.

Ursachen

Kinder stecken gerne kleinere Fremdkörper in Körperöffnungen. Der Gehörgang kann darüber hinaus auch durch größere Insekten oder einen Ohrenschmalzpfropf verlegt werden.

Maßnahmen

Fremdkörper können aus der Nase entfernt werden, indem man das nicht betroffene Nasenloch zuhält und mit hohem Druck ausschnäuzt.

Fremdkörper im Ohr können durch eine Spülung mit lauwarmem Wasser oder isotoner Kochsalzlösung entfernt werden. Vorher ist durch Otoskopie sicherzustellen, dass das Trommelfell unverletzt ist.

Wenn der Fremdkörper nicht durch den Heilpraktiker entfernt werden kann, wird das Kind zu einem Hals-Nasen-Ohren-Arzt geschickt. Ein Notruf ist nicht nötig.

⚠ Entfernungsversuche von Fremdkörpern aus Ohr und Nase mit nicht dafür vorgesehenen Geräten, insbesondere mit spitzen Gegenständen, müssen unterlassen werden, da die Nasenschleimhaut bzw. das Trommelfell verletzt werden kann.

Naturheilkundliche Ergänzung

Homöopathie

Silicea C 30, einmalig.

17.4 Zahnunfall

Zahnunfall: Schädigung oder Verlust von Zähnen durch Gewalteinwirkung.

Betroffen sind vor allem Schneide- und Eckzähne im Oberkiefer. Ob der betreffende Zahn gelockert, abgebrochen oder ausgeschlagen wird, hängt von der einwirkenden Kraft ab.

Symptome

Befindet sich der geschädigte Zahn noch im Zahnfleisch, ist er eventuell locker und beweglich. Auch können Teile abgebrochen sein. Weitere Symptome sind Schmerzen und Zahnfleischblutungen.

Ursachen

Zahnunfälle entstehen durch Stürze oder Stöße, vor allem von unten gegen das Kinn. Bei Kindern kommen sie vor allem vor, wenn sie noch Milchzähne haben.

Maßnahmen

Jeder Zahnunfall muss umgehend durch einen Zahnarzt begutachtet werden. Dies gilt auch dann, wenn der Zahn „nur" gelockert ist, es kann sonst zu Fehlstellungen kommen.

Ausgeschlagene Zähne und abgebrochene Zahnstücke können in manchen Fällen wieder eingesetzt werden. Voraussetzung ist jedoch eine sofortige Behandlung. Außerhalb der Sprechzeiten ist hierfür der zahnärztliche Notdienst oder die nächstgelegene Zahnklinik zuständig.

Während des Transports wird der Zahn in steriler Kochsalzlösung oder ersatzweise in Milch oder Joghurt aufbewahrt.

Befindet sich der Zahn noch an Ort und Stelle, ist aber sehr stark gelockert, sollte er fest ins Zahnfleisch zurückgedrückt werden – sofern dies möglich ist, ohne dem Kind Schmerzen zuzufügen. Dadurch wird verhindert, dass noch intakte Nerven geschädigt werden.

⚠ Heilpraktikern ist die Zahnbehandlung gesetzlich untersagt. Die notfallgerechte Erstversorgung von Zahnunfällen bleibt davon jedoch unberührt. Danach muss das Kind einem Zahnarzt vorgestellt werden.

17.5 Kopfverletzungen

Kopfverletzung allgemein → 16.3

Kopfverletzungen gehören bei Kindern zu den häufigsten Notfallursachen. Die noch nicht vollständig verknöcherte Schädeldecke bietet im Vergleich zum Erwachsenen einen geringeren Schutz und deshalb kann schon eine relativ geringe Gewalteinwirkung zu schwerwiegenden Schäden führen.

Auch besteht, vor allem bei Kleinkindern, eine erhöhte Unfallgefahr durch
- den verhältnismäßig großen Kopf
- den unsicheren Gang, der leichter zu Stürzen führt
- wagemutige Kletteraktionen
- mangelndes Gefahrenbewusstsein
- Tisch- und Stuhlkanten, die sich auf Kopfhöhe des Kleinkindes befinden.

Symptome

Äußere Verletzungen (z. B. Kopfplatzwunden) kommen bei Kindern nicht so oft vor wie bei Erwachsenen. Deutlich sicht- und tastbare Schwellungen sind dafür auch bei leichter Gewalteinwirkung häufig zu finden. Es ist jedoch nicht möglich, aus den äußeren Symptomen auf das Ausmaß der Schädigung zu schließen. Deshalb ist vor allem darauf zu achten, ob die Vitalfunktionen des Kindes beeinträchtigt sind.

Leitsymptome, die eine Gehirnschädigung vermuten lassen, sind insbesondere:

- kurzzeitige Bewusstlosigkeit, mitunter so kurz, dass sie von anderen Personen nicht wahrgenommen wird
- plötzliches, schwallartiges Erbrechen
- anhaltende Kopfschmerzen. Bei Kindern, die noch nicht sprechen können, zeigen sich diese durch anhaltendes Schreien, ohne dass sich das Kind ablenken lässt
- bei größeren Kindern kann durch gezielte Fragen außerdem die Orientierung überprüft werden, ggf. ist so auch eine Amnesie zu bemerken.

Ursachen

Schwere Kopfverletzungen geschehen bei Säuglingen und Kleinkindern vor allem durch Stürze, z. B. von der Wickelkommode oder aus dem Hochstuhl. Noch häufiger kommen Stöße an festen Gegenständen vor, z. B. an Tischkanten, Türstöcken oder anderen Möbelstücken. Dabei hängt es von der Heftigkeit des Stoßes ab, ob und welche Verletzungen entstehen.

Bei größeren Kindern sind Kopfverletzungen ebenfalls oft die Folge von Stürzen aus der Höhe, besonders beim Klettern. Die größte Unfallgefahr besteht jedoch durch die Teilnahme am Straßenverkehr. Vor allem Fahrradstürze ohne Schutzhelm können zu schwerwiegenden Kopfverletzungen führen.

Maßnahmen

Insbesondere bei kleineren Kindern sind Bewusstseinsveränderungen oft schwer feststellbar. Deshalb wird ein Notruf getätigt oder das Kind umgehend in ein Krankenhaus gebracht, auch wenn nur ungewisse Symptome vorliegen. Je eher eine Kopfverletzung bemerkt wird, desto besser ist die Prognose. Da sich schwere Bewusstseinsstörungen nach Kopfverletzungen – gerade bei Kindern –oft sehr plötzlich und unbemerkt entwickeln, ist die klinische Überwachung unumgänglich. Im Zweifelsfall ist es besser, einmal zu oft den Rettungsdienst zu rufen, als einmal zu wenig. Bis zum Eintreffen des Notarztes wird das Kind je nach seinem Bewusstseinszustand gelagert:

- bei erhaltenem Bewusstsein mit leicht erhöhtem Oberkörper (ca. 30°)
- bei Bewusstlosigkeit in stabiler Seitenlage.

Außerdem werden regelmäßig Bewusstsein, Atmung und Puls kontrolliert und Entgleisungen entsprechend behandelt.

Komplementärmedizin

Akupressur

- Di 4: am Handrücken, auf dem höchsten Punkt der Muskelwölbung zwischen Daumen und Zeigefinger
- KS 6: Innenseite des Unterarms, mittig zwischen Elle und Speiche, 3 Finger breit oberhalb der Handgelenksfalte.

Homöopathie

Arnica C 200 einmalig.

17.6 Akute Atemwegsinfektionen

Akute Atemwegsinfektionen kommen im Kindesalter häufig vor. In vielen Fällen sind sie Anlass für eine Behandlung durch den Heilpraktiker, ohne dass vorher ein Arzt aufgesucht wird. Zu einem Notfall werden Atemwegsinfektionen dann, wenn die Atemwege so stark zuschwellen, dass dadurch die Atmung erschwert wird.

Zu akuten Notfallsituationen führen insbesondere die spastische Bronchitis und der Krupphusten.

Spastische Bronchitis (obstruktive Bronchitis): Infektion der Atemwege, bei der es durch einen Bronchospasmus zu einer Verengung (Obstruktion) der Atemwege kommt. Insbesondere die Ausatmung ist dadurch behindert. Häufig sind Kinder betroffen, die chronisch zu Atemwegsinfektionen neigen.

Krupphusten (Krupp-Syndrom, Pseudo-Krupp): akute Schwellung der Schleimhäute im Kehlkopfbereich, die zu einem charakteristischen, bellenden Husten und mäßiger bis schwerer Verengung der Atemwege führt. Der Altersgipfel liegt zwischen dem 6. Lebensmonat und dem 3. Lebensjahr.

Darüber hinaus können auch Asthmaanfälle (→ 5.2) durch akute Infektionen der Atemwege hervorgerufen werden. Sie äußern sich ähnlich wie eine spastische Bronchitis, der Übergang zwischen beiden Krankheitsbildern ist fließend.

Spastische Bronchitis und Krupphusten zeigen eine große Bandbreite an Erscheinungsformen. Eine schwere Atemnot kommt hauptsächlich bei Säuglingen und Kleinkindern vor.

Davon abzugrenzen ist die Epiglottitis, die sich meist sehr rapide entwickelt und bei der immer akute Lebensgefahr besteht.

Epiglottitis: bakteriell bedingte Entzündung des Kehldeckels. Dieser schwillt an, die Atemwege werden verengt. Der Altersgipfel liegt zwischen dem 2. und 7. Lebensjahr.

Symptome

In vielen Fällen ist es schwer einzuschätzen, wie bedrohlich sich eine Atemwegsinfektion entwickelt. Ob es sich um einen unproblematischen Verlauf handelt oder ob die Infektion zu Komplikationen, z. B. Atemnot, führt, ist in der Frühphase der Erkrankung meist nicht zu erkennen. Die Komplikationen entwickeln sich oft erst nach mehrtägigem Verlauf.

Deshalb wird jedes Kind mit einer Atemwegsinfektion körperlich untersucht und die Lunge wird abgehört. Spastische Atemgeräusche deuten auf eine Obstruktion der Atemwege hin. Sie sind vor allem bei der Ausatmung zu hören und oft verbunden mit trockenen Rasselgeräuschen, die durch Schleimfäden in den Bronchien verursacht werden. Häufig besteht ein trockener, krampfhafter Husten mit wenig Auswurf. Im weiteren Krankheitsverlauf wird der Husten zunehmend produktiv.

Der typische Krupphusten entsteht durch eine Entzündung des Kehlkopfbereichs, meist basierend auf einer bereits einige Tage bestehenden, unspezifischen Erkältungskrankheit. In der Regel erwacht das Kind nachts mit einem heftigen, bellenden Husten, häufig mit inspiratorischem Stridor. Die Stimme des Kindes ist heiser.

Sowohl bei der spastischen Bronchitis als auch beim Krupphusten ist die Körpertemperatur meist nur mäßig erhöht.

Bei der akuten Epiglottitis entwickelt sich dagegen innerhalb weniger Stunden ein schwerwiegendes Krankheitsbild mit hohem Fieber und ausgeprägter Atemnot. Es bestehen Halsschmerzen, Schluckbeschwerden und starker Speichelfluss. Die Sprache ist kloßig, das Kind hat aber keinen Husten. Neben einem inspiratorischen Stridor weisen eine inverse Atmung und Zyanose auf eine Atemnot hin.

Ursachen

Bronchitis und Krupphusten werden in aller Regel durch Viren ausgelöst. Begünstigende Faktoren sind Wetterumschwünge und feucht-kaltes Wetter. Darüber hinaus kann auch der Aufenthalt in Räumen, in denen geraucht wird, zu einem akuten Krupphusten führen.

Die Epiglottitis entsteht durch eine Infektion mit Haemophilus influenzae Typ B. Durch die öffentlich empfohlene HiB-Immunisierung im Säuglingsalter ist sie jedoch selten geworden.

Maßnahmen

Bei Atemnot werden die allgemeinen Maßnahmen bei akuter Atemnot (→ 5.1) durchgeführt. Das Kind wird möglichst beruhigt, damit der Helfer sich ein Bild über die tatsächliche Schwere der Situation machen kann.

	Krupphusten	Epiglottitis
Altersgipfel	6. Lebensmonat bis 3. Lebensjahr	2.-7. Lebensjahr
Husten	bellend	keiner
Sprache	heiser	kloßig
Atmung	• inspiratorischer Stridor • evtl. leichte bis mittelschwere Atemnot	• inspiratorischer Stridor • rasch zunehmende Atemnot • Schluckbeschwerden, Speichelfluss
Körpertemperatur	normal, evtl. erhöht	hohes Fieber

Differenzialdiagnose Krupphusten – Epiglottitis

Notfallmedikamente zur Behandlung einer akuten Obstruktion der Atemwege (Bronchospasmolytika und Glukokortikoide) sind verschreibungspflichtig und stehen dem Heilpraktiker deshalb nicht zur Verfügung. Wenn die Atmung merklich eingeschränkt ist, wird daher frühzeitig ein Notruf getätigt.

Zur Akutbehandlung des Krupphustens wird die Luftfeuchtigkeit erhöht: Beispielsweise wird das (zugedeckte) Kind an die Nachtluft gebracht, indem ein Fenster geöffnet wird. Ebenso wirksam ist es, mit heißem Wasser Dampf zu erzeugen, z. B. wird das Kind im Bad vor die mit heißem Wasser laufende Dusche gesetzt.

Wenn sich das Kind dadurch beruhigen lässt, der Husten sich bessert und keine Atemnot besteht, kann es wieder ins Bett gelegt werden und weiterschlafen. Dabei sollte die Luftfeuchtigkeit dauerhaft erhöht werden, etwa durch feuchte Tücher, die man im Zimmer aufhängt. Eine ärztliche Behandlung ist nur dann erforderlich, wenn die Atmung deutlich eingeschränkt ist und sich durch Beruhigung und Feuchtigkeit nicht bessert.

📌 Kindern, die an chronischen Atemwegsinfektionen leiden, steht oft ein Inhalationsgerät (z. B. PARI-Boy®) zur Verfügung. Mit diesem können bei einem akuten Krupphusten ebenfalls die Atemwege befeuchtet werden. Hierzu füllt man den Medikamentenbehälter mit isotoner Kochsalzlösung, ohne weitere Medikamente beizufügen. Ist der Heilpraktiker mit der Handhabung des Gerätes nicht vertraut, können es die Eltern vorbereiten.

Bei einer spastischen Bronchitis können auch die für diesen Zweck verordneten Medikamente (z. B. Salbutamol oder Ipratropium) inhalativ gegeben werden. Bei der Dosierung folgt man der Packungsbeilage oder der Empfehlung des Arztes.

Da der Krupphusten zu Rezidiven neigt, haben die Eltern betroffener Kinder häufig eine vom Arzt verschriebene Bedarfsmedikation im Haus. Dabei handelt es sich um Cortisonzäpfchen (Prednison). Diese wirken entzündungshemmend und bessern den Zustand meist schnell. Wenn andere Maßnahmen keine schnelle Besserung bringen, ist gegen die notfallgerechte Anwendung von Cortison – auch aus Sicht des Heilpraktikers – nichts einzuwenden.

⚠ Bei Anzeichen, die für eine Epiglottitis sprechen, wird sofort der Notarzt verständigt! Bis der Rettungsdienst eintrifft, werden die Vitalfunktionen aufrechterhalten. Nach Möglichkeit wird Sauerstoff gegeben.

Da jede äußere Manipulation die Schwellung verschlimmern kann, wird der Rachenraum auf keinen Fall genauer untersucht!

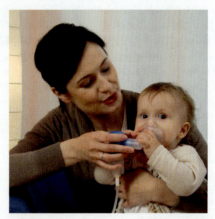

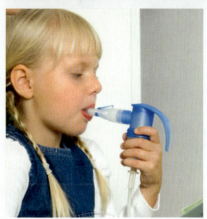

Abb. 17.1 Inhalation.
Oben: Den Vernebler senkrecht an das Gesicht des Kleinkindes halten und die Maske dicht anlegen.
Unten: Das Mädchen nimmt das Mundstück zwischen die Zähne und umschließt es mit den Lippen [PAR]

Komplementärmedizin

Akupressur

- KG 17: Mittellinie des Sternum, in Höhe des 4. ICR, zwischen den Brustwarzen
- Lu 5: in der Ellenbeuge, radial der Bizepssehne
- Lu 7: Unterarminnenseite, mittig ca. 3 Finger breit über dem Daumengelenk
- Di 4: am Handrücken, auf dem höchsten Punkt der Muskelwölbung zwischen Daumen und Zeigefinger.

Homöopathie

- plötzlich auftretende Atemnot, vor allem als Folge von Ärger oder Aufregung, mit trockenem Husten und großer Angst; auch in der ersten Phase des Krupphustens: Aconitum C 30
- blechern klingender, anfallsartiger Hustenreiz, der den Atem nimmt: Drosera C 12 trockener, spastischer Reizhusten, vor allem nachts im Liegen: Hyoscyamus C 30
- trockener, harter Husten mit Kitzeln im Hals; Schleim löst sich schwer ab oder wird wieder geschluckt; Brennen in den Atemwegen: Causticum C 30
- Brennen und Wundheitsgefühl im Kehlkopfbereich durch tiefes Einatmen und kalte Luft, Heiserkeit: Rumex C 30
- zweite Phase des Krupphustens, wenn das Kind nach anfänglicher Besserung wieder eingeschlafen ist und nach einigen Stunden wieder aufwacht: Spongia C 30. In dieser Phase ist der anfängliche Schreck gewichen, der trockene, bellende Husten tritt in den Vordergrund
- wenn es nach dem nächtlichen Krupphusten in den Morgenstunden zu erneutem Husten kommt, der allerdings nicht mehr trocken, sondern mit starker Schleimproduktion verbunden ist: Hepar sulfuris C 30.

Das jeweilige Mittel wird nach 10–20 Minuten wiederholt, bis die Beschwerden sich nachhaltig bessern. Bessern sich die Beschwerden auch nach der zweiten Gabe nicht, wird ein anderes Mittel ausgesucht.

Phytotherapie

Bei akuter Bronchitis hat sich das Einreiben der Brust mit ätherischen Ölen, z. B. Wick Vaporup®, Transpulmin® Balsam, bewährt. Diese Einreibungen dürfen allerdings nur für die Altersgruppe angewandt werden, für die sie nach Angaben des Herstellers geeignet sind, da manche ätherische Öle bei Kindern unter 2 Jahren zu einem reflektorischen Atemstillstand führen können. Außerdem können sie bei entsprechender Disposition Asthmaanfälle auslösen.

Die Wirkung homöopathischer Mittel kann durch ätherische Öle aufgehoben werden.

Mit Vorsicht anzuwenden sind schleimfördernde Arzneimittel wie Prospan® oder Soledum®, da die zu erwartende Schleimproduktion eine bestehende Atemnot verschlimmern kann.

17.7 Krampfanfall

Allgemeine Beschreibung generalisierter Krampfanfälle → 4.2

Krampfanfälle sind Ausdruck einer plötzlichen Funktionsstörung des Gehirns. Die Pathophysiologie ist die gleiche wie bei Erwachsenen; allerdings gibt es zwei Arten von Krampfanfällen, die speziell im Kindesalter auftreten, den Fieberkrampf und den Affektkrampf.

Fieberkrampf: häufigster Gelegenheitskrampf im Kindesalter, bedingt durch plötzlichen Anstieg der Körpertemperatur auf über 39 °C. Fieberkrämpfe dauern meist nur wenige Minuten an und führen nicht zu weiteren Schäden. Die Gründe, die zur Entstehung von Fieberkrämpfen führen, sind nicht vollständig geklärt. Studien zufolge spielen eine familiäre Neigung sowie die noch nicht vollständige Entwicklung des zentralen Nervensystems eine Rolle.

Affektkrampf: krampfähnlicher Zustand, der durch anhaltendes Schreien oder Weinen entsteht und häufig zum Bewusstseinsverlust führt. Dadurch löst sich die Anspannung und der Anfall bildet sich von selbst zurück.

Abzugrenzen von einem Affektkrampf ist anhaltendes Schreien bei Säuglingen, das an sich keine weiteren Folgen hat, aber der Ausdruck einer anderweitigen Störung (z. B. Bauchschmerzen) sein kann.

Symptome

Generalisierte Krampfanfälle haben bei Kindern das gleiche Erscheinungsbild wie bei Erwachsenen (→ 4.2). Im Vordergrund steht meist eine starre Verkrampfung des Körpers, die mit einem kurzzeitigen Atemstillstand einhergeht. Dadurch entwickelt sich eine deutliche Lippenzyanose, die sich bessert, sobald die Atmung wieder einsetzt.

Bei Fieberkrämpfen ist die Körpertemperatur erhöht. Meistens ist das Fieber vor dem Krampfanfall so schnell angestiegen, dass noch keinerlei weitere Zeichen einer akuten Erkrankung zu erkennen waren. In aller Regel dauern Fieberkrämpfe nur wenige Minuten lang an; bei einer Dauer von mehr als 15 Minuten oder wenn mehrere Anfälle hintereinander auftreten, spricht man von einem komplizierten Fieberkrampf.

Bei Affektkrämpfen ist der Körper durch die hohe Anspannung verkrampft, es kommt jedoch nicht zu echten Streck- oder Schüttelkrämpfen. Es kann zu einer kurzzeitigen Ohnmacht kommen, aus der das Kind wieder erweckbar ist.

Ursachen

Abgesehen von Fieber- und Affektkrämpfen entstehen Krampfanfälle bei Kindern meist in Folge von Infektionskrankheiten, z. B. Meningitis.

Andere häufige Ursachen sind Kopfverletzungen, Vergiftungen und audiovisuelle Reizüberflutung, z. B. durch exzessives Fernsehen oder Computerspiele.

Maßnahmen

Während des Krampfes ist dafür zu sorgen, dass sich das Kind nicht verletzt. Klingt der Krampf nach kurzer Zeit wieder ab, werden die Vitalfunktionen kontrolliert und Entgleisungen behandelt.

Fiebersenkende Maßnahmen sind bei Fieberkrämpfen nur dann angezeigt, wenn der Krampf länger als fünf Minuten andauert. Meist reicht es, das Kind abzudecken oder auszuziehen. Reicht dies nicht, können Wadenwickel (→ unten) angewandt werden. Außerdem können fiebersenkende Medikamente wie Paracetamol (→ 18.12) oder Ibuprofen in der für die jeweilige Altersstufe empfohlenen Dosierung gegeben werden.

Wenn der Krampfanfall zu einer Störung der Vitalfunktionen führt, wird der Notarzt alarmiert. Darüber hinaus muss das Kind nach jedem Krampfanfall genau untersucht werden. Eine ärztliche Abklärung ist erforderlich, wenn es sich um den ersten Anfall handelt oder wenn neurologische Begleitsymptome, z. B. Kopfschmerzen oder Meningismuszeichen (→ 8.1), vorliegen. Das gleiche gilt, wenn der Krampfanfall sich im Vergleich zu vorherigen Anfällen anders zeigt oder länger als 15 Minuten andauert.

⚠ Eltern, die schon öfter einen Fieberkrampf erlebt haben, neigen dazu, die Situation zu verharmlosen. Dadurch können schwere Erkrankungen, insbesondere eine Meningitis (→ 8.3), übersehen werden.

🕯 Fieber ist keine Krankheit, sondern ein Zeichen dafür, dass sich das Abwehrsystem mit schädlichen Einflüssen wie z. B. Krankheitserregern auseinandersetzt. Greift man unnötigerweise zu fiebersenkenden Maßnahmen, wird die Heilung nicht gefördert, sondern verzögert.

Bei rektal gemessener Temperatur von 38–38,5 °C spricht man noch nicht von Fieber, sondern von erhöhter oder subfebriler Temperatur. Temperaturen zwischen 38,5 und 39 °C werden als mäßiges Fieber bezeichnet, erst ab einer konstanten Temperatur von 39 °C spricht man von hohem Fieber. Bei Säuglingen gelten niedrigere Werte, hier werden bereits Temperaturen ab 38 °C als Fieber bezeichnet.

Allerdings sind in der akuten Krankheitsphase auch Werte von bis zu 41 °C noch unbedenklich, sofern der Allgemeinzustand des Kindes nicht stark beeinträchtigt ist. Es ist jedoch wichtig, dass das Kind genügend Flüssigkeit aufnimmt, außerdem werden die Vitalfunktionen überwacht. Bei schlechtem Allgemeinzustand, bei Zeichen der Austrocknung oder Symptomen, die für eine schwerwiegende Infektionskrankheit wie z. B. Meningitis oder Influenza sprechen, wird ein Arzt gerufen.

Sowohl Fieberzäpfchen als auch Wadenwickel (→ unten) dienen allein dazu, das Fieber zu senken und behindern somit die Abwehrbemühungen des Organismus. Sie sollten daher sparsam eingesetzt werden. Sofern keine Komplikationen, z. B. Austrocknung oder Fieberkrämpfe, zu erwarten sind und der Allgemeinzustand des Kindes nicht beeinträchtigt ist, gibt es keinen Grund für fiebersenkende Maßnahmen. Dies gilt jedoch nur, wenn das Fieber vorübergehender Natur ist. Hohes Fieber, das über mehrere Stunden hinweg besteht, sollte Anlass zu einer genaueren Überprüfung sein. Wenn die Ursache des Fiebers unklar ist, muss ein Arzt hinzugezogen werden.

Da bei Fieber ein erhöhter Flüssigkeitsbedarf besteht, muss auf eine ausreichende Trinkmenge geachtet werden (0,5-1 Liter für jedes Grad Fiebererhöhung). Man sollte es dem Kind selbst überlassen, ob es lieber kalte oder warme Getränke mag.

Komplementärmedizin

Akupressur

- LG 26: mittig am oberen Lippenrand
- Di 4: am Handrücken, auf dem höchsten Punkt der Muskelwölbung zwischen Daumen und Zeigefinger.

Homöopathie

Bei Fieberkrämpfen Belladonna C 30. Wiederholung alle fünf Minuten, bis der Anfall sich zurückgebildet hat.

Hydrotherapie

Wadenwickel sind eine bewährte Maßnahme zur Fiebersenkung bei Kindern. Dabei wird ein Baumwolltuch in *lauwarmes Wasser* (ca. 30 °C) getaucht *und fest um beide Unterschenkel* gewickelt. Anschließend wird ein trockenes Tuch darüber geschlagen. Auf diese Weise wird Wärme über die Haut abgeleitet, wodurch das Fieber sinkt.

Nach ca. 10-15 Minuten werden die Wickel abgenommen, spätestens aber, wenn die Tücher trocken sind. Bei Bedarf können sie in etwa einstündigen Abständen wiederholt werden.

Wadenwickel werden nur angelegt, wenn die Beine sich warm anfühlen. Solange sich die Temperaturerhöhung nur auf den Körperstamm beschränkt oder wenn das Kind trotz der Temperaturerhöhung fröstelt, sind sie nicht angezeigt.

Bei Säuglingen und Kleinkindern bis 3 Jahre werden keine Wadenwickel angelegt, da dies unter Umständen zu einer Kreislaufzentralisation führen kann.

17.8 Exsikkose

Gemessen am Körpergewicht ist der Flüssigkeitsumsatz von Kindern wesentlich höher als der von Erwachsenen. Deshalb können schon verhältnismäßig geringe Blut- oder Flüssigkeitsverluste zu einem ausgeprägten Volumenmangel führen. Der tatsächliche Flüssigkeitsverlust wird dabei von den Angehörigen oft unterschätzt.

Weil die Kompensationsmechanismen des Körpers bei Volumenmangel, u. a. Gefäßengstellung und Aldosteronausschüttung, bei Kindern noch nicht so gut funktionieren wie bei Erwachsenen, bricht der Kreislauf oft sehr plötzlich zusammen, ohne dass charakteristische Frühwarnzeichen auftreten.

Symptome

Volumenmangelschock → 7.4

Meist ist eine Bewusstseinstrübung das erste deutliche Symptom eines Schocks. Charakteristische Schockzeichen (Blässe, kalter Schweiß, Tachykardie) können fehlen oder erst zu einem späten Zeitpunkt auftreten.

Bei genauerer Untersuchung zeigt sich der Flüssigkeitsmangel durch trockene Schleimhäute des Kindes und verminderten Hautturgor (stehende Hautfalten).

Ursachen

Der Flüssigkeitsmangel entsteht meist durch Erbrechen, Durchfall oder starkes Schwitzen. Auch bei hohem Fieber kann es durch den hohen Flüssigkeitsbedarf zu einem Volumenmangel kommen.

Ein Volumenmangelschock kann auch durch eine starke Blutung verursacht werden. Dabei gilt zu bedenken, dass der kindliche Körper über ein geringeres Blutvolumen verfügt und so auch bei Blutverlusten, die für Erwachsene unbedeutend sind, ein Volumenmangelschock entstehen kann.

⚠️ Viele Erkrankungen, die zu Durchfall und Erbrechen führen, darf der Heilpraktiker auf Grund des Infektionsschutzgesetzes nicht behandeln. Die Erstversorgung im Notfall bleibt davon jedoch unberührt.

Maßnahmen

Bei starken Flüssigkeitsverlusten wird das Kind frühzeitig in ein Krankenhaus gebracht, entweder durch die Eltern oder mit dem Rettungsdienst. Dies gilt auch, wenn noch keine deutlichen Schockzeichen vorliegen. Spätestens dann, wenn sich ein Schock entwickelt hat, wird ein Notruf getätigt.

Solange das Kind ansprechbar ist, wird es liegend mit erhöhten Beinen gelagert. Wichtig ist außerdem der Wärmeerhalt, da es beim Schock meist rasch zu einer Auskühlung kommt. Bei Kindern geschieht dies durch die prozentual größere Körperoberfläche wesentlich schneller als bei Erwachsenen.

Bei erhaltenem Bewusstsein werden dem Kind Getränke verabreicht. Gut geeignet sind z. B. leicht gesüßter Tee oder Saftschorle, denn durch sie wird nicht nur Flüssigkeit aufgenommen, sondern auch Elektrolyte.

Wenn eine orale Flüssigkeitsgabe nicht möglich ist, kann ein venöser Zugang gelegt und mittels Infusion Flüssigkeit verabreicht werden, sofern ein Notarzt nicht umgehend vor Ort ist. Es gibt spezielle elektrolythaltige Infusionen für Kinder. Sind diese nicht verfügbar, kann auch eine gewöhnliche isotone Kochsalzlösung oder eine Elektrolytlösung für Erwachsene infundiert werden. Allerdings sollte nicht zuviel auf einmal gegeben werden: Im Allgemeinen beträgt die maximale Flüssigkeitsmenge 20 ml pro Kilogramm Körpergewicht, also 200 ml für ein Kind mit etwa 10 kg. Weitere Infusionen sollten erst in der Klinik verabreicht werden.

17.9 Waterhouse-Friderichsen-Syndrom

Waterhouse-Friderichsen-Syndrom (Meningokokkensepsis): akute Zerstörung der Nebennieren als Komplikation einer bakteriellen Meningitis. Betroffen sind hauptsächlich Säuglinge und Kleinkinder.

Basierend auf einer Meningokokken-Meningitis breiten sich die Erreger im Körper aus und siedeln sich an den Nebennieren an. Durch die Zerfallsgifte der Bakterien stirbt das Nebennierengewebe ab. Zunächst gerinnt das Blut innerhalb der Gefäße und es bilden sich Thromben. Später bricht die Gerinnung gänzlich zusammen und es kommt zu massiven inneren Blutungen in Haut, Schleimhäuten und inneren Organen. Unbehandelt endet die Erkrankung tödlich.

Symptome

Neben den Symptomen der Meningitis (→ 8.3) sind zunächst punktförmige Einblutungen in die Haut (Petechien) zu sehen, später kommt es zu ausgedehnten Hämatomen am ganzen Körper.

Meist besteht in dieser Phase bereits ein ausgeprägter Volumenmangelschock mit entsprechender Symptomatik.

Ursachen

Bei 10–20 % der mit bakterieller Meningitis infizierten Kinder entwickelt sich ein Waterhouse-Friderichsen-Syndrom.

Maßnahmen

Bereits bei Verdacht auf eine bakterielle Meningitis wird ein Notarzt alarmiert. Die weitere Versorgung beschränkt sich bis zu dessen Eintreffen auf die lebensrettenden Basismaßnahmen.

⚠️ Für den Heilpraktiker besteht bei Meningokokken-Meningitis und -sepsis ein Behandlungsverbot, von dem nur für lebensrettende Maßnahmen abgesehen werden darf.

Außerdem müssen Verdacht, Erkrankung und Tod an das Gesundheitsamt gemeldet werden.

17.10 Plötzlicher Kindstod

Plötzlicher Kindstod (Krippentod, Sudden infant death syndrome = SIDS): plötzlich und ohne Vorzeichen auftretender Atem- und Kreislaufstillstand bei Säuglingen. Der plötzliche Kindstod tritt vor allem in der Zeit vom 2.–4. Lebensmonat auf und ist die häufigste Todesursache im Säuglingsalter.

Ein plötzlicher Atemstillstand, der durch manuelle Reize, z. B. Rütteln des Kindes, oder durch Atemspende durchbrochen werden kann, wird in der Pädiatrie als Near-SIDS oder ALTE (Apparent Life Threatening Event = offensichtlich lebensbedrohliches Ereignis) bezeichnet.

Symptome

Das Kind wird im Bett liegend mit Atem- und Kreislaufstillstand aufgefunden. Die meisten Kinder liegen auf dem Bauch, jedoch kommt der plötzliche Kindstod auch in Rückenlage vor. Als Zeichen eines Sauerstoffmangels ist eine ausgeprägte zentrale Zyanose zu erkennen.

Da der Kreislaufstillstand beim Auffinden des Kindes meistens schon länger besteht, ist eine Wiederbelebung nur selten erfolgreich.

Ursachen

Obwohl nach Langzeituntersuchungen verschiedene Risikofaktoren (→ Tabelle) definiert wurden, liegt die Ursache weiter im Unklaren, zumal bei einem Großteil der Fälle keine Risikofaktoren vorliegen.

Maßnahmen

Bei Vorfinden des Kindes, spätestens aber, wenn der Atemstillstand festgestellt ist, wird sofort ein Notruf getätigt und mit der Wiederbelebung begonnen. Dies gilt auch dann, wenn der Kreislaufstillstand offensichtlich schon vor längerer Zeit eingetreten ist; nicht nur um den Eltern das Gefühl zu geben, dass alles für das Überleben ihres Kindes getan wurde.

⚠ Der Heilpraktiker ist nicht befugt, den Tod festzustellen. Solange keine sicheren Todeszeichen vorliegen, z. B. Leichenstarre oder Leichenflecken, muss er auf jeden Fall lebensrettende Maßnahmen einleiten, bis ein Arzt vor Ort ist.

Da es sich um eine ungeklärte Todesursache handelt, wird der Leichnam normalerweise von Polizei und Staatsanwaltschaft beschlagnahmt und obduziert.

Dadurch müssen die Eltern nicht nur mit dem Verlust ihres Kindes, sondern auch mit einem unausgesprochenen Mordverdacht fertig werden.

Deshalb stellt der Umgang mit betroffenen Familien für jeden Therapeuten eine besondere Herausforderung dar.

Risikofaktoren

- Rauchen während der Schwangerschaft
- Schlaf in Bauchlage
- zu warme Temperatur der Schlafumgebung
- bereits aufgetretene Near-SIDS-Fälle bei einem Kind
- SIDS- und Near-SIDS-Fälle bei Geschwistern
- Frühgeborene
- Mehrlingsgeburten
- Kinder aus sozial benachteiligten Familien
- Kinder von Müttern unter 20 Jahren
- Kinder Alleinerziehender

Risikofaktoren für den plötzlichen Kindstod

18 Notfallmedikamente

18.1 Allgemeines

📖 *Notfallmedikamente aus rechtlicher Sicht → 2.4*

Grundsätzlich darf der Heilpraktiker folgende Medikamente anwenden:

- **frei verkäufliche** Medikamente
- **apothekenpflichtige** Medikamente.

⚠️ **Verschreibungspflichtige Medikamente** darf der Heilpraktiker weder verschreiben noch in seiner regulären Praxistätigkeit anwenden.

Hat der Patient von seinem Arzt ein verschreibungspflichtiges Medikament für Notfallsituationen verschrieben bekommen, kann es vom Heilpraktiker - nach Abwägen der Situation und der möglichen Wirkungsweise, Nebenwirkungen und Kontraindikationen, in der verschriebenen Dosierung gegeben werden.

Verabreicht der Heilpraktiker Notfallmedikamente, muss er stets den erwarteten Nutzen gegen das mögliche Risiko abwägen. Er muss sich über Wirkung und Nebenwirkungen im Klaren sein, Kontraindikationen und Wechselwirkungen kennen und in der Lage sein, die Medikamente richtig zu dosieren. Dies gilt unabhängig davon, ob die eingesetzten Mittel verschreibungspflichtig sind oder nicht. Außerdem kommt der Einsatz von Medikamenten erst dann in Betracht, wenn andere, weniger invasive Methoden ausgeschöpft sind, z. B. Schocklagerung.

⚠️ Im Notfall müssen alle vom Heilpraktiker verabreichten Medikamente notiert werden, damit der Notarzt und die im Krankenhaus behandelnden Ärzte wissen, was der Patient erhalten hat.

18.2 Applikation von Medikamenten

Für die Applikation von Notfallmedikamenten kommen im Wesentlichen in Frage:

- **intravenöse Injektion:** Das Mittel wird mit einer Kanüle oder über einen venösen Zugang direkt in die Vene gespritzt oder über eine Infusion gegeben. Die Wirkung setzt schnell ein und es entstehen keine Resorptionsverluste. Nebenwirkungen treten aber auch sofort ein, das Medikament muss deshalb dem Heilpraktiker vertraut sein und er muss mit der intravenösen Gabe von Medikamenten vertraut sein
- **orale Gabe:** Das Mittel wird über den Mund aufgenommen und über den Verdauungstrakt resorbiert. Die Wirkung setzt relativ langsam ein und ein Teil des Wirkstoffes wird in der Leber inaktiviert. Die orale Gabe ist dann indiziert, wenn das Mittel dem Heilpraktiker nur in dieser Form zur Verfügung steht
- **Inhalation:** Das Mittel wird eingeatmet und über die Schleimhaut der Atemwege aufgenommen. Die Inhalation ist geeignet für Medikamente, die vor allem lokal an den Atemwegen wirken sollen, z. B. Asthmamittel (Anwendung → 5.2)
- **perlinguale Applikation:** Das Mittel wird unter die Zunge gegeben und über die Mundschleimhaut aufgenommen. In der Praxis wird diese Methode - abgesehen von homöopathischen Mitteln - nur bei Nitroglycerinpräparaten angewendet.
- **rektale Applikation:** Das Mittel wird als Zäpfchen (Suppositorium) oder Rektiole in den Enddarm eingebracht und dort über die Schleimhaut aufgenommen. Die Wirkung setzt nicht so schnell ein wie bei der intravenösen Injektion. Insbesondere fiebersenkende und krampflösende Medikamente werden rektal verabreicht, vor allem bei Kindern.

Andere Applikationsformen, z. B. intramuskuläre, subkutane oder intraossäre Injektion, werden vom Heilpraktiker im Notfall nicht angewendet.

18.2.1 Vorbereitung einer Injektionslösung

Erforderliches Material

- Ampulle mit dem Medikament
- evtl. Verdünnungslösung, z. B. Kochsalz, Aqua ad injectabilia
- Spritze
- Aufziehkanüle
- Desinfektionsmittel zum Desinfizieren von Stechampullen
- Tupfer als Schutz beim Aufbrechen von Glasampullen

Ampullenformen

Injektionslösungen stehen in verschiedenen Ampullenformen zur Verfügung. Glas- und Plastikampullen werden aufgebrochen, Stechampullen haben einen Gummiverschluss, der mit einer Aufziehkanüle durchstochen wird.

Manche Notfallmedikamente stehen auch in gebrauchsfertig aufgezogenen Spritzen zur Verfügung.

Verdünnungslösung

Manche Medikamente stehen als Trockenpulver zur Verfügung, weil sie in dieser Form leichter und länger gelagert werden können. Sie müssen vor der Injektion in einer geeigneten Flüssigkeit aufgelöst werden. Die genaue Verdünnung wird im Beipackzettel erläutert.

Es ist auch dann sinnvoll, ein Medikament zu verdünnen, wenn es nur zum Teil verabreicht werden soll, es ist dann besser zu dosieren.

Spritze

Für die Vorbereitung von Injektionslösungen eignen sich sterile Einmalspritzen. Die Spritzengröße muss für die Menge der zu applizierenden Flüssigkeit geeignet sein, in zu großen Spritzen kann das Medikament nicht exakt dosiert werden.

Die in Deutschland gebräuchlichen Spritzen sind nach dem Luer-System genormt und können daher mit allen gängigen Kanülen verbunden werden.

Kanüle

Die Größen von Injektionskanülen erkennt man an ihrer farblichen Kennzeichnung. Beides ist durch verschiedene DIN- und ISO-Normen vorgegeben, basierend auf der angelsächsischen Maßeinheit Gauge. Sie gibt den Außendurchmesser der Kanüle an.

📌 Die Gauge-Einheit wurde ursprünglich für die Dicke von maschinell gefertigten Drähten eingeführt und gab an, wie oft der Draht durch die Drahtziehmaschine gelaufen war, wodurch er mit jedem Mal feiner wurde. Deshalb ist eine Kanüle mit höherer Gauge-Zahl dünner als eine mit niedrigerer Gauge-Zahl.

Größe in Gauge (G)	Größe nach Pravaz (Gr.)	Länge in mm nach Pravaz	Außendurchmesser in mm nach ISO/DIN 9626	Farbe nach DIN 13095 bzw. ISO 6009
20	1	40	0,9	gelb
21	2	35	0,8	grün
22	12	30	0,7	schwarz
–	14	30	0,65	violett
23	16	25	0,6	blau
24	17	25	0,55	lila
26	18	25	0,45	orange
27	20	40	0,4	grau

Übersichtstabelle für gängige Injektionskanülen nach dem Gauge- und Pravaz-System

Häufig erfolgt die Kennzeichnung von Injektionskanülen auch nach der Pravaz-Größe, die sich auf die Länge und den Außendurchmesser bezieht.

Um eine Injektionslösung aufzuziehen, eignen sich am besten Kanülen mit größerem Durchmesser, z. B. Gr. 1, 2, 12 bzw. 20–22 G.

Praktische Durchführung

- Alle beschriebenen Arbeitsgänge werden steril durchgeführt: Ansatzkoni von Spritzen und Kanülen werden beim Auspacken und Verbinden nicht berührt
- Um Verletzungen zu vermeiden, werden Ampullen und Kanülen nach der Benutzung sofort in durchstichsichere Abwurfbehälter entsorgt
- Wurde die Schutzkappe einer Kanüle entfernt, darf diese nicht wieder aufgesetzt werden, da es sonst zu Stichverletzungen kommen kann. Soll eine vorbereitete Spritze erst später verwendet werden, wird stattdessen eine neue Kanüle mit Schutzkappe aufgesetzt.

Öffnen einer Brechampulle

Falls sich Flüssigkeit im Kopf der Ampulle befindet, wird diese vor dem Aufbrechen entfernt, indem man mehrmals gegen den Ampullenkopf klopft oder die Ampulle über eine raue Oberfläche zieht.

Anschließend wird die Ampulle so in die Hand genommen, dass der aufgedruckte Punkt zum Anwender weist, der Ampullenkopf wird abgebrochen. Bei Glasampullen wird er vorher zum Schutz mit einem Tupfer umschlossen.

Aufziehen der Flüssigkeit

Die Spritze und die Aufziehkanüle werden aus der Verpackung genommen und miteinander verbunden. Die Schutzkappe der Kanüle wird entfernt und der Inhalt der Ampulle in die Spritze gezogen.

Vor der Injektion wird die Spritze vollständig entlüftet. Die Ampulle wird erst verworfen, wenn die Injektion erfolgreich durchgeführt wurde.

Auflösen einer Trockensubstanz (Stechampulle)

Als erstes wird der Gummiverschluss der Stechampulle desinfiziert, da er nicht steril ist. Die Einwirkzeit des Desinfektionsmittels wird beachtet.

Dann wird das Lösungsmittel in angegebener Menge in einer Spritze aufgezogen. Dann wird der Gummiverschluss der Stechampulle mit der Kanüle durchstoßen.

Bevor die Flüssigkeit in die Ampulle gespritzt wird, wird die gleiche Menge an Luft aus der Ampulle gezogen. Sonst entsteht in der Ampulle ein Überdruck und die Spritze wird aus der Ampulle getrieben.

Nachdem die Flüssigkeit in die Ampulle gespritzt wurde, die Ampulle leicht schütteln, bis sich das Pulver vollständig gelöst hat. Anschließend die Luft aus der Spritze wieder in die Ampulle spritzen und die Flüssigkeit vollständig aufziehen.

18.2.2 Vorbereitung einer Infusion

Im Notfall werden intravenöse Infusionen meist aus zwei Gründen gegeben:
- zur Volumengabe bei Flüssigkeitsverlusten
- um einen venösen Zugang offen zu halten. Dann besteht jederzeit die Möglichkeit – ohne erneute Venenpunktion – Medikamente intravenös zu verabreichen.

Folgende Infusionslösungen stehen dem Heilpraktiker für den Notfall zur Verfügung:

- isotone Kochsalzlösung (Natriumchlorid, NaCl) 0,9 %: zur Volumengabe und zum Offenhalten von venösen Zugängen
- isotone Vollelektrolytlösung, z. B. Ringer-Lösung: zur Volumengabe, insbesondere bei starken Elektrolytverlusten, sowie zum Offenhalten von venösen Zugängen.

Benötigtes Material

- Infusionsflüssigkeit in Infusionsbehälter
- Infusionsständer
- Infusionssystem
- evtl. Desinfektionsmittel

Infusionsflüssigkeit und -behälter

Infusionslösungen sind in Glasflaschen, Plastikflaschen und in Beuteln erhältlich. Bei Glas- und Plastikflaschen ist zur vollständigen Entleerung eine Belüftungsmöglichkeit erforderlich, die normalerweise im Infusionssystem enthalten ist. Wenn dies nicht der Fall ist, kann die Flasche belüftet werden, indem zusätzlich eine Kanüle durch den Gummiverschluss gestochen wird.

Infusionsbehälter haben einen Gummiverschluss, der mit einer Verschlusskappe aus Kunststoff bedeckt ist. Wenn der Verschluss nicht luftdicht abschließt, wird er vor dem Einstechen des Infusionssystems desinfiziert.

Infusionssystem

Die wichtigsten Bestandteile des Infusionssystems sind:

- Einstechteil mit Dorn zum Einstechen in den Gummiverschluss
- Bakterienfilter bzw. Belüftungsventil
- Tropfkammer, durch die der Füllungszustand und die Fließgeschwindigkeit beobachtet werden kann. Bei den meisten handelsüblichen Infusionssystemen hat die Tropfkammer eine flexible Wand
- Infusionsschlauch mit Durchflussregler
- Verschlusskonus (Luer-System, kompatibel mit Venenverweilkanülen)
- evtl. Belüftungsmöglichkeit.

Praktische Durchführung

Die Verschlusskappe des Infusionsbehälters wird entfernt, falls nötig, wird der Gummiverschluss desinfiziert. Dann wird das Infusionssystem ausgepackt, das Rädchen des Durchflussreglers zugedreht und der Bakterienfilter geschlossen.

Der Dorn des Einstechteils wird durch den Gummiverschluss gestoßen, die Flasche steht, ein Beutel wird schräg gehalten. Dann die Flasche bzw. den Beutel an den Infusionsständer hängen. Die Tropfkammer wird etwa zur Hälfte gefüllt, indem sie mehrmals zusammengedrückt wird. Der Bakterienfilter wird geöffnet.

Anschließend wird das Rädchen des Durchflussreglers langsam geöffnet, so dass sich der Schlauch mit Flüssigkeit füllt und die Luft entweicht.

⚠ Wenn das Infusionssystem nicht vollständig entlüftet wird, kann Luft in die Vene gelangen. Die Folge ist eine Luftembolie der Lunge (→ 6.3).

18.2.3 Venenpunktion

Eine vorbereitete Injektionslösung kann über eine Einmalkanüle injiziert werden. Zweckmäßiger ist es jedoch, einen venösen Zugang mit einer Venenverweilkanüle zu legen und eine Infusion anzuschließen. So kann der Notarzt später bei Bedarf weitere Medikamente verabreichen.

Benötigte Materialien

- unsterile Handschuhe
- Staubinde
- Desinfektionsmittel
- Tupfer
- Pflastermaterial

Für eine intravenöse Injektion
- vorbereitete Injektionslösung
- Injektionskanüle (Gr. 1, 2, 12).

Für einen venösen Zugang
- vorbereitete Infusion
- Venenverweilkanüle (G 16-G 22)
- evtl. Drei-Wege-Hahn.

Venenverweilkanüle

Eine Venenverweilkanüle verfügt über einen flexiblen Schlauch, der in der Vene verbleibt, ohne deren Wand zu durchstechen. Zum Legen der Kanüle befindet sich in ihrem Inneren ein Stahlmandrin. Dieser wird entfernt, nachdem die Vene erfolgreich punktiert wurde.

Die Größe einer Venenverweilkanüle wird in Gauge (→ oben) gemessen. Cave: Die Farbkodierung ist dabei teilweise anders als bei Injektionskanülen.

Die Größe der verwendeten Venenverweilkanüle hängt vom Notfall und den Venenverhältnissen des Patienten ab. Für den Bedarf des Heilpraktikers sind Venenverweilkanülen in der Größe G 18/grün oder G 20/rosa in aller Regel ausreichend. Größere Venenverweilkanülen (z. B. G 14 und G 16) werden benötigt, wenn große Mengen an Flüssigkeit infundiert werden sollen. Sie sind allerdings schwieriger einzuführen, vor allem für Ungeübte.

⚠ Die meisten Venenverweilkanülen verfügen neben einem Anschluss für die Infusion über eine zusätzliche Öffnung, durch die Medikamente injiziert werden können. Wenn dies nicht der Fall ist, wird an die Venenverweilkanüle ein Drei-Wege-Hahn angeschlossen, da sonst bei jeder Medikamentengabe die Infusion abgedreht werden müsste.

Praktische Durchführung

Am besten geeignet zur Venenpunktion sind die Venen auf der radialen Seite in der Ellenbeuge sowie die Venen am Handrücken. Proximal der beabsichtigten Einstichstelle wird eine Staubinde angelegt und zugezogen, so dass die Vene sich füllt und gut tastbar ist. Anschließend wird der Punktionsbereich desinfiziert.

Für die Dauer der Einwirkzeit der Desinfektionslösung sollte die Stauung gelockert werden.

Intravenöse Injektion

Die Haut wird mit einer Hand leicht gespannt, so dass die gestaute Vene besser zu sehen ist. Die Kanüle wird in einem möglichst flachen Winkel ca. 0,5 cm tief eingestochen. Um sicherzugehen, dass die Kanüle innerhalb der Vene liegt, wird der Kolben etwas zurückgezogen, wodurch Blut in die Spritze fließt (Aspiration). Nun kann die Staubinde gelöst und die Spritze langsam in die Vene entleert werden.

Wenn die Kanüle aus der Vene entfernt wird, wird die Punktionsstelle sofort mit einem sterilen Tupfer verschlossen und anschließend einige Minuten lang komprimiert. Dann wird sie mit einem Wundschnellverband überklebt.

⚠ Während und im Anschluss an die intravenöse Injektion beobachtet der Heilpraktiker den Patienten genau auf mögliche Unverträglichkeitsmerkmale.

Anaphylaktische Reaktion → 7.3

Legen einer Venenverweilkanüle

Die Haut wird gespannt und die Venenverweilkanüle in einem flachen Winkel ca. 0,5 cm tief eingestochen. Bei korrekter Lage füllt sich die Kammer im hinteren Bereich der Venenverweilkanüle mit Blut. Nun wird der Stahlmandrin ca. 1 cm zurückgezogen und die Venenverweilkanüle bis zum Anschlag in die Vene geschoben. Der Stahlmandrin wird vollständig entfernt und das Infusionssystem angeschlossen. Während dies geschieht, wird die Vene im Bereich der Kanülenspitze komprimiert, um eine Blutung zu vermeiden.

Zum Schluss wird die Venenverweilkanüle mit geeignetem Pflastermaterial fixiert.

Vor allem bei Kindern, aber auch bei Patienten mit schlechten Venenverhältnissen, sind Butterfly-Kanülen eine gute Alternative zur Venenverweilkanüle. Sie haben eine relativ kurze Nadel und lassen sich deshalb leichter in die Vene einführen. Allerdings verbleibt die Stahlnadel in der Vene, weshalb die Venenwand bei Bewegungen des Patienten leicht durchstochen werden kann.

Nachdem die Butterfly-Kanüle gelegt ist, darf erst dann eine Infusion angeschlossen werden, wenn der zuführende Schlauch entlüftet wurde. Man muss also warten, bis dieser sich vollständig mit venösem Blut gefüllt hat.

Größe (G)	Außendurchmesser [mm]	Durchflussrate [ml/min]	Länge in mm	Farbe
22	0,9	36	25	blau
20	1,1	61	33	rosa
18	1,3	96	45	grün
17	1,5	128	45	weiß
16	1,7	196	50	grau
14	2,2	343	50	orange

Größe und Farbkodierung gängiger Venenverweilkanülen

18.3 Verschiedene Notfallmedikamente

Hier werden die wichtigsten Notfallmedikamente kurz beschrieben. Die Angaben beschränken sich auf das für den Heilpraktiker Notwendige. Grundsätzlich gilt, dass Medikamente nur dann eingesetzt werden dürfen, wenn sie dem Anwender bekannt sind und er die Wirkung des Medikamentes, seine Risiken, Nebenwirkungen und Kontraindikationen einzuschätzen weiß.

Ausführlichere Angaben zu den einzelnen Medikamenten können dem Beipackzettel des Medikamentes oder entsprechenden Fachverzeichnissen (Rote Liste, Gelbe Liste Pharmindex) entnommen werden.

Auch die Wirkstoffmenge, d. h. wie viel des Wirkstoffes sich in einer Tablette oder in einer Ampulle befinden, muss dem Beipackzettel entnommen werden. Die Menge variiert von Hersteller zu Hersteller.

18.4 Acetylsalicylsäure (ASS)

- apothekenpflichtig
- nur orale Applikation
- ASS ist ein weit verbreitetes Schmerzmittel und daher in vielen Haushalten zu finden
- Empfehlenswerter Bestandteil der Notfallausrüstung des Heilpraktikers

Indikationen

- leichte bis mittlere Schmerzzustände
- akutes Koronarsyndrom
- akuter peripherer Gefäßverschluss

Wirkung

ASS hemmt die Bildung von Prostaglandinen und wirkt dadurch schmerzlindernd, entzündungshemmend und fiebersenkend. Außerdem hemmt es die Thrombozytenaggregation und wirkt so einer Thrombenbildung entgegen.

Dosierung

Eine gängige Verpackungseinheit ist 1 Tabeltte à 500 mg. Bei Schmerzzuständen werden je nach Intensität 500-1500 mg (1-3 Tabletten) im Abstand von etwa einer halben Stunde gegeben.

Bei Notfällen aufgrund verlegter Blutgefäße, z. B. Herzinfarkt oder peripherer Gefäßverschluss, können initial 1500 mg, 3 Tabletten, gegeben werden.

Die maximale Tagesdosis beträgt 5 g (10 Tabletten), die jedoch nicht ausgereizt werden sollte, da bei manchen Notfällen ASS vom Notarzt intravenös verabreicht wird. Deshalb nie mehr als 1500 mg (3 Tabletten) verabreichen.

Nebenwirkungen

- Durch die Hemmung der Thrombozytenaggregation wird die Gerinnungszeit von Blutungen verlängert. Blutet der Patient bereits oder besteht der Verdacht auf eine innere Blutung, wird dem Patienten ein anderes Schmerzmittel verabreicht, da die Blutung sonst ggf. gesteigert wird.
- Es können Magenbeschwerden bis hin zu Magenblutungen entstehen.
- Bei Asthmatikern kann ASS Anfälle auslösen.
- Eine seltene, aber lebensbedrohliche Nebenwirkung ist das Reye-Syndrom. Es tritt bei Kindern auf und zeigt sich durch anhaltendes Erbrechen und Fieber. Deshalb wird Kindern und Jugendlichen möglichst ein anderes Schmerzmittel verabreicht.

Kontraindikationen

ASS darf nicht angewendet werden bei:
- Entzündungen oder Geschwüren des Verdauungstraktes
- bestehenden Blutungen, auch Verdacht auf inneren Blutungen. Bei Kopfschmerzen muss eine Gehirnblutung sicher ausgeschlossen werden
- Patienten mit bekannter Gerinnungshemmung oder bei Einnahme von Antikoagulanzien
- Leber- und Nierenversagen
- Asthma bronchiale
- Schwangerschaft/stillende Patientinnen
- bewusstlosen oder bewusstseinsgetrübten Patienten. Wegen der Aspirationsgefahr keine orale Medikation.

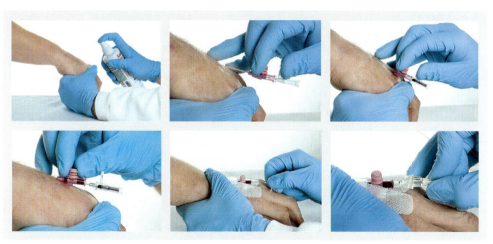

Abb. 18.1 Legen einer Verweilkanüle. a) Punktionsstelle desinfizieren b) Kanüle vorschieben c) Stahlkanüle und Plastikverweilkanüle trennen d) Plastikverweilkanüle weiter vorschieben e) Veneverweilkanüle mit einem Pflaster fixieren e) Stahlkanüle entfernen [ARE]

18.5 Aktivkohlepulver

- apothekenpflichtig
- Aktivkohle wird auch bei Durchfällen eingesetzt und ist deshalb in vielen Haus- und Reiseapotheken zu finden
- empfehlenswerter Bestandteil der Notfallausrüstung des Heilpraktikers

Indikation

Orale Vergiftungen mit fett- und wasserlöslichen Stoffen, insbesondere Medikamentenvergiftungen.

Wirkung

Aktivkohle bindet Teilchen, die in Flüssigkeiten und Gasen gelöst sind. Dadurch wird die Giftwirkung vermindert. Außerdem hemmt sie bis zu einem gewissen Maß die Aufnahme von Giftstoffen im Darm.

Bei Vergiftungen mit Säuren und Laugen, Alkohol und Schädlingsbekämpfungsmitteln wirkt Aktivkohle nicht oder nur gering.

Dosierung

Es sind Packungsgrößen von 10, 40 und 100 g erhältlich.

Bei akuten Vergiftungen werden bis zu 50 g Kohlepulver in 100 ml Wasser aufgelöst und schluckweise getrunken.

Nebenwirkungen

Aktivkohle hemmt die Darmpassage und führt zur Verstopfung. Um die gebundenen Giftstoffe aus dem Darm zu entfernen, ist die zusätzliche Gabe von einem abführendem Mittel, z. B. Natriumthiosulfat (Glaubersalz), zu erwägen. Dies ist jedoch keine dringende Erstmaßnahme und kann dem Notarzt überlassen werden.

Kontraindikationen

- bei bewusstlosen oder bewusstseinsgetrübten Patienten dürfen wegen der Aspirationsgefahr keine oralen Medikamente verabreicht werden, also auch keine Aktivkohle
- bei Säuren- und Laugenverätzungen zeigt Aktivkohle keine Wirkung. Da das Pulver die Speisewege schwärzlich verfärbt, kann unter Umständen nicht erkannt werden, wie schwer die Verätzungen sind

18.6 Clemastin

- apothekenpflichtig
- Clemastin gehört zur Gruppe der Antihistaminika
- bei Heilpraktikern, die aufgrund ihrer ausgeübten Therapie mit anaphylaktischen Reaktionen des Patienten rechnen müssen, sollte Clemastin für die Notfallbehandlung vorrätig sein

Indikation

- anaphylaktische Reaktion
- anaphylaktischer Schock

Wirkung

Clemastin hemmt die Ausschüttung von Histamin und verdrängt es von den Rezeptoren, so dass eine überschießende allergische Reaktion gehemmt wird.

Dosierung

Meist enthält 1 Ampulle 2 mg Clemastin

Bei leichteren anaphylaktischen Reaktionen (Quaddeln, Juckreiz) wird 1 mg Clemastin (meist 1/2 Ampulle) langsam intravenös injiziert.

Bei Schocksymptomatik kann die Dosis auf bis zu 4 mg Clemastin (= 2 Ampullen) gesteigert werden.

Nebenwirkungen

- Clemastin wirkt sedierend und verursacht häufig Schwindel und Kopfschmerzen
- Die Wirkung von Alkohol, Beruhigungs- und Schmerzmitteln sowie von Psychopharmaka wird durch Clemastin verstärkt

Kontraindikationen

- Kinder unter einem Jahr
- Schwangerschaft
- während der Stillzeit nur nach sorgfältiger Nutzen-Risiko-Abwägung

18.7 Dexamethason

- verschreibungspflichtig
- freigegeben für die Notfallbehandlung schwerer anaphylaktischer Reaktionen beim Menschen nach Neuraltherapie bis zum Eintreffen des Rettungsdienstes
- Wenn aufgrund der ausgeübten Therapie mit anaphylaktischen Reaktionen gerechnet werden muss, sollte der Heilpraktiker Dexamethason für die Notfallbehandlung vorrätig halten.

Indikationen

- anaphylaktischer Schock, nach der primären Anwendung von Epinephrin (→ 18.8)
- schwerer Asthma-Anfall. Hier nur durch Arzt anzuwenden.

Wirkung

Dexamethason ist ein Glukokortikoid. Als solches wirkt es antiphlogistisch und wird bei akuten Entzündungen angewendet.

Nebenwirkungen

Außer einer Venenreizung bei zu schneller Injektion sind im Notfall keine Nebenwirkungen zu erwarten.

Dosierung

Nach der primären Injektion von Epinephrin werden 40 mg Dexamethason (i. d. R. eine Ampulle bzw. Fertigspritze) langsam intravenös gegeben. Je nach Schwere des Anfalls kann die Dosis auf bis zu 120 mg erhöht werden.

Kontraindikationen: im Notfall keine.

18.8 Epinephrin

- verschreibungspflichtig
- freigegeben für die Notfallbehandlung schwerer anaphylaktischer Reaktionen beim Menschen nach Neuraltherapie bis zum Eintreffen des Rettungsdienstes
- Wenn auf Grund der ausgeübten Therapie mit anaphylaktischen Reaktionen gerechnet werden muss, sollte Epinephrin für die Notfallbehandlung vorrätig sein.

Indikationen: schwere anaphylaktische Reaktion (Schock).

Wirkung

Adrenalin ist ein Katecholamin und wird im Nebennierenmark gebildet. Es wirkt auf adrenerge Alpha- und Beta-Rezeptoren, v. a. an Herz, Gefäßen und Atemwegen. Dadurch werden Herzfrequenz und Blutdruck erhöht, die Atemwege weit gestellt, die Durchblutung der Skelettmuskulatur gesteigert und die Nierendurchblutung verringert. Außerdem steigert Adrenalin den Blutzuckerspiegel.

Die Freisetzung des entzündungsfördernden Hormons Histamin, das insbesondere bei allergischen Reaktionen aktiv ist, wird durch Adrenalin gehemmt.

Dosierung

- Fertiginjektionen (Pens) mit 150 und 300 µg erhältlich. intramuskuläre Injektion
- Der Hersteller empfiehlt eine Initialdosis von 0,005–0,01 mg pro Kilogramm Körpergewicht. Da sich Injektionspens nicht exakt dosieren lassen, bedeutet dies, dass **Kinder bis ca. 12 Jahre 150 µg** und **Erwachsene 300 µg** erhalten.

Nebenwirkungen

- Adrenalin wirkt auf den Sympathikus, beschleunigt die Herzfrequenz und verengt die Gefäße, wodurch der Blutdruck steigt
- Der Sauerstoffbedarf steigt, vor allem am Herzmuskel. Deshalb nach Möglichkeit gleichzeitig Sauerstoff geben.

Kontraindikationen

Bei einer Herzfrequenz von mehr als 120/min wird Adrenalin wegen seiner frequenzsteigernden Eigenschaft nicht angewendet.

18.9 Fenoterol

- **verschreibungspflichtig**
- bevorzugte Anwendungsart bei Asthmatikern: Fenoterolsprays als Bedarfsmedikation für den akuten Anfall

Indikation: Asthmaanfall.

Wirkung

Fenoterol ist ein Beta-2-Sympathomimetikum. Es führt zu einer Erschlaffung der glatten Muskulatur der Atemwege und fördert das Abhusten von Bronchialschleim.

Dosierung

Ein Sprühstoß enthält 0,1 mg Fenoterol. Beim akuten Asthmaanfall wird initial ein Sprühstoß gegeben (→ 5.2 Anwendung von Dosieraerosolen). Während der Gabe sollte der Patient tief einatmen, damit der Wirkstoff optimal wirkt.

Wenn nach 5 Minuten keine wesentliche Besserung eingetreten ist, nochmals einen Sprühstoß geben. Weitere Gaben sollten dem Notarzt überlassen werden.

> ⚠️ Da Fenoterol verschreibungspflichtig ist, richtet sich die Dosierung nach den Empfehlungen des verschreibenden Arztes. Es darf vom Heilpraktiker nur im Rahmen eines rechtfertigenden Notstandes gegeben werden. Die Voraussetzungen hierfür sind:
> - Wirkung, Nebenwirkungen und Kontraindikationen sind dem Heilpraktiker bekannt
> - Es ist kein Arzt in der Nähe.
> - Die Medikamentengabe ist unumgänglich, um schweren Schaden vom Patienten abzuwenden.

Nebenwirkungen

- Fenoterol wirkt auch auf glatte Muskulatur an anderen Organen, insbesondere kann durch Wirkung auf den Uterus die Wehentätigkeit gehemmt werden
- Die Skelettmuskulatur wird angeregt, dadurch kommt es zu Unruhe und Muskelzittern
- Bei hoher Dosierung besteht die Gefahr einer Tachykardie

Kontraindikationen

- bestehende Tachykardie, insbesondere Tachyarrhythmie. Fenoterol beschleunigt die Herzfrequenz
- Verengungen der Verdauungs- und Harnwege, z. B. Darmpolypen, Prostatahyperplasie
- bestehendes Engwinkelglaukom
- In Schwangerschaft und Stillzeit darf Fenoterol nur nach sorgfältiger Nutzen-Risiko-Abwägung gegeben werden

18.10 Glucagon

- **verschreibungspflichtig**
- häufige Bedarfsmedikation bei insulinpflichtigen Diabetikern

Indikation: schwere Hypoglykämie bei insulinpflichtigem Diabetes mellitus

⚠ Als verschreibungspflichtiges Medikament darf Glucagon vom Heilpraktiker nur im Rahmen eines rechtfertigenden Notstandes gegeben werden. Die Voraussetzungen hierfür sind:
- Wirkung, Nebenwirkungen und Kontraindikationen sind dem Heilpraktiker bekannt
- Es ist kein Arzt in der Nähe
- Die Medikamentengabe ist unumgänglich, um schweren Schaden vom Patienten abzuwenden.

Wirkung
Als Gegenspieler des Insulins steigert Glucagon den Blutzuckerspiegel, vor allem durch schnelle Umwandlung des in der Leber gespeicherten Glykogen.

Dosierung
Eine Fertiginjektion intramuskulär spritzen. Eine exakte, bedarfsgerechte Dosierung ist nicht möglich.

Nebenwirkungen
- insbesondere bei schneller Injektion und bei höheren Dosen Bauchschmerzen, Übelkeit und Erbrechen
- Überempfindlichkeitsreaktionen
- Hypotonie
- Erhöhung der Schlagkraft und Frequenz des Herzens.

Kontraindikationen
Phäochromozytom (adrenalinproduzierender Tumor des Nebennierenmarks)

⚠ Da die Wirkung von Glucagon schnell und rapide nachlässt, kann es zu einer sekundären Hypoglykämie kommen. Deshalb sind dem Patienten nach dem Wirkungseintritt langsam resorbierbare Kohlenhydrate oral zu verabreichen.

18.11 Glucose

- **apothekenpflichtig**
- Notfallmedikation der ersten Wahl bei bewusstlosen Diabetikern

Indikation
schwere Hypoglykämie bei Diabetes mellitus, insbesondere wenn wegen eingetrübtem oder fehlendem Bewusstsein keine orale Glucosegabe mehr möglich ist.

Wirkung
Als Monosaccharid wird Glucose im Verdauungstrakt sofort resorbiert und führt somit schnell zu einem Anstieg des Blutzuckerspiegels.

Dosierung
2-3 Ampullen einer 40-prozentigen Lösung in eine isotone Infusion spritzen und diese über einen sicheren venösen Zugang applizieren.

Nebenwirkungen
- Venenreizung bei schneller Injektion
- Gewebeschäden bei paravenöser Injektion

Kontraindikationen
- Hyerglykämie
- Hypokaliämie
- Azidose

18.12 Nitroglyzerin

- **verschreibungspflichtig**
- Nitroglyzerinpräparate sind eine häufige Bedarfsmedikation von Patienten mit koronarer Herzkrankheit

Indikation
- akutes Koronarsyndrom
- hypertensive Krise
- akute Linksherzinsuffizienz
- kardiales Lungenödem
- Lungenembolie

⚠ Da Nitroglyzerin verschreibungspflichtig ist, richtet sich die Dosierung nach den Empfehlungen des verschreibenden Arztes. Es darf vom Heilpraktiker nur im Rahmen eines rechtfertigenden Notstandes gegeben werden. Die Voraussetzungen hierfür sind:
- Wirkung, Nebenwirkungen und Kontraindikationen sind dem Heilpraktiker bekannt
- Es ist kein Arzt in der Nähe
- Die Medikamentengabe ist unumgänglich, um schweren Schaden vom Patienten abzuwenden.

Wirkung

Nitroglyzerinpräparate erweitern die venösen Gefäße des Lungen- und Körperkreislaufs sowie die Koronararterien. Dadurch nimmt die Vorlast des Herzens ab. Gleichzeitig sinkt der Sauerstoffverbrauch des Herzmuskels.

Bei einem Herzinfarkt kann durch frühzeitig gegebene Nitroglyzerinpräparate der Nekrosebereich des Herzmuskels verringert werden, auch wenn die Symptome sich nicht bessern.

Dosierung

Je nach Schweregrad werden initial 1-3 Sprühstöße (= meist 0,4-1,2 mg) im Abstand von ca. 30 Sekunden in den Mund gegeben.

Nach 10 Minuten kann das Mittel nochmals in der gleichen Dosierung gegeben werden, wenn die Symptome sich nicht bessern.

Vor und nach jeder Gabe wird der Blutdruck kontrolliert. Da Nitroglyzerin den Blutdruck senkt, wird es bei einem systolischen Blutdruck unter 110 mmHg nicht verabreicht.

Nebenwirkungen

- Durch die gefäßerweiternde Wirkung kann es zu Blutdruckabfall, Schwindel, Wärmegefühl und Flush (starke Hautrötung) kommen. Sekundär führt der Blutdruckabfall zu einer reflektorischen Tachykardie
- Eine häufige Nebenwirkung ist der *Nitratkopfschmerz,* der insbesondere bei der ersten Anwendung auftritt und der mehrere Tage anhalten kann

Kontraindikationen

Nitroglyzerinpräparate dürfen nicht angewendet werden, wenn der systolische Blutdruck unter 110 mmHg liegt. Nitro darf nicht angewendet werden wenn bis zu 24 Stunden zuvor ein Mittel gegen erektile Dysfunktion wie z.B. Viagra oder Cialis angewendet wurde. Dies kann zu tödlichen Kreislaufversagen (therapieresistente akute Hypotonie) führen.

18.13 Paracetamol

- apothekenpflichtig
- Paracetamol-Zäpfchen sind das gängigste Schmerz- und fiebersenkende Medikament bei Kindern
- Alternative für Schmerzzustände, bei denen kein ASS gegeben werden kann, z. B. Gerinnungsstörung, Schwangerschaft
- empfehlenswerter Bestandteil der Notfallausrüstung des Heilpraktikers

Indikation

- hohes Fieber mit Krampfneigung
- leichte Schmerzen

Wirkung

Paracetamol wirkt zum einen fiebersenkend, zum anderen vermindert es die Schmerzweiterleitung an das Gehirn und ist dadurch bei leichten bis mäßigen Schmerzzuständen wirksam.

Dosierung

Die Zäpfchen liegen in verschiedenen Wirkstoffkonzentrationen vor. Gängige Größen sind 125, 250 und 500 mg. Bei Säuglingen und Kleinkindern wird ein Zäpfchen zu 125 mg, bei Kindern über drei Jahren zu 250 mg gegeben. Eine weitere Gabe erfolgt **frühestens nach 6-8 Stunden.**

Nebenwirkungen

- Paracetamol erhöht die Lebertransaminasen und kann bei Überdosierung zu Leber- und Nierenschäden führen
- In seltenen Fällen kommt es zu allergischen Reaktionen

Kontraindikationen

Bei bestehenden Entzündungen und anderen Vorschädigungen der Leber darf Paracetamol nicht angewendet werden.

18.14 Prednison

- verschreibungspflichtig
- Prednison-Zäpfchen werden als Bedarfsmedikation für Kinder verordnet, die zu Krupphusten neigen

Indikation: Krupp-Syndrom.

⚠ Da Prednison verschreibungspflichtig ist, richtet sich die Dosierung nach den Empfehlungen des verschreibenden Arztes. Es darf vom Heilpraktiker nur im Rahmen eines rechtfertigenden Notstandes gegeben werden. Die Voraussetzungen hierfür sind:
- Wirkung, Nebenwirkungen und Kontraindikationen sind dem Heilpraktiker bekannt
- Es ist kein Arzt in der Nähe
- Die Medikamentengabe ist unumgänglich, um schweren Schaden vom Patienten abzuwenden.

Wirkung

Prednison ist ein künstliches Glukokortikoid, das in der Leber in die aktive Form Prednisolon umgewandelt wird. Es wirkt entzündungshemmend und abschwellend auf die Bronchialschleimhäute.

Dosierung

Kleinkinder erhalten initial 1 Zäpfchen (= 100 mg). Bei Bedarf kann nach etwa 15 Minuten nochmals 1 Zäpfchen gegeben werden, weitere Wiederholungen werden nicht empfohlen.

Nebenwirkungen

Bei einmaliger Anwendung meist keine. Die typischen Nebenwirkungen von Glukokortikioden, z. B. Versiegen der körpereigenen Glukokortikoid-Produktion und Cushing-Syndrom, sind nur bei regelmäßiger Anwendung zu erwarten.

Kontraindikationen: im Notfall keine.

18.15 Scopolamin

- apothekenpflichtig
- empfehlenswerter Bestandteil der Notfallausrüstung des Heilpraktikers, da gut wirksames Mittel gegen kolikartige Beschwerden

Indikation

Kolikartige Beschwerden bei Erkrankungen von Darm, Gallen- und Harnwegen.

Wirkung

Scopolamin ist ein peripher wirksames Parasympatholytikum. Es verdrängt den Überträgerstoff Acetylcholin von den Rezeptoren und hemmt dadurch die Erregungsweiterleitung. Dadurch nimmt die Peristaltik der glatten Muskulatur an den Hohlorganen ab.

Dosierung

Erwachsene erhalten 20 mg Scopolamin langsam intravenös. Bei Kindern wird die Lösung mit 10 ml Kochsalzlösung verdünnt und 0,6 mg Scopolamin gegeben.

Eine Wiederholungsgabe ist im Notfall nicht erforderlich, da die Wirkung mehrere Stunden anhält.

Nebenwirkungen

- Da Scopolamin die Wirkung des Parasympathikus hemmt, kommt es zu einer Erhöhung der Herzfrequenz, Mundtrockenheit und Störungen der Blasenentleerung bis zum Harnverhalt
- Die Wirkung von anderen krampflösenden Medikamenten (z. B. Novaminsulfat) wird durch Scopolamin verstärkt
- Da die Pupillen erweitert werden, kann ein bereits vorhandenes Engwinkelglaukom akut verschlimmert werden

Kontraindikationen

- Tachykardie, insbesondere bei Tachyarrhythmie, da Scopolamin die Herzfrequenz erhöht
- Stenosen im Magen-Darm-Trakt und in den Harnwegen, z. B. Polypen, Prostatahyperplasie
- bekanntes Engwinkelglaukom

18.16 Simeticon

- **apothekenpflichtig**
- Simeticon wird Babys oft gegen Blähungen gegeben
- empfehlenswerter Bestandteil der Notfallausrüstung des Heilpraktikers

Indikation
Vergiftung mit schaumbildenden Substanzen, z. B. Spülmittel.

Wirkung
Simeticon verringert die Oberflächenspannung von Schaumbläschen, die sich durch verschluckte Schaumbildner im Magen-Darm-Trakt bilden. Dadurch werden die Schaumbläschen zerstört. Die Gefahr, dass hochsteigender Schaum in die Atemwege gelangt, wird dadurch verringert.

Dosierung
Die Mindestdosis bei Vergiftungen beträgt ca. 350 mg Simeticon, das entspricht ca. 1 Teelöffel. Sie kann je nach Schwere der Vergiftung bis zu einer 30ml-Flasche gesteigert werden.

Nebenwirkungen: nicht bekannt.

Kontraindikationen: keine.

18 Notfallmedikamente

19 Fallbeispiele

Die folgenden Fallbeispiele spiegeln die Bandbreite von Notfallsituationen wider, mit denen ein Heilpraktiker konfrontiert werden kann. Sie wurden für den praktischen Unterricht in Notfallseminaren erstellt und beruhen größtenteils auf eigenen Erfahrungen des Autors sowohl in der Heilpraxis als auch im Rettungsdienst.

⚠ Die dargestellten Handlungsweisen sind keine Empfehlung. Vielmehr zeigen sie auch mögliche Fehler und Probleme während der Erstversorgung auf. Korrekte Handlungsanweisungen für die beschriebenen Notfallsituationen sind in den Notfallbeschreibungen in Teil II dieses Buches zu finden.

19.1 Anaphylaktischer Schock nach Eigenblutbehandlung

☐ *Anaphylaktische Reaktion* → 7.3
☐ *Schock* → 7.4

Situationsbeschreibung

Ein 25-jähriger Patient erscheint zum ersten Mal in der Praxis. Er wünscht eine Eigenblutbehandlung wegen seiner seit einigen Monaten bestehenden Erkältungsneigung. Während der ausführlichen Anamnese wird die Frage nach bestehenden Allergien verneint.

Der Heilpraktiker entnimmt 5 ml Venenblut und mischt diese mit einem Echinacea-Präparat. Anschließend injiziert er 2 ml des Gemischs intramuskulär in den Oberschenkelmuskel. Der Patient verbleibt auf der Behandlungsliege, während der Heilpraktiker sich anschickt, eine andere Patientin im Nebenzimmer zu empfangen. Er bittet den Patienten, eine neben der Liege angebrachte Glocke zu betätigen, falls etwas nicht in Ordnung sein sollte.

Nach etwa fünf Minuten wird die Glocke geläutet. Der Heilpraktiker kommt ins Zimmer zurück und findet seinen Patienten blass, verschwitzt und schnell atmend vor. Um die Injektionsstelle hat sich weiträumig ein nesselartiger Ausschlag gebildet. Der Puls am Handgelenk ist kaum tastbar und deutlich beschleunigt.

Versorgung durch den Heilpraktiker

Der Heilpraktiker spricht den Patienten an und stellt fest, dass dieser bei Bewusstsein ist. Er lagert die Beine des Patienten hoch, indem er mehrere dicke Bücher unterlegt. Dann ruft er die Patientin aus dem Nebenzimmer heran und weist sie an: „Rufen Sie über mein Praxistelefon die Nummer 112 und sagen Sie, die sollen einen Rettungswagen und einen Notarzt schicken. Wir haben es hier mit einem allergischen Schock zu tun."

Der Heilpraktiker legt eine Blutdruckmanschette an und misst den Blutdruck (systolisch 90, diastolisch nicht mehr messbar). Er staut die Manschette erneut auf 50 mmHg und versucht eine tastbare Vene zu finden, was nicht gelingt, da sich die Venen nicht ausreichend füllen. Deshalb versucht er die vorher zur Blutentnahme benutzte Vene etwas oberhalb der vorhandenen Einstichstelle „blind" zu punktieren und hat damit Erfolg. Er legt eine 500-ml-NaCl-Infusion an und lässt diese zügig laufen.

Inzwischen hat die Patientin das Telefonat beendet. Der Heilpraktiker weist sie an, eine Decke aus dem Schrank zu holen und den Patienten damit zuzudecken. Nachdem dies geschehen ist, fordert er sie auf, sich neben den Patienten zu setzen, seine Hand zu halten und mit ihm zu sprechen. Falls er nicht mehr antworte, solle sie sofort Bescheid sagen.

Der Heilpraktiker zieht eine Ampulle Clemastin (4 mg) auf und injiziert diese intravenös über den vorhandenen Zugang. Anschließend überprüft er nochmals den Blutdruck (100/60 mmHg) und zählt den Puls aus (112/min).

Weiterversorgung durch den Notarzt

Inzwischen ist der Notarzt eingetroffen. Nachdem der Heilpraktiker ihn über den Hergang und die Vitalfunktionen in Kenntnis gesetzt hat, spricht er den Patienten an und fragt ihn nach seinem Befinden. Dieser antwortet, es gehe ihm schon etwas besser; ihm sei jedoch schwindelig und er bekomme schlecht Luft.

Da der Rettungsdienst noch nicht eingetroffen ist, fragt der Notarzt den Heilpraktiker, ob er ein Medikament aus einer Stechampulle aufziehen könne, was dieser bejaht. Er erhält vom Notarzt eine Ampulle mit einem Cortisonpräparat (Prednisolon). Während er das Medikament aufzieht, legt der Notarzt dem Patienten eine Sauerstoffsonde an und lässt darüber pro Minute 6 l Sauerstoff fließen.

Der Notarzt injiziert das Prednisolon über den venösen Zugang und wechselt die mittlerweile durchgelaufene Infusion. Eine erneute Blutdruckkontrolle ergibt einen Wert von 110/70 mmHg, der Puls liegt bei 100/min. Der Notarzt zieht nun eine Ampulle Suprarenin auf und injiziert davon 0,2 mg.

Nachdem der Rettungsdienst eingetroffen ist, wird der Patient – der sich nun wieder deutlich besser fühlt – auf eine fahrbare Trage umgelagert und ins Krankenhaus transportiert.

Zusammenfassung und Beurteilung

Dem zügigen und beherzten Eingreifen des Heilpraktikers ist es zu verdanken, dass die Situation sich nicht weiter verschlimmert hat. Ein anaphylaktischer Schock verläuft vor allem nach Injektionen oft rasant. Hier zeigt sich deutlich, wie wichtig es ist, auf mögliche Notfallsituationen vorbereitet zu sein und sich gedanklich damit auseinanderzusetzen. Bei entsprechendem Gefährdungspotenzial sollten die Notfallmedikamente Epinephrin und Dexamethason zur Verfügung stehen.

Die andere Patientin mit zur Hilfeleistung heranzuziehen, mag auf diese vielleicht etwas befremdlich wirken. Sofern kein Praxispersonal zur Verfügung steht, ist es aber eine gute Möglichkeit, einfachere Tätigkeiten wie den Notruf oder die Betreuung zu delegieren und sich selbst auf das Wesentliche zu konzentrieren.

Ein häufiges Problem bei der Schockbehandlung liegt darin, eine geeignete Vene für die Punktion zu finden.

Je mehr der Kreislauf zentralisiert, desto schlechter sind die Venen gefüllt. Im vorliegenden Fall wurde dieses Problem gut gelöst. Um es von vorne herein auszuschließen, wäre es sinnvoll, dem Patienten bereits zur Blutentnahme eine Venenverweilkanüle zu legen und diese bis zum Ende der Behandlung in der Vene zu belassen.

19.2 Krupphusten bei einem Kleinkind

Akute Atemwegsinfektionen → *17.6*

Situationsbeschreibung

Da er in seiner Praxis hauptsächlich Kinder behandelt, hat ein Heilpraktiker ein „Nottelefon" eingerichtet. Bei Fieber, Ohrentzündungen und anderen plötzlich auftretenden Erkrankungen ist er so auch außerhalb der regulären Sprechzeiten zu erreichen.

Eines Abends gegen 21 Uhr ruft ihn eine Frau an, deren Tochter bei ihm wegen einer Hauterkrankung in Behandlung ist. Aufgeregt berichtet sie: „Diesmal geht es um meinen dreijährigen Sohn. Er hat so einen fürchterlichen Husten und atmet ganz komisch. Meine Schwiegermutter sagt, es ist bestimmt Keuchhusten, wo er doch nicht geimpft ist."

Der Heilpraktiker versucht die Frau zu beruhigen; er erkundigt sich, ob der Junge genügend Luft bekommt, ob er blau im Gesicht ist oder andere Zeichen einer Atemnot zeigt. Dies ist der Mutter zu Folge nicht der Fall; ganz sicher ist sie sich jedoch nicht. Der Heilpraktiker beendet das Gespräch mit dem Versprechen, sofort vorbeizukommen.

Als er eine Viertelstunde später in der Wohnung eintrifft, hört er schon an der Eingangstür einen bellenden Husten, der an einen Seehund erinnert. Die Mutter ist sehr nervös, ebenso wie die Großmutter, die das Kind im Wohnzimmer herumträgt. Beide Frauen rauchen Zigaretten, das Wohnzimmer ist rauchgeschwängert. Der Junge schreit heiser, seine Augen sind vor Angst geweitet. Bei der Einatmung ist ein keuchendes Geräusch zu hören. Laut der Mutter hat das Kind schon seit zwei Tagen gehustet, am Nachmittag sei es dann immer schlimmer geworden.

Die Stirn des Jungen fühlt sich warm an, eine Temperaturkontrolle mit elektronischem Ohrthermometer ergibt 38,0 °C.

Versorgung durch den Heilpraktiker

Der Heilpraktiker fordert die beiden Frauen als erstes auf, die Zigaretten auszumachen und ein Fenster zu öffnen. Er lässt dem Jungen eine Jacke anziehen und ihn auf dem Arm der Mutter an das geöffnete Fenster bringen. Dann gibt er ihm drei Globuli Aconitum C 30.

Weil die Großmutter nicht aufhört, ihre Schwiegertochter wegen ihrer Verantwortungslosigkeit zu beschimpfen, bittet der Heilpraktiker sie, einige Tücher nass zu machen und im Schlafzimmer des Kindes aufzuhängen. Sie könne sich dabei ruhig Zeit lassen.

Nach etwa zehn Minuten hat sich die Atmung normalisiert. Auch die Angst ist verschwunden. Zwar besteht noch immer ein rauer Husten, dieser ist aber nicht mehr so laut und bellend wie vorher. Der Heilpraktiker gibt drei Globuli Spongia C 30. Weil der Junge einen müden und erschöpften Eindruck macht, bittet der Heilpraktiker die Mutter, ihn ins Bett zu legen. Als die Großmutter dies mitbekommt, ruft sie: „Das kommt gar nicht in Frage, dass der Kleine ins Bett geht und allein gelassen wird. Der hat Keuchhusten, der gehört ins Krankenhaus." Der Heilpraktiker versucht sie zu beruhigen, indem er ihr mitteilt, es sei mit Sicherheit kein Keuchhusten. Das Kind habe einen Krupphusten, der vermutlich durch die bestehende Erkältung und den Zigarettenrauch entstanden sei. So lange sich der Zustand nicht wieder verschlimmere, könne nichts passieren.

Es entsteht eine längere Diskussion, die damit endet, dass die eingeschüchterte Mutter den Hausarzt anruft. Dieser meint nach einem kurzen Bericht, wenn es dem Kind nun besser gehe, müsse er ja nicht mehr vorbeikommen. Die Mutter solle am nächsten Tag in die Praxis kommen und ein Rezept für Cortisonzäpfchen abholen.

Ehe der Heilpraktiker sich verabschiedet, gibt er der Mutter noch ein Röhrchen Spongia C 30 mit der Anweisung, sie zu verabreichen, wenn der Zustand sich in der Nacht nochmals verschlimmern sollte. Außerdem bittet er sie, dafür zu sorgen, dass in der Wohnung künftig nicht mehr geraucht wird.

Am nächsten Tag solle sie in der Praxis anrufen, um einen eventuellen weiteren Behandlungsbedarf zu besprechen.

Weiterversorgung durch den Notarzt

Nicht erforderlich.

Zusammenfassung und Beurteilung

Das Krupp-Syndrom sieht auf den ersten Blick meist schlimmer aus, als es tatsächlich ist. Es gibt jedoch auch schwere Verläufe mit deutlicher Atemnot. Die Entscheidung des Heilpraktikers, zunächst auf einen Notruf zu verzichten, ist deshalb nicht ungefährlich, vor allem deshalb, weil die verängstigte Mutter nicht klar beurteilen konnte, ob eine Atemnot bestand.

Die Aufregung der Angehörigen trägt mit Sicherheit nicht dazu bei, das Kind zu beruhigen. Deshalb ist es sinnvoll, die Großmutter – wenn nötig unter einem Vorwand – aus dem Zimmer zu schicken und so für Ruhe zu sorgen.

Da der Zustand sich durch die Versorgung des Heilpraktikers schnell besserte, ist es zu verantworten, das Kind wieder ins Bett zu legen. Es muss jedoch damit gerechnet werden, dass der Zustand sich nochmals verschlimmert. Deshalb ist sicherzustellen, dass die Angehörigen mit dieser Situation zurechtkommen. Wenn dies nicht der Fall ist, wäre es im Zweifelsfall besser, die Mutter mit dem Kind ins Krankenhaus zu schicken – oder klare Anweisungen zu geben, wann ein Notarzt zu rufen ist.

19.3 Wirbelsäulen- und Schädelverletzung nach Leitersturz

◌ *Wirbelsäulenverletzung* → *16.4*
◌ *Schädelverletzung* → *16.3*

Situationsbeschreibung

An der Wohnungstür des Heilpraktikers klingelt es Sturm. Eine Nachbarin steht draußen und ruft aufgeregt: „Kommen Sie schnell, mein Mann ist von der Leiter gefallen!" Der Heilpraktiker nimmt die Tasche, die er sonst für Hausbesuche benutzt, und folgt der Nachbarin auf deren Grundstück.

Das Unfallopfer liegt auf dem Rücken und schreit vor Schmerzen. Auf den ersten Blick ist außer einer Platzwunde an der Stirn nichts zu sehen. Als der Heilpraktiker nach den Hauptbeschwerden fragt, gibt der Verletzte an, er habe starke Schmerzen im Rücken. Der Heilpraktiker fordert ihn auf, die Zehen beider Beine zu bewegen, was ohne Probleme befolgt wird. Dann berührt er die Beine an verschiedenen Stellen. Der Patient spürt alle Berührungen, gibt jedoch ein leichtes Taubheitsgefühl an den Innenseiten beider Beine an. Diese fühlten sich an wie eingeschlafen.

Die Frage, aus welcher Höhe er gestürzt sei, kann der Patient nicht beantworten. Es ist jedoch zu erkennen, dass die von unten gesehen sechste Leitersprosse durchgebrochen ist.

Versorgung durch den Heilpraktiker

Der Heilpraktiker weist die Ehefrau des Verletzten an, einen Notruf zu tätigen. Dann überprüft er Puls (96/min) und Blutdruck (140/90 mmHg). Nachdem die Ehefrau vom Telefon zurückkommt, lässt er sich eine Decke bringen und deckt den Verletzten zu. Er nimmt aus seiner Tasche ein Röhrchen Arnica C200 und gibt dem Patienten einige Globuli davon in den Mund.

Nachdem er die Kopfplatzwunde mit einer sterilen Kompresse bedeckt hat, will der Heilpraktiker nochmals die Sensibilität der Beine überprüfen, stellt aber dabei fest, dass der Patient nicht mehr antwortet. Atmung und Puls sind jedoch vorhanden. Der Heilpraktiker erklärt der Frau, ihr Mann müsse in eine stabile Seitenlage gebracht werden, und sie solle ihm dabei helfen. Er weist die Frau an, den Kopf ihres Mannes festzuhalten, so dass die Nasenspitze in einer geraden Linie zur Körpermitte liegt. Dann dreht er den Patienten vorsichtig auf die Seite, wobei er darauf achtet, dass die Frau mit dem Kopf des Patienten diese Bewegung mitmacht und den Kopf weiterhin gerade hält.

Nachdem der Patient stabil zu liegen gekommen ist, überprüft der Heilpraktiker nochmals die Atmung, den Puls (80/min) und den Blutdruck (150/90 mmHg).

Weiterversorgung durch den Notarzt

Nachdem der Heilpraktiker den Notarzt über den Unfallhergang und seine bisherigen Maßnahmen aufgeklärt hat, entscheidet dieser sich dafür, den Patienten sofort zu intubieren und maschinell zu beatmen. Außerdem fordert er per Funk einen Hubschrauber für einen schonenden Transport nach. Er legt einen venösen Zugang, und der Patient wird vom Rettungsdienstpersonal vorsichtig wieder auf den Rücken gedreht. Der Notarzt verabreicht verschiedene Narkosemedikamente und intubiert den Patienten.

Das Rettungsdienstpersonal schiebt eine spezielle Trage von zwei Seiten unter den Patienten und hebt ihn vorsichtig auf eine Matratze, die anschließend abgesaugt wird und sich dabei den Formen des Patienten anpasst. So kann die Wirbelsäule während des Transports nicht mehr bewegt werden.

Zusammenfassung und Beurteilung

Was die Wirbelsäulenverletzung angeht, hat der Heilpraktiker völlig richtig gehandelt: So lange der Patient bei Bewusstsein ist, darf er nicht bewegt werden. Wenn er bewusstlos ist, aber noch atmet, wird er in die stabile Seitenlage gebracht. Dadurch werden die Atemwege freigehalten, dies ist eine lebensrettende Maßnahme. Richtig ist es auch, die Ehefrau während der Drehung den Kopf festhalten zu lassen, da auf diese Weise weitere Schäden vermieden werden können.

Da die Rückenschmerzen im Vordergrund standen, hat der Heilpraktiker jedoch vergessen, den Patienten nach weiteren Verletzungen zu untersuchen. Bei jeder schwereren Verletzung ist der Körper zumindest grob von Kopf bis Fuß abzutasten. Auch die Pupillenkontrolle und die Inspektion von Gehörgang, Nase und Gaumendach sollte immer – insbesondere bei offensichtlichen Kopfverletzungen – zur Erstuntersuchung gehören. Zumindest aber haben sie Vorrang vor der Gabe eines homöopathischen Mittels!

Da der Patient offenbar eine schwere Schädelverletzung erlitten hat, bestand so die Gefahr, die Bewusstlosigkeit nicht rechtzeitig zu erkennen. Diese Gefahr hat der Heilpraktiker aber vermieden, indem er den Patienten während der ganzen Versorgung nicht aus den Augen ließ. So konnte er die Änderung des Zustandes schnell bemerken und entsprechend handeln.

19.4 Exsikkose beim Kind

☐ *Volumenmangel beim Kind → 17.8*

Situationsbeschreibung

Der Heilpraktiker wird telefonisch zu einem Hausbesuch bei einem fünfjährigen Mädchen gebeten, das seit zwei Tagen an Brechdurchfall leidet. Der Arzt habe ihr Antibiotika verschrieben, die die Eltern ihr aus Angst vor Nebenwirkungen aber nicht geben wollten. Nun solle der Heilpraktiker sehen, ob es verträglichere Behandlungsmethoden gibt.

Da es sich nicht dringend anhört, versorgt der Heilpraktiker noch einige Patienten in der Praxis und trifft erst drei Stunden später in der Wohnung ein. Er muss feststellen, dass das Kind bereits stark exsikkiert ist: Die Wangen sind eingefallen, die Augen treten aus den Höhlen. Die Haut ist trocken und kalt, der Turgor vermindert. Auf Ansprache reagiert das Mädchen nur mit unverständlichem Murmeln. Der Puls ist am Handgelenk nicht zu finden, an der Halsschlagader ist er schwach tastbar mit einer Frequenz von 140. Der Blutdruck ist nicht feststellbar, weil keine Kindermanschette zur Verfügung steht.

Auf Nachfrage geben die Eltern an, dass ihre Tochter in den letzten Tagen jeweils bis zu 15 Durchfälle am Tag hatte. Getrunken habe sie nicht weniger als sonst, etwa 0,75 l am Tag, sie habe sich jedoch meistens gleich wieder übergeben. Bis vor einer halben Stunde sei es ihr aber noch ganz gut gegangen.

Versorgung durch den Heilpraktiker

Der Heilpraktiker fordert die Eltern auf, sofort einen Notruf zu tätigen und die Beine des Kindes anzuheben. Dann legt er eine Staubinde an den Arm und versucht eine Vene zu finden. Die Vene in der Armbeuge ist zwar tastbar, aber sehr dünn. Deshalb legt er eine Butterfly-Kanüle in der Größe G 23. Darüber infundiert er eine Vollelektrolytlösung, die aber nur sehr langsam läuft. Während er auf den Notarzt wartet, spricht er das Mädchen immer wieder an und überprüft laufend den Puls, der sich nicht verändert.

Weiterversorgung durch den Notarzt

Während der Heilpraktiker dem Notarzt einen kurzen Bericht über die Situation und seine bisherigen Maßnahmen erstattet, misst ein Rettungsassistent den Blutdruck (systolisch 80 mmHg, diastolisch nicht messbar). Da die Infusion noch immer sehr langsam läuft, staut der Notarzt den anderen Arm, findet aber ebenfalls keine brauchbare Vene. Deshalb legt er eine Venenverweilkanüle G 18 in die Schlüsselbeinvene und schließt eine weitere Infusion an. Aufgrund des getrübten Bewusstseinszustandes fordert er den Rettungsassistenten auf, im Rettungswagen die Bereitschaft zur Intubation herzustellen. Unter EKG-Überwachung und Zufuhr von Sauerstoff wird das Kind in den Rettungswagen getragen und sofort abtransportiert.

Zusammenfassung und Beurteilung

Wenn bei kleinen Kindern von Durchfall oder Erbrechen die Rede ist, sollte man immer genau nachfragen, denn der tatsächliche Flüssigkeitsverlust wird oft unterschätzt. Wenn der Heilpraktiker beim Anruf der Eltern bereits nach der Anzahl der Durchfälle und der Trinkmenge gefragt hätte, wäre er vielleicht schon zu diesem Zeitpunkt zu einem Notruf veranlasst gewesen. Da dies nicht geschah und der Kreislauf schon zusammengebrochen war, als er eintraf, blieb ihm nichts anderes übrig, als eine Schockbehandlung durchzuführen.

Die Entscheidung, aufgrund der schlechten Venenfüllung eine dünne Nadel zu legen, war vertretbar, auch wenn die Volumenzufuhr dadurch nicht ausreichte. Eine langsam laufende Infusion ist bei einem Volumenmangel besser als gar keine.

19.5 Plötzliche Atemnot nach Spontanpneumothorax

☐ *Spontanpneumothorax → 5.5*

Situationsbeschreibung

Ein Heilpraktiker führt eine kombinierte Praxis für Physiotherapie und Osteopathie in einem Freizeitsportzentrum. Eines Tages wird ein Mann in seine Praxis geschleppt, der beim Tennisspielen plötzlich zusammengebrochen ist.

Der Mann ist 23 Jahre alt; er klagt über starke Atemnot und Schmerzen in der linken Brust. Sein Atem geht flach und stoßweise. Er ist zyanotisch, die Haut ist kalt und schweißüberströmt.

Der Puls liegt bei 124/min, der Blutdruck bei 110/60 mmHg. Bei der Auskultation der Lunge ist auf der linken Seite ein stark abgeschwächtes Atemgeräusch zu hören. Die Perkussion ergibt auf der linken Brustseite einen hypersonoren Klopfschall.

Die Sportkameraden, die den Patienten gebracht haben, geben an, dass er beim Spielen urplötzlich blass geworden und dann in sich zusammengesackt sei. Der Patient selbst kann sich aufgrund der Atemnot nur schwer verständlich machen. Er sagt nur, er habe plötzlich einen heftigen Schmerz in der Brust verspürt.

Versorgung durch den Heilpraktiker

Der Heilpraktiker setzt den Patienten auf seine Behandlungsliege, wobei er das Kopfteil so hoch wie möglich stellt. Dann geht er zum Telefon und ruft bei der Nummer 112 an, wo er angibt, er habe vermutlich einen Patienten mit Spontanpneumothorax in seiner Praxis.

Er holt eine Sauerstoffflasche, die er für Notfallsituationen bereithält, und führt dem Patienten über eine Maske 12 l Sauerstoff/min zu. Dann breitet er eine Decke über dem Patienten aus.

Er legt einen venösen Zugang in der Armbeuge und misst weiter in einminütigen Abständen den Puls und den Blutdruck.

Weiterversorgung durch den Notarzt

Nachdem er sich einen Überblick über die Situation verschafft hat, bereitet der Notarzt zusammen mit dem Rettungsdienstpersonal zur Entlastung der Lunge eine Thoraxdrainage vor, die er durch einen kleinen Schnitt in den Brustkorb einführt. Außerdem verabreicht er dem Patienten ein Schmerzmittel.

Während der Rettungsdienst den Patienten umlagert und den Transport ins Krankenhaus vorbereitet, bedankt sich der Notarzt beim Heilpraktiker für dessen Versorgung. Auf die Frage des Heilpraktikers, ob er eine Kanüle in die Brustwand hätte legen können, antwortet der Notarzt, dies wäre kein Problem gewesen. Wenn gesichert sei, dass es sich um einen Pneumothorax handle, könne man damit gar nichts falsch machen. Er zeigt dem Heilpraktiker noch kurz die hierfür in Frage kommende Stelle und erklärt ihm die Technik, ehe er in den Rettungswagen einsteigt, um den Patienten auf dem Transport zu begleiten.

Zusammenfassung und Beurteilung

Der Heilpraktiker hat die Lage schnell erfasst und den Umständen entsprechend richtig gehandelt. Dass er aus Unsicherheit auf eine frühzeitige Druckentlastung verzichtet hat, kann ihm nicht zum Vorwurf gemacht werden, weil er alles getan hat, um die vitalen Funktionen bis zum Eintreffen des Notarztes aufrecht zu erhalten.

Außerdem können durch eine nicht indizierte Thoraxpunktion schwere Schäden verursacht werden – auch wenn manche Notfallmediziner dies anders sehen.

19.6 Herzinfarkt

Akutes Koronarsyndrom → 6.2

Situationsbeschreibung

Ein 53-jähriger Patient, der an koronarer Herzkrankheit leidet und vom Heilpraktiker homöopathisch behandelt wird, ruft zu Beginn der Sprechstunde in der Praxis an und fragt, ob er nicht am gleichen Tag noch einen Termin haben könne; er habe wieder einmal Herzstolpern und es gehe ihm sehr schlecht. Die Frau des Heilpraktikers, die sich um die Terminplanung kümmert, bittet ihn, gleich zu kommen. Da am Vormittag nur Telefontermine anstünden, könne sie ihn einschieben.

Zehn Minuten später wird der Patient von seinem Sohn in die Praxis geführt. Er ist schweißüberströmt, zyanotisch und atmet schwer. Die rechte Hand presst er gegen die Brust. Der Sohn gibt an, es sei während der Fahrt zusehends schlimmer geworden, mittlerweile könne sein Vater gar nicht mehr reden. Die Frau des Heilpraktikers setzt den Patienten auf einen Stuhl und holt ihren Mann, der gerade ein Telefonat führt.

Versorgung durch den Heilpraktiker

Der Heilpraktiker tastet den Radialispuls und stellt fest, dass dieser schnell und unregelmäßig ist. Er fragt den Patienten nach Schmerzen in der Brust, worauf dieser mit dem Kopf nickt. Daraufhin fordert der Heilpraktiker seine Frau auf, sofort einen Notruf zu tätigen. Dann versucht er den Blutdruck zu messen (120/70 mmHg) und fragt den Patienten, ob er sein Nitrospray bei sich habe. Der Sohn antwortet, dieses sei wahrscheinlich noch im Auto, und geht, um es zu holen.

Der Heilpraktiker öffnet Hemd und Gürtel des Patienten und bittet seine Frau, dem Patienten mit einer Zeitschrift Luft zuzufächeln. Nachdem der Sohn mit dem Nitrospray zurückgekommen ist, verabreicht er dem Patienten 2 Sprühstöße. Nach einigen Minuten kontrolliert er den Blutdruck (110/65 mm/Hg) und den Puls (100/min).

Weil der Patient immer mehr zusammensackt, setzt der Heilpraktiker ihn zusammen mit dem Sohn auf den Boden. Er stützt den Patienten von hinten und redet beruhigend auf ihn ein.

Weiterversorgung durch den Notarzt

Nachdem der Notarzt eingetroffen ist, versucht der Heilpraktiker den Hergang des Notfalls zu schildern. Der Notarzt unterbricht ihn und fragt vorwurfsvoll, warum man diesen Patienten überhaupt in die Praxis kommen lasse, es sei doch wohl offensichtlich, dass er einen Herzinfarkt habe. Assistiert vom Rettungsdienstpersonal legt er einen venösen Zugang und verabreicht ein Schmerzmittel und ein Mittel, das die Blutgerinnung hemmt. Da der Patient nicht mehr auf Ansprache reagiert, legt der Notarzt ihn auf den Rücken und intubiert ihn.

Nachdem der Patient an eine maschinelle Beatmung angeschlossen wurde, bereiten die Rettungsassistenten den Transport vor. Der Notarzt schreibt unterdessen ein Notfallprotokoll und lässt sich dabei wortreich über die Verantwortungslosigkeit von Heilpraktikern aus. U. a. meint er, es stünde diesen gar nicht zu, Medikamente wie Nitroglyzerin zu geben, so etwas könne leicht ins Auge gehen. Der Heilpraktiker bittet ihn, dies nicht vor dem Angehörigen auszutragen, er stünde später gerne zu einem Gespräch bereit. Der Notarzt entgegnet, dazu sehe er keinen Bedarf: „Medizinische Themen bespreche ich nur mit Leuten, die etwas davon verstehen". Der Transport des Patienten aus der Praxis erfolgt in deutlich angespannter Atmosphäre.

Zusammenfassung und Beurteilung

Der Heilpraktiker hat besonnen gehandelt, soweit die Umstände es zuließen. Dass der Patient und seine Angehörigen den Ernst der Lage offenbar falsch eingeschätzt haben, ist nicht seine Schuld. Allerdings hätte seine Ehefrau – immerhin die erste Ansprechperson für Patienten – auf Grund der am Telefon geäußerten Beschwerden nachfragen können. So hätte die Notfallsituation früher erkannt werden können und der anstrengende Transport in die Praxis – der wahrscheinlich den Zustand verschlimmert hat – wäre dem Patienten erspart geblieben. Um solche Situationen zu vermeiden, sollten auch Mitarbeiter in der Praxis in medizinischen Grundlagen und vor allem in Erster Hilfe geschult sein.

Dass Ärzte den Beruf des Heilpraktikers gering schätzen und dies auch öffentlich zeigen, kommt immer wieder vor. Im Einzelfall mag dies durch schlechte Erfahrungen begründet sein, im Sinne des Patienten ist es jedenfalls nicht. Zudem sind die Vorwürfe in diesem Fall zweifellos nicht gerechtfertigt. Dem Patienten zuliebe ist es sinnvoll, nicht darauf einzugehen. Der Heilpraktiker könnte jedoch auf Grund des Ruf schädigenden Verhaltens des Notarztes diesen später kontaktieren und auf einem klärenden Gespräch sowie einer Entschuldigung gegenüber den Angehörigen bestehen.

19.7 Vergiftung mit Schaumbildner beim Kleinkind

☐ *Vergiftung mit Reinigungsmitteln* → 12.6

Situationsbeschreibung

Ein Heilpraktiker hat an zwei Vormittagen pro Woche eine „Akutsprechstunde" eingerichtet, zu der Patienten ohne vorherige Terminvereinbarung kommen können. An einem dieser Tage erscheint eine Mutter mit ihrem dreijährigen Sohn. Das Kind sei an das Haarshampoo gekommen und habe etwas davon geschluckt. Die genaue Menge lässt sich nicht abschätzen, das Kind hat jedoch nun ständig Schaum im Mund, der abgeputzt werden muss. Die Mutter berichtet, sie habe ihm viel Tee gegeben, um das Ganze zu verdünnen. Auf die Frage, warum sie nicht gleich ins Krankenhaus gefahren sei, antwortet sie erstaunt: „Wieso das denn? Das ist Babyshampoo, neutral und gut verträglich, da kann doch nichts passieren."

Versorgung durch den Heilpraktiker

Der Heilpraktiker erklärt der Mutter, dass der hochdrängende Schaum zu einer Lungenentzündung führen kann. Er holt aus seinem eigenen Haushalt ein Fläschchen Sab-Simplex® und gibt dem Jungen zwei Teelöffel davon. Anschließend ruft er den Notarzt.

Während er auf den Notarzt wartet, hört der Heilpraktiker die Lunge des Kindes ab, wobei er eine normale Lungenbelüftung ohne pathologische Atemgeräusche feststellt. Die Schaumbildung im Mund geht zurück, es sind jedoch bei der Mundrauminspektion noch immer Schaumbläschen zu erkennen. Deshalb gibt der Heilpraktiker nochmals einen Teelöffel des Mittels.

Weiterversorgung durch den Notarzt

Der Notarzt lässt sich vom Heilpraktiker kurz über den Notfallhergang in Kenntnis setzen. Er überprüft die Atmung, hört die Lunge ab und verabreicht nochmals drei Teelöffel des Mittels, obwohl kein Schaum mehr im Mund zu erkennen ist.

Er teilt der Mutter mit, dass im Moment keine vitale Bedrohung zu erkennen sei, diese sich aber später durchaus noch entwickeln könne. Er halte deshalb die stationäre Überwachung in einer Kinderklinik für angezeigt.

Die Mutter, merklich irritiert von dem Aufwand, der getrieben wird, willigt in einen Krankenhaustransport ein.

Zusammenfassung und Beurteilung

Da die Schwere des Geschehens von der Mutter offenbar nicht erkannt wurde und außerdem die zugeführte Flüssigkeit die Schaumbildung wohl verstärkt hat, ist eine stationäre Überwachung des Kindes unumgänglich. Weil die Atmung nicht beeinträchtigt war, war ein Notruf nicht unbedingt erforderlich – die Mutter hätte auch selbst ins Krankenhaus fahren können. Im Zweifelsfall – also dann, wenn der Heilpraktiker nicht abschätzen kann, wie sich die Situation weiter entwickelt – ist es jedoch besser, einmal zu oft einen Notarzt zu rufen als einmal zu wenig.

Simeticon (Sab-Simplex®) ist in diesem Fall das Mittel der ersten Wahl. Es sollte frühzeitig gegeben werden, um eine weitere Schaumbildung zu verhindern. Eine Überdosierung ist dabei nicht zu befürchten. Deshalb kann prophylaktisch eine größere Menge (auch das ganze Fläschchen) gegeben werden, wenn man nicht weiß, wie viel von der schäumenden Substanz tatsächlich aufgenommen wurde.

19.8 Verbrühung

Verbrennung und Verbrühung → 11.2

Situationsbeschreibung

Der Besitzer einer unmittelbar neben der Praxis gelegenen Imbissbude stürmt in die Praxis und bittet den Heilpraktiker, sofort zu kommen, seine Frau habe sich mit heißem Frittierfett verbrüht.

Die Frau sitzt schreiend in einer Ecke des Verkaufsraums. Die Innenseiten beider Arme sind stark gerötet und es sind große Brandblasen zu erkennen. Außerdem ist die Kleidung am Oberkörper und an den Oberschenkeln mit dampfender Flüssigkeit durchtränkt. Nach Angaben des Mannes wollte sie das Fett wechseln und ist dabei gestolpert.

Versorgung durch den Heilpraktiker

Der Heilpraktiker fordert den Mann auf, sofort einen Notruf zu tätigen. Er solle sagen, es handle sich um Verbrühungen ersten und zweiten Grades, die verbrannte Körperoberfläche betrage mindestens 20 %.

Während der Mann telefoniert, zieht der Heilpraktiker der Patientin vorsichtig Pullover und Hose aus. Er sieht, dass die Haut auch an der Vorderseite des Oberkörpers und der Oberschenkel gerötet und von Blasen bedeckt ist. Nach der Neunerregel schätzt er die betroffene Oberfläche auf 36 %.

Während er nach Flüssigkeit sucht, die sich zum Kühlen eignet, kommt der Mann vom Telefonieren zurück und empört sich, weil seine Frau bis auf die Unterwäsche entkleidet ist. Er fordert sie auf, sich sofort wieder anzuziehen. Der Heilpraktiker versucht ihn zu beruhigen und sagt ihm mit deutlichen Worten, dass seiner Frau damit nicht geholfen sei. Er solle lieber eine Flasche Mineralwasser oder ähnliches nehmen und die verbrühten Stellen damit benetzen.

Während der Mann der Aufforderung Folge leistet, geht der Heilpraktiker zurück in die Praxis, von wo er sich seine Notfalltasche und eine Wolldecke holt. Als er an den Notfallort zurückkehrt, stellt er fest, dass die Patientin eingetrübt ist und nur noch auf Schmerzreize reagiert. Er bedeckt die verbrühten Hautstellen mit Verbandtüchern, legt einen venösen Zugang und infundiert eine Elektrolytlösung. Dann bringt er die Patientin in die stabile Seitenlage und deckt sie zu. Da er bisher noch nicht dazu gekommen ist, kontrolliert er Blutdruck (100/60 mmHg) und Puls (120/min).

Weiterversorgung durch den Notarzt

Nachdem er sich einen Überblick verschafft hat, wechselt der Notarzt die Infusion und infundiert eine hypertone Lösung zum Volumenersatz. Außerdem gibt er ein Schmerzmittel. Da die Patientin mittlerweile tief bewusstlos ist, fordert er die Rettungsassistenten auf, eine Intubation vorzubereiten.

Die Patientin wird auf einer Schaumstoffmatratze gelagert und unverzüglich abtransportiert.

Zusammenfassung und Beurteilung

Dieses Fallbeispiel zeigt, dass es nicht immer möglich ist, sich bei seinen Maßnahmen nach vorgegebenen Ablaufschemata zu richten. Vielmehr ist es wichtig zu erkennen, welche Gefahren dem Patienten am ehesten drohen und diese bestmöglich abzuwenden.

Der Heilpraktiker hat schnell erkannt, dass es sich aufgrund des Verbrühungsgrades und der Ausdehnung um eine lebensbedrohliche Situation handelt. Vorrang hatte also der frühzeitige Notruf. Dabei ist es nicht wichtig, die verbrannte Körperoberfläche genau anzugeben, ein orientierender Wert hilft der Rettungsleitstelle aber, den Personal- und Materialbedarf abzuschätzen.

Die Kühlung von Brandverletzungen mit mehr als 20 % Ausdehnung wird nicht empfohlen, da es sonst zur Unterkühlung kommen kann.

Dass Angehörige – insbesondere wenn sie aus anderen Kulturkreisen stammen – befremdet oder sogar aggressiv reagieren, wenn Patientinnen in der Öffentlichkeit entkleidet werden, kommt häufig vor. In solchen Fällen ist abzuwägen, ob das Entkleiden wirklich notwendig ist – was hier zweifelsfrei der Fall ist – und dies den Angehörigen entsprechend zu verdeutlichen. In diesem Fall ist es dem Heilpraktiker gut gelungen, dem Ehemann sein Handeln mit wenigen Worten zu erklären.

Dass die Patientin das Bewusstsein verloren hat, ist wohl darauf zurückzuführen, dass sie einen Schock erlitten hat. Die Schockgefahr wird besonders bei großflächigen Brandverletzungen häufig übersehen. Hier hat der Heilpraktiker schnell reagiert und die richtigen Konsequenzen gezogen.

19 Fallbeispiele

20 Anhang

Liste der homöopathischen Mittel

Mittel und Potenz	Notfall
Aconitum C 30	• Schlaganfall (4.2) • Asthmaanfall (5.2) • Hyperventilation (5.4) • Herzrasen (7.6) • Arterieller Gefäßverschluss (7.7) • Akutes Abdomen (10.3) • Hitzschlag und Sonnenstich (11.5) • Augenverletzung (13.1.2) • Akute Atemwegsinfektion (17.2.4)
Agaricus muscarius C 30	Erfrierung (11.8)
Ammonium carbonicum C 30	Lungenödem (5.6)
Antimonium tartaricum C 30	Asthmaanfall (5.2)
Apis C 200	• Insektenstich im Mundraum (5.3) • Anaphylaktische Reaktion (7.3) • Anaphylaktischer Schock (7.4)
Arnica C 30	• Verbrennung 1. Grades (11.2) • HWS-Syndrom (9.2) • Augenverletzung (13.1.2) • Allgemeine Wundversorgung ((16.2.3) • Brustkorbverletzung (16.5 • Wirbelsäulen- und Beckenverletzung (16.6) • Extremitätenverletzung (16.7)
Arnica C 200	• Schlaganfall (4.3) • Subarachnoidalblutung (8.4) • Kopfverletzung bei Kindern (17.2.3)
Arsenicum album C 30	• Asthmaanfall (5.2) • Akutes Abdomen (10.3) • Lungenödem (5.6) • Vergiftung durch Pflanzen (12.8)
Belladonna C 30	• Migräneanfall (8.2) • Krampfanfall im Kindesalter; Fieberkrampf (17.2.5) • Schlaganfall (4.3)
Bellis perennis C 30	Allgemeine Wundversorgung (16.2.3)
Bryonia C 30	• HWS-Syndrom (9.2) • Hexenschuss und Ischiassyndrom (9.3)

Camphora C 30	• Ohnmachtsanfall (7.2) • Unterkühlung (11.7)
Cantharis C 30	Verbrennung 2. Grades (11.2)
Causticum C 30	• Verätzung (16.2.4) • Akute Atemwegsinfektion (17.2.4)
Cocculus C 12	Morbus Meniére (8.6)
Coffea C 30	• Herzrasen (7.6) • Vergiftung durch Aufputschmittel (12.5)
Colocynthis C 30	• Akutes Abdomen (10.3) • Akuter Harnverhalt (10.4)
Conium C 12	Morbus Meniére (8.6)
Cuprum metallicum C 30	Krampfanfall (4.2)
Cyclamen C 30	Migräneanfall (8.2)
Drosera C 12	Akute Atemwegsinfektion (17.2.4)
Ferrum phosphoricum C 30	Nasenbluten (13.2.2)
Gelsemium C 30	Hitzschlag und Sonnenstich (11.5)
Glonoinum C 30	• Hypertensive Krise (7.5) • Hitzschlag und Sonnenstich (11.5) • Akuter Glaukomanfall (13.1.4)
Hamamelis C 30	Akute Magen-Darm-Blutung (10.2)
Hepar sulfuris C 30	Akute Atemwegsinfektion (17.2.4)
Hyoscyamus C 30	Akute Atemwegsinfektion (17.2.4)
Hypericum C 30	• Hexenschuss und Ischiassyndrom (9.3) • Wirbelsäulen- und Beckenverletzung (16.5)
Ignatia C 30	Herzrasen (7.6)
Ipecacuanha C 30	Asthmaanfall (5.2)
Iris vesicolor C 30	Migräneanfall (8.2)
Lachesis C 30	Venöser Gefäßverschluss (7.7)
Ledum C 30	• Allgemeine Wundversorgung: Stichwunden (16.2.3) • Spezielle Wundversorgung: Bisswunden, Zeckenbisse (16.2.4)
Millefolium C 30	Nasenbluten (13.2.2)
Nux vomica C 30	• Morbus Meniére (8.6) • Alkoholvergiftung (12.2) • Medikamentenvergiftung (12.3) • Vergiftung durch Heroin oder andere Opioide (12.4) • Nikotinvergiftung (12.7)
Opium C 30	Schlaganfall (4.3)
Rhus toxicodendron C 30	• HWS-Syndrom (9.2) • Hexenschuss und Ischiassyndrom (9.3) • Extremitätenverletzung (16.7)

Rumex C 30	Akute Atemwegsinfektion (17.2.4)
Silicea C 30	• Morbus Meniére • Spezielle Wundversorgung: Fremdkörperverletzung (16.2.4) • Fremdkörper in Ohr und Nase (17.2.1)
Spongia C 30	Akute Atemwegsinfektion (17.2.4)
Staphisagria C 30	Spezielle Wundversorgung, Schnittwunden (16.2.4)
Symphytum C 30	Augenverletzung (13.1.2)
Tabacum C 30	• Ohnmachtsanfall (7.2) • Hitzeerschöpfung (11.6)
Veratrum album C 30	• Volumenmangelschock (7.4) • Herzrasen (7.6) • Brustkorbverletzung (16.5)

Literaturverzeichnis

Bierbach: Naturheilpraxis heute, 5. Auflage 2013, Urban & Fischer

Guillou/Schäffler/Escher: Medizin für Heilpraktiker, 1. Auflage 2012, Haug-Verlag

Gelbe Liste Pharmindex online, www.gelbe-liste.de

Gorgaß/Ahnefeld/Rossi/Lippert/Krell/Weber: Das Rettungsdienst-Lehrbuch, 8. Auflage 2007; Springer-Verlag

Hehlmann: Leitsymptome, 6. Auflage 2011, Urban & Fischer

Luxem/Kühn/Runggaldier: Rettungsdienst RS/RH 3. Auflage 2013, Urban & Fischer

Nolan: Leitlinien zur Reanimation 2010 des European Resuscitation Council

Peters/Runggaldier: Algorithmen im Rettungsdienst, 4. Auflage 2011, Urban & Fischer

Petricek/Meng/Kubiena: Handbuch der Akupunktur, 2001, Orbis Verlag

Phatak: Homöopathische Arzneimittellehre, 1999, Burgdorf

Pschyrembel: Medizinisches Wörterbuch, 265. Auflage

Rossi/Dobler: Notfall-Taschenbuch, 12. Auflage 2011; Verlag Stumpf + Kossendey

Rudofsky/Schmaltz/Taeger: Ärztliche Sofortmaßnahmen, 4. Auflage 1013, Urban & Fischer

Schäffler: Gesundheit heute, 2007, Knaur

Sefrin/Schua: HEXAL Notfall Manual, 7. Auflage 2012, Urban & Fischer

Auswahl der Akupressurpunkte unter Mitwirkung von HP Thomas Höfer, Unterspiesheim

Register

A

Abbinden 37
Abdomen, akutes 94
Abdrücken von Arterien 37
Ablederung 134
Abwehrspannung der Bauchdecke 91
Adams-Stokes-Anfall 74
Addison-Krise 52
Aderlass, unblutiger 63
AED (automatischer externer Defibrillator) 36
Affektkrampf 156
Aktivkohlepulver 167
Akupressur im Notfall 11
Akupressurpunkte 11
Akupunktur im Notfall 11
akute gastrointestinale Blutung 92
akute Magen-Darm-Blutung 92
akuter Harnverhalt 95
akuter peripherer Gefäßverschluss 79
akutes Abdomen 94
akutes Koronarsyndrom 67
Alkoholvergiftung 107
Alkylphosphatvergiftung 114
allergische Reaktion 74
ALTE (Apparent Life Threatening Event) 159
Ambu®-Beutel 33
Amphetaminvergiftung 109
Ampullenformen 162
Amputation 134, 139
anaphylaktischer Schock 74
    Fallbeispiel 175
Anfall
    Asthma 58
    epileptischer 45
    generalisierter tonisch-klonischer 45
    Glaukom 119
    Grand-mal- 45
anfallsartige Tachykardie 78
Angina pectoris 67

Angstzustand 125
Aortenaneurysmaruptur 70
Aortendissektion 70
Apoplex 48
Apparent Life Threatening Event (ALTE) 159
Applikation
    orale 161
    perlinguale 161
    rektale 161
Arme, Untersuchung bei Trauma 134
Aronstab, Vergiftung 112
Arterien abdrücken 38
Aspiration
    Kind, Säugling 40
Asthmaanfall 58
Asthma bronchiale 58
Asthma cardiale 58
Atemfrequenz 53
Atemgeräusche, pathologische 53
Atemhilfsmuskulatur 58
Atemnot 53
    Leitsymptome 56
Atemspende
    Kind, Säugling 35
Atemwegsinfektionen, Kinder 153
Äthylalkohol 107
Atmung 149
    Kinder 149
    Kleinkind 149
    paradoxe 144
    Prüfung 28
    Säuglinge 149
Attacke, transitorisch ischämische (TIA) 48
Aufputschmittelvergiftung 109
Aufziehkanüle 163
Augennotfälle 117
    Leitsymptome 117
Augenprellung 117
Augenspülung 118
Augenverletzung 117

Aura bei Migräne 83
Ausstrahlung
    Brustschmerzen 67
    Herzinfarkt 68
automatische externe Defibrillation 36
Autotransfusion 30

B

Bänderriss 146
Barotrauma 123
Bauchhöhlenschwangerschaft 131
Bauch(-raum)
    Leitsymptome 93
    Schmerzen 91
    Untersuchung bei Trauma 134
    Verletzung 144
Beatmung
    Beutel-Masken 34
    Mund-zu-Mund 33
    Mund-zu-Nase 33
Beatmungsbeutel 33
Becken
    Untersuchung bei Trauma 134
    Verletzung 142
Behandlung, komplementärmedizinische
    im Notfall 11
Behandlungsvertrag, zivilrechtlicher 15
Behandlungsverweigerung 18
Beine, Untersuchung bei Trauma 134
Bekämpfung 38
Belastungsdyspnoe 53
Belastungsreaktion, posttraumatische 41
Bergungsgriffe 26
Berufsrecht 15
Besonderheiten
    Kinder 149
    Kleinkinder 149
    Säuglinge 149
Beutel-Masken-Beatmung 34
Bewusstseinsklarheit 43
Bewusstseinslage 43
Bewusstseinsstörungen

    Leitsymptome 43
Bilsenkraut, Vergiftung 112
Bisswunde 134, 139
Blitzunfall 101
Blut, kaffeesatzartiges 91
Blutstillung 37, 136
Blutung
    aus Mund, After 91
    epidurale 141
    gastrointestinale 92
    intrazerebrale 141
    lebensbedrohliche 37
    subdurale 141
    vaginale 127
Blutung bei Kopfverletzung
    Erstversorgung 142
Blutzuckermessung 50
Brandgas, Vergiftung 115
Brechampulle 163
Bronchialasthma 58
Bronchitis
    obstruktive 153
    spastische 153
Brudzinski-Zeichen 81
Brustkorb
    Untersuchung bei Trauma 133
    Verletzung 143
Brustschmerzen 67
    Ausstrahlung 67
    Leitsymptome 68
Butterfly 165

C

C-Griff 34
Chlorpyrifos, Vergiftung 115
Christrose, Vergiftung 112
chronisch obstruktiven Lungenerkrankungen,
    Sauerstoffgabe bei 55
Clemastin 168
CO, Vergiftung 115
CO_2, Vergiftung 115
Coma diabeticum 50

Register

Commotio cerebri 140
Contusio cerebri 140
COPD, Sauerstoffgabe bei 55

D

Dammschutz 130
DDVP (Dichlorvos), Vergiftung 115
Defibrillation
    automatische externe 36
Desinfektion einer Wunde 137
Dexamethason 168
diabetisches Koma 50
Dichlorvos (DDVP), Vergiftung 115
direkter Vagusreiz 79
Distorsion 146
Dokumentation 20
Druckverband 38
Dyspnoe 53

E

E 605, Vergiftung 115
Eberesche, Vergiftung 112
Eibe, Vergiftung 112
Eigengefährdung 116
Eigenreflexe 134
Eigenschutz 33
Eileiterschwangerschaft 130
Einbeere, Vergiftung 112
Einmalspritzen 162
Einnahme schaumbildender Substanzen 110
Einnahme von Laugen 110
Einnahme von Säuren 110
Einteilung
    Erfrierungen 104
    Verbrennungen 97
Einwilligung 17
    mutmaßliche 17
Eisenhut, Vergiftung 112
Eklampsie 129

Embolie 69
endokriner Schock 76
Entgiftung 107
Enzephalitis 84
EPH-Gestose 129
Epiglottitis 154
Epilepsie 45
Epinephrin 168
Epistaxis 121
Erfrierung 104
    Einteilung 104
Erregungszustand 125
Ersthelfer 22
Ertrinkungsunfall 64
Esmarch-Handgriff 28
Euronotruf 28
Exsikkose
    bei Kindern 158
    Fallbeispiel 179
Extasy, Vergiftung 109
extrauterine Schwangerschaft 130
Extremitäten
    Untersuchung bei Trauma 133
    Verletzung 145

F

Fallbeispiel
    anaphylaktischer Schock 175
    Exsikkose 179
    Herzinfarkt 180
    Krupphusten 176
    Schädelverletzung 177
    Schaumbildnervergiftung 181
    Spontanpneumothorax 179
    Verbrühung 182
    Wirbelsäulenverletzung 177
Fenoterol 169
Fieberkrampf 156
Fraktur 145
Frakturzeichen, sichere 146
Fremdgefährdung 125
Fremdkörper im Ohr 151

Fremdkörper in Atemwegen 39
    Kinder 40
    Säuglinge 40
Fremdkörper in der Nase 151
Fremdkörperverletzung 139, 134
Fritsch-Lagerung 129

G

Gabe, orale 161
Garantenstellung 16
Gasvergiftung 115
Gauge-Einheit 162
Geburt
    plötzliche 129
    Verlauf 130
Gefäßverschluss, akuter peripherer 79
Gehirnentzündung 84
Gehirnerschütterung 140
Gehirnprellung 140
gestaute Halsvene 158
Giftnotrufzentrale 105
Giftpflanzen 111
Glasgow-Coma-Scale 43
Glaukom 119
    Anfall 119
Glucagon 170
Glucose 170
Grand-mal-Anfall 45
Grüner Star 119
Grünholz-Fraktur 150
Guedel-Tubus 34
gynäkologische Notfälle 127

H

Haftung
    strafrechtliche 16
    zivilrechtliche 15
Halluzinogene, Vergiftung 110
Halskrawatte 27
Hals, Untersuchung bei Trauma 133
Halsvene, gestaute 144

Halswirbelsäulensyndrom 87
Hämatemesis 91
Hämatom
    epidurales 140
    intrazerebrale 140
    subdurales 140
Harnverhalt, akuter 95
Hautverätzungen 139
Heimlich-Handgriff 39
Helmabnahme 27, 143
Hemiparese 48
hepatisches Koma 51
Herbstzeitlose, Vergiftung 113
Heroin, Vergiftung 109
Herzasthma 58
Herzdruckmassage 31
    Kinder, Säuglinge 35
Herzinfarkt 67
    Fallbeispiel 180
    stummer 68
Herz-Kreislauf-Beschwerden
    Leitsymptome 72
Herz-Lungen-Wiederbelebung 31
Herzrasen 78
Hexenschuss 89
Hilfeleistung, unterlassene 19
Hirnhautentzündung 84
Hitzeerschöpfung 102
Hitzekollaps 102
Hitzeschäden
    Leitsymptome 97
Hitzschlag 102
Hochspannungsunfall 101
Homöopathie im Notfall 11
Hörsturz 123
HWS-Schleudertrauma 88
HWS-Syndrom 87
Hyperglykämie 50
hyperglykämisches Koma 50
hypertensive Krise 78
Hypertonie, schwangerschaftsinduzierte 129
Hyperventilationssyndrom 61
Hypoglykämie 49
hypoglykämischer Schock 49
hypovolämischer Schock 75

I

Infusionssystem 164
Infusion vorbereiten 163
Inhalation 161
Injektion, intravenöse 161
Injektionslösung vorbereiten 162
Insektenstich 140
    im Mund- und Rachenraum 60
instabile Angina pectoris 67
Insult, apoplektischer 48
intravenöse Injektion 165
Ischiassyndrom 89

K

kaffeesatzartiges Blut 91
Kalk, ungelöschter im Auge 119
Kälteschäden
    Leitsymptome 100
Kanüle 162
Kapselriss 146
kardiogener Schock 76
kardiopulmonale Reanimation 31
Karotissinus-Druck 79
Kernig-Zeichen 81
Ketoazidose 51
KFZ-Verbandkasten, Inhalt 136
Kinder
    Atmung 149
    Besonderheiten 149
    Kopfverletzungen 152
    Kreislauf 150
    Notfälle 149
    Temperaturhaushalt 150
    Verletzungen 150
Kindstod, plötzlicher 159
Kleinkinder
    Atmung 149
    Besonderheiten 149
    Kopfverletzungen 152
    Kreislauf 150
    Notfälle 149
    Temperaturhaushalt 150
Knalltrauma 123
Knochenbruch 145
Kohlendioxid, Vergiftung 115
Kohlenmonoxid, Vergiftung 115
kolikartige Schmerzen 91
Kollaps 73
Koma 43
    diabetisches 50
    hepatisches 51
    hyperglykämisches 50
    hypoglykämisches 49
    ketoazidotisches 50
    thyreotoxisches 51
    urämisches 51
Kompressionsfrequenz 32
Kontaktgifte 114
Kontusion 146
Kopfschmerzen 81
Kopf, Untersuchung bei Trauma 133
Kopfverletzungen 140
Kopfverletzungen, Säuglinge, Kleinkinder, Kinder 152
Koronarsyndrom, akutes 67
Körperverletzung 16
    fahrlässige 20
    qualifizierte 18
Krampfanfall 45
    bei Kindern 156
Krämpfe
    fokale 45
    generalisierte 45
    klonische 45
    tonische 45
Kreislauf
    Beschwerden 71
    Kinder 150
    Kleinkinder 150
    Medikamente 108
    Prüfung 28
    Säuglinge 150
Krippentod 159
Krise, hypertensive 78

Krupphusten 153
   Fallbeispiel 176
Krupp-Syndrom 153
Kühlung bei Verbrennungen 98
Kussmaul-Atmung 51

L

Lagerung 30
   Notfall 30
   Reanimation 30
   Schock 30
Lasègue-Zeichen 81
Laugen 110
   Einnahme 110
Leberzerfallskoma 51
Leitsymptome
   Atemnot 56
   Augennotfälle 118
   Bauchbeschwerden 93
   Bewusstseinsstörungen 47
   Brustschmerzen 68
   gynäkologische Notfälle 128
   Herz-Kreislauf-Beschwerden 72
   Nasennotfälle 120
   neurologische Notfälle 82
   Ohrennotfälle 120
   Rückenschmerzen 88
   Strom-, Hitze- und Kälteschäden 100
   Trauma 135
   Vergiftungen 106
   Verletzungen 135
Liguster, Vergiftung 112
Literaturverzeichnis 188
LSD, Vergiftung 110
Luer-System 162
Lumbago 89
Lungenerkrankungen, Sauerstoffgabe bei chronisch obstruktiven 55
Lungenödem 63
Luxation 146

M

Magen-Darm-Blutung 92
Maiglöckchen, Vergiftung 113
Medikamente
   Acetylsalicylsäure 166
   Aktivkohlepulver 167
   Clemastin 168
   Dexamethason 168
   Epinephrin 168
   Fenoterol 169
   Glucagon 170
   nicht verschreibungspflichtige 22
   Nitroglyzerin 170
   Paracetamol 171
   Prednison 172
   Scopolamin 172
   Simeticon 173
   Vergiftung 108
   Verschreibung 21
   verschreibungspflichtige 21, 161
Medizinproduktegesetz (MPG) 136
Menière-Krankheit 86
Meningismus 81
Meningitis 84
Meningoenzephalitis 84
Meningokokkensepsis 159
Mescalin, Vergiftung 110
Methanol, Vergiftung 107
Migräne 83
Milzruptur, zweizeitige 144
Morbus Addison 52
Morbus Menière 86
MPG (Medizinproduktegesetz) 136
Mund-zu-Mund-Beatmung 33
Mund-zu-Nase-Beatmung 33
Muskel(faser)riss 146
muskulärer Schiefhals 87
Myokardinfarkt 67
   Fallbeispiel 180
   stummer 68

N

Nachschlafphase 46
Nagelbettprobe 73
Nasenbluten 121
Nasenkatheter 57
Nasennotfälle
　Leitsymptome 120
Near-SIDS 159
Netzhautablösung 121
Neunerregel 97
neurogener Schock 76
neurologische Notfälle
　Leitsymptome 82
neurologische Störungen 81
Niederspannungsunfall 99
Nikotin, Vergiftung 111
Nitroglyzerin 170
Notfall
　Akupressur 11
　Akupunktur 11
　Augen 117
　Ausrüstung 10
　Definition 25
　gynäkologischer 127
　Homöopathie 11
　Hydrotherapie 14
　Kinder 149
　Kleinkinder 149
　komplementärmedizinische Behandlung 11
　Lagerung 30
　Nase 121
　neurologischer 81
　Ohren 121
　Phytotherapie 14
　psychiatrischer 133
　rechtliche Aspekte 15
　Säuglinge 149
　Schock 38
　Sofortmaßnahmen 26
Notfallmedikamente 161
　Recht 21
Notruf 27
Notstand, rechtfertigender 22

O

obstruktive Bronchitis 153
Octenisept®, Wunddesinfektionsmittel 137
Ohnmachtsanfall 73
Ohren 121
Ohrennotfälle
　Leitsymptome 120
Opioid, Vergiftung 109
Orientierung 43
Orthopnoe 53
orthostatische Synkope 74

P

Paracetamol 171
paradoxe Atmung 135
Parasympathikusstimulierung 79
Parathion, Vergiftung 115
PARI-Boy® 155
Patientenverfügung 18
Perforationsschmerzen 91
Petechien 159
Pflanzen, Vergiftung 111
Phone-fast-Regel 28
Phone-first-Regel 28
Phosphorsäureester, Vergiftung 114
Phoxim, Vergiftung 115
Phytotherapie im Notfall 14
Pilze, Vergiftung 114
Plastikampullen 162
Platzwunde 134
plötzlicher Kindstod 159
POST-Schema 43
posttraumatische Belastungsreaktion 41
Präeklampsie 129
Pravaz-Größe 163
Prednison 172
Prellung 146
Pseudo-Krupp 153
psychiatrische Notfälle 125
psychogener Schock 76
Pulskontrolle
　Kinder, Säuglinge 35

Pupillendifferenz 44
Pupillenkontrolle 44
Pupillenreaktion 44

Q

Quetschung 134
Quincke-Ödem 75

R

Rauchgas, Vergiftung 115
Rautek-Griff 27
Reanimation 31
- Kinder, Säuglinge 35
- Lagerung 31

Recht
- Berufsrecht 15
- berufsständisches 15
- im Notfall 15

Reinigungsmittel 110
Reizgase, Vergiftung 115
Rettungskette 25
Risswunde 134
Rückenschmerzen
- Leitsymptome 88

Rücken, Untersuchung bei Trauma 133
Ruhedyspnoe 53

S

Sauerstoff 55
Sauerstoffbrille 57
Sauerstoffflaschen 55
Sauerstoffmaske 57
Säuglinge
- Atmung 149
- Besonderheiten 149
- Kopfverletzungen 152

Säuren 110
- Einnahme 110

Schädelbasisbruch 140

Schädel-Hirn-Trauma (SHT) 140
Schädelprellung 140
Schädelverletzung
- Fallbeispiel 177
- Säuglinge, Kleinkinder, Kinder 152

Schadenersatz 15
Schaum bildende Substanzen 110
- Einnahme 110

Schaumbildnervergiftung
- Fallbeispiel 181

Schiefhals, muskulärer 87
Schlaf- und Beruhigungsmittel, Vergiftung 108
Schlaganfall 48
Schleudertrauma 88
Schmerzen
- Bauch 91
- kolikartige 91
- Rücken 87

Schmerzensgeld 15
Schnittwunde 134
Schnüffelstellung 34, 35, 150
Schock
- anaphylaktischer 74
- endokriner 76
- Hauptsymptome 38
- hyperglykämischer 49
- hypoglykämischer 49
- hypovolämischer 75
- kardiogener 76
- neurogener 76
- psychogener 76
- septisch-toxischer 76

Schockindex 76
Schürfwunde 134
Schusswunde 134
Schüttelkrämpfe 45
schwangerschaftsinduzierte Hypertonie (SIH) 129
Schwindel 81
Scopolamin 172
Sehnenriss 146
Seidelbast, Vergiftung 113
Seitenlage, stabile 30
septisch-toxischer Schock 76
SHT (Schädel-Hirn-Trauma) 140

SIDS (Sudden infant death syndrome) 159
SIH (schwangerschaftsinduzierte Hypertonie) 129
Silent lung 59
Simeticon 182
Sinusvenenthrombose 85
Skalpierung 134
Sofortmaßnahmen 26
Somnolenz 43
Sonnenstich 102
Sopor 43
Spannungspneumothorax 62
spastische Bronchitis 153
Speed, Vergiftung 109
Speiseröhrenverätzung 110
Spontanpneumothorax 62
    Fallbeispiel 179
Spritze 162
Status asthmaticus 58
Status epilepticus 45
Stechampullen 163
Stechapfel, Vergiftung 113
Stertor 54
Stichwunde 134
Stifneck®-Halsmanschette 89
Stimulierung des Parasympathikus 79
Strafrecht 16
Streckkrämpfe 45
Stridor 53
Strommarke 99
Stromschäden
    Leitsymptome 100
Stromunfall 99
stummer Infarkt 68
Sturzgeburt 129
Subarachnoidalblutung 85
Sudden infant death syndrome (SIDS) 159
Suizid 126
Suizidalität 126
Synkope
    orthostatische 74
    vasovagale 74

T

Tachykardie, anfallsartige 78
Temperaturhaushalt
    Kinder 150
    Kleinkinder 150
    Säuglinge 150
Thoraxdrainage 62
Thrombose 85
thyreotoxisches Koma 51
TIA (transitorisch ischämische Attacke) 48
Tollkirsche, Vergiftung 113
tonisch-klonischer Anfall 45
Torticollis 87
Totraumatmung 53
Tötungsdelikt 19
transitorisch ischämische Attacke (TIA) 48
Trauma
    Leitsymptome 135
    Untersuchung 133
Trockensubstanz 163
Trommelfellruptur 122

U

unblutiger Aderlass 63
ungelöschter Kalk im Auge 119
Unterkühlung 103
Untersuchung bei Trauma 133
urämisches Koma 51

V

vaginale Blutungen 127
Vagusreiz, direkter 79
Valsalva-Pressversuch 79
Vena-Cava-Kompressionssyndrom 127
Venenpunktion 164
Venenverschluss 80
Venenverweilkanüle 164
venöser Zugang 164
Verätzung 110, 134
    der Augen 118
    der Haut 139

Verbandmaterial 136
Verbandskasten 136
Verbrennungen 97
    Einteilung 97
Verbrühung 97
    Fallbeispiel 182
Verdünnungslösung 162
Vergiftungen 105
    Alkohol 107
    Aufputschmittel 109
    durch Kreislaufmedikamente 108
    Gase 115
    Leitsymptome 106
    Medikamente 108
    Methanol 107
    Nikotin 111
    Opiode 109
    Pflanzen 111
    Pflanzenschutzmittel 114
    Pilze 114
    Reinigungsmittel 110
Verletzungen 133
    Becken 142
    Brustkorb 143
    Extremitäten 145
    Leitsymptome 135
    Untersuchung 133
    Wirbelsäule 142
Verrenkung 146

verschreibungspflichtige Medikamente 21, 161
Verstauchung 146
Vertigo 81
Vigilanz 43
Vitalwerte in verschiedenen Altersstufen 149
Volumenmangel beim Kind 158
Volumenmangelschock 75

W

Wallace, Neunerregel 97
Waterhouse-Friderichsen-Syndrom 159
Wiederbelebung 31
    Kinder, Säuglinge 34
    Lagerung 30
Wirbelsäulenverletzung 142
    Fallbeispiel 177
Wundauflage 136
Wunddesinfektion 137
Wunddesinfektionsmittel 137
Wundreinigung 137
Wundversorgung 137

Z

Zahnunfall 152
Zeckenbisse 140
Zwangseinweisung 125
Zyanose 54

Bildnachweis

ARE: Arbeitstechniken A – Z für den Rettungsdienst

ASL: Familie Dres. med. Claudia und Arne Schäffler, Augsburg

ASM: Michael Amarotico, München

FOL: www.fotolia.de/Anetta

FLA: Frank Flake, Oldenburg

GRA: Gerda Raichle, Ulm

HER: Bernd Hertling, Grafing

ISP: www.iStockphoto, Kanada

JAN: www.photojan.de, Jan Schürmann, Dortmund und www.salossi.de, Sascha Loss, Köln

PAR: PARI GmbH, www.pari.de, Starnberg

RKL: Dr. med. Reinhold Klein, Pfaffenhofen a. d. Glonn

SCI: Dr. Schick GmbH, www.dr-schick.de, Sinsheim

SKO: Schäffler & Kollegen GmbH, Augsburg

WKY: www.wikipedia.de, Wikimedia Commons

WST: Wolfgang Struck, Realschule Aspe, Bad Salzfluen

Thust-Notfalltraining für Ihre Sicherheit bei Praxisnotfällen

Training am Simulator und im Team!

Empfehlenswert als Basisausbildung und zur Auffrischung für Heilpraktiker/innen und Assistenzpersonal:
Üben Sie die diagnostischen und therapeutischen Maßnahmen als Einzelmodule und in realistischen Notfallszenarien unter Supervision.

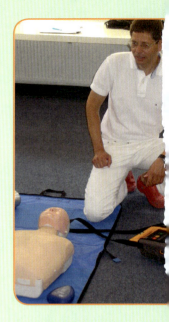

Schwerpunkte:
- Notfallanamnese, Notfalldiagnostik, Management
- Aktuelle Leitlinien-Empfehlungen (AHA, ERC)
- Sicherheit im Umgang ausgewäler Notfallmedikamente
- Reanimation und Defibrillation
- Atemwegs-Management, Pulsoximetrie
- Sofortbehandlung des akuten Coronar-Syndroms, Asthmaanfall, Kollaps, Hypo/Hyperglykämie, Krampfanfall, ischämischer Insult, Angst-Unruhezustände etc.
- Anaphylaxie-Training: Adäquate Behandlung allergischer Reaktionen

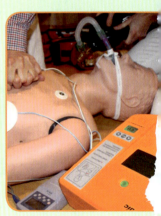

Weitere Seminarthemen mit praxiserprobtem Expertenwissen:

- Infusionskonzepte
- Injektion/Infusion Praxis
- Labordiagnostik, Routinelabor und Spezialdiagnostik
- Mykotherapie
- Orthomolekulare Medizin
- Komplementäre Onkologie
- Immunologie für Heilpraktiker
- Nahrungsmittel-Unverträglichkeiten, Diagnostik/Therapie

Fordern Sie unser Fortbildungsprogramm an!
Details unter **www.thust-seminare.de**

Thomas M. Thust
Mozartstr. 13
80336 München
Tel. 089 / 53819797
info@thomas-thust.de

Schock

Flussdiagramm

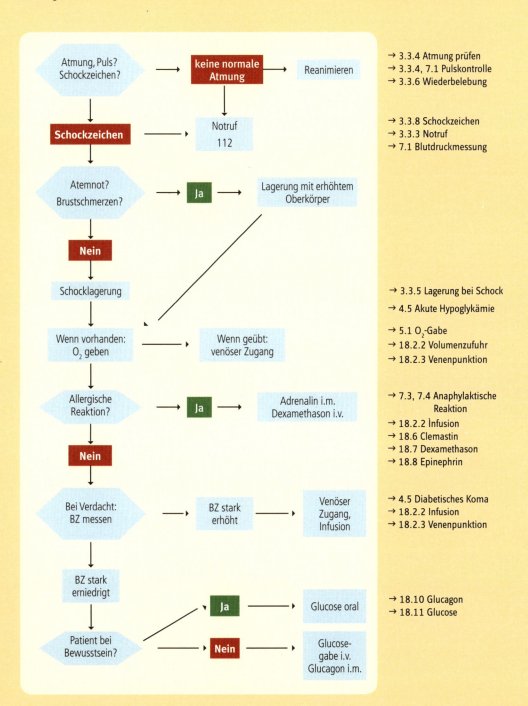

Was tun bei?

Abdomen, akutes	94
Addison-Krise	52
Affektkrampf	156
Anfall, epileptischer	45
Angina pectoris	67
Apoplex	48
Asthmaanfall	58
Attacke, transitorisch-ischämische	48
Bewusstseinsstörungen	43
Blutung	37
aus Mund, After	91
epidurale, intrazerebrale, subdurale	141
gastrointestinale	92
Kopfverletzung	140
vaginale	127
Epiglottitis	154
Epilepsie	45
Erfrierung	104
Fieberkrampf	156
Fremdkörper in Atemwegen	39
Geburt, plötzliche	129
Gefäßverschluss, akuter peripherer	79
Giftpflanzen	111
Glaukomanfall	119
Grand-mal-Anfall	45
Harnverhalt, akuter	95
Herzinfarkt	67
Hitzschlag	102
Hochspannungsunfall	101
Hörsturz	123
Hyperventilationssyndrom	61
Hypoglykämie	49
Insektenstich im Mund- und Rachenraum	60
Kinder-Notfälle	149
Kindstod, plötzlicher	159
Kleinkinder-Notfälle	149
Koma	43
diabetisches	50
hepatisches	51
hyperglykämisches	50
hypoglykämisches	49
ketoazidotisches	50